新・精神保健福祉士シリーズ **8**

ソーシャルワーク実習・実習指導（精神専門）

福祉臨床シリーズ編集委員会編

責任編集＝河合美子・淺沼太郎

弘文堂

はじめに

　精神保健福祉士の養成教育の中で、実習は集大成ともいえる位置を占めています。2021（令和3）年度から開始の新たなカリキュラムでは、『精神保健福祉援助実習』から『ソーシャルワーク実習』へと、「ソーシャルワーク」を学ぶことが明確になりました。一方、実習・実習指導に含まれる内容は、大きく変わってはおりません。ただ、精神保健福祉士の資格化から四半世紀を経て、実習施設の指導者と実習指導教員が実習スーパービジョンを行う体制については共通理解が深まり、連携と協働の方向に進んできたように思います。

　実習施設の指導者と、施設を利用する当事者、精神保健福祉を学ぶ学生、そして教員という四者で、実習は成り立ちます。実習に臨む学生をなかだちに、実習が行われる施設、教育機関で相互に理解を深め、利用者も含めた互恵的な関係を形成することが、精神保健福祉分野の実践と教育を豊かにすると考えます。

　そのような考えの下、旧版『精神保健福祉援助実習』と同様本書も、実習指導に携わる多くの現場の指導者と教員との協働によってつくられました。実践の中で大切にしてきた考えや、実習教育での課題も各章で語られ、コラムには、利用者の声や、支援者、学生、教員の体験談も含まれています。学生の皆さんにとって身近で、現場の今をできるだけ反映させたテキストになっていれば幸いです。

　身につく学びについて、イギリスには次のような意味のことわざがあるそうです。

　「聞いたことは忘れる、見たものは憶える、体験したことは理解する、発見したことは活用できる。」（西村佳哲『かかわり方のまなび方』筑摩書房，2011，p.203）

　210時間という現場実習は、他の専門職の実習と比べて決して長いものではありませんが、現場で見たものや体験したことは、実習生の中に残っていくでしょう。できるだけの準備をして臨み、現場の利用者や援助者に学び、支えられることを体験する。そして自ら発見したことを今後に役立てる。そんな実習になればと思います。利用者だけでなく、実習生自身の中にも力や強み（ストレングス）を見出し、活用していける実習になることを願っています。

　第1章では、「ソーシャルワーク実習の概要」を把握し、第2章では、「事前学習」の仕方を取り上げます。3章「実習計画」、4章「実習におけ

る記録」では、自分の考えをいかに明確化し、文章で伝えるかに取り組みます。第5章から第7章では、「医療機関」「障害福祉サービス事業所」「行政機関」それぞれの現場から精神保健福祉の現状と課題を述べ、実習で学ぶべきポイントを挙げています。法律や制度などの変化に対応して改訂を行いましたが、その間にも現場はどんどん動いています。本書を手がかりに他の図書や資料にあたり、情報を更新しながら、学習を発展させてください。

第8章「実習体験とスーパービジョン」では、実習指導者と教員の両方の立場を経験した執筆者が、実習スーパービジョンを論じています。実習指導者と教員によるスーパービジョンは、実習生が安心して新たな体験にチャレンジし、学習を深めるために不可欠です。

そして、実習の成果を振り返り、明確に位置づける「事後学習」（第9章）、「実習の評価と課題」（第10章）と続きます。実習が終わったところから、「専門職としての精神保健福祉士への道」（第11章）が始まるのです。

初めての土地に旅する際、携えるガイドブックのように、本書が実習の前から後まで、折々に活用されることを願います。学生のみなさんにとって実習が、精神保健福祉という分野で多くの人と出会い、かかわり、さまざまな助力を得て歩む旅となりますように。

2023年2月

編者を代表して　河合美子

目次

ソーシャルワーク実習指導（精神専門）(90時間)〈2021年度からのシラバスと本書との対応表〉

シラバスの内容　ねらい
①ソーシャルワーク（精神保健福祉士）実習の意義について理解する。
②精神疾患や精神障害のある人のおかれている現状を理解し、その生活の実態や生活上の困難について理解する。
③ソーシャルワーク（精神保健福祉士）実習に係る個別指導及び集団指導を通して、精神保健福祉士が行うソーシャルワークに係る知識と技術について具体的かつ実際的に理解し実践的な技術等を体得する。
④精神保健福祉士として求められる資質、技能、倫理、自己に求められる課題把握等、総合的に対応できる能力を習得する。
⑤具体的な実習体験を、専門的知識及び技術として概念化し理論化し体系立てていくことができる能力を涵養する。

教育に含むべき事項	本書との対応
次に掲げる事項について個別指導及び集団指導	
ア　ソーシャルワーク実習とソーシャルワーク実習指導における個別指導及び集団指導の意義	第1章2節F
イ　精神保健医療福祉の現状（利用者理解を含む。）に関する基本的な理解	第5章、第6章、第7章
ウ　実際に実習を行う施設・機関・事業者・団体・地域社会等に関する基本的な理解	第5章、第6章、第7章
エ　精神疾患や精神障害のある当事者の語りに触れる体験	第2章2節A
オ　現場体験学習及び見学実習	第2章2節B
カ　実習先で必要とされる精神保健福祉士としてのソーシャルワークに係る専門的知識と技術に関する理解	第2章1節、第5章、第6章、第7章
キ　精神保健福祉士に求められる職業倫理と法的責務に関する理解	第2章4節、第11章3節
ク　実習における個人のプライバシー保護と守秘義務の理解（精神保健福祉士法及び個人情報保護法の理解を含む。）	第2章3節C、第2章4節C
ケ　「実習記録ノート」への記録内容及び記録方法に関する理解	第4章
コ　実習生、実習担当教員、実習先の実習指導者との三者協議を踏まえた実習計画の作成	第2章1節、第3章、第4章、第8章
サ　巡回指導（訪問指導、スーパービジョン）	第8章3節
シ　実習記録や実習体験を踏まえた課題の整理と実習総括レポートの作成	第4章、第9章、第10章
ス　実習の評価全体総括会	第10章1節

注）この対応表は、厚生労働省が発表したシラバスの内容が、本書のどの章・節で扱われているかを示しています。
全体にかかわる項目については、「本書との対応」欄には挙げていません。
「想定される教育内容の例」で挙げられていない重要項目については、独自の視点で盛り込んであります。目次や索引でご確認ください。

ソーシャルワーク実習（精神専門）(210時間)〈2021年度からのシラバスと本書との対応表〉

シラバスの内容　ねらい
①ソーシャルワーク実習を通して、精神保健福祉士としてのソーシャルに係る専門的知識と技術の理解に基づき精神保健福祉現場での試行と省察の反復により実践的な技術等を体得する。
②精神疾患や精神障害、メンタルヘルスの課題をもつ人びとのおかれている現状に関する知識をもとに、その生活実態や生活上の課題についてソーシャルワーク実習を行う実習先において調査し具体的に把握する。
③実習指導者からのスーパービジョンを受け、精神保健福祉士として求められる資質、技能、倫理、自己に求められる課題把握等、総合的に対応できる能力を習得する。
④総合的かつ包括的な地域生活支援と関連分野の専門職との連携のあり方及びその具体的内容を実践的に理解する。

教育に含むべき事項	本書との対応
①学生は、精神科病院等の病院での実習において、患者への個別支援を経験するとともに、次に掲げる事項を経験し、実習先の実習指導者による指導を受けること。 ア　受診前や入院時又は急性期の患者及びその家族への相談援助 イ　退院又は地域移行・地域定着支援に向けた、患者及びその家族への相談援助 ウ　入院患者と外来患者及びそれらの家族への多職種連携による支援 エ　病院外の関係機関・団体及び地域住民との連携を通じたソーシャルワーク	第5章2節
②学生は、精神科診療所での実習において患者への個別支援を経験するとともに、次に掲げる事項を経験し、実習先の実習指導者による指導を受けること。 ア　受診前や治療中の患者及びその家族への相談援助 イ　日常生活や社会生活上の問題に関する、患者及びその家族への相談援助 ウ　外来患者及びそれらの家族への多職種連携による支援 エ　地域の精神科病院や関係機関・団体及び地域住民との連携を通じたソーシャルワーク	第5章3節
③学生は、障害福祉サービス事業所や行政機関等、及び精神科病院等の医療機関の実習を通して、次に掲げる事項をできる限り経験し、実習先の実習指導者による指導を受けるものとする。	
ア　利用者やその関係者、施設・機関・事業者・団体・住民やボランティア等との基本的なコミュニケーションや人との付き合い方などの円滑な人間関係の形成	第2章3節、第5章、第6章、第7章、第8章1節
イ　利用者理解と相談支援ニーズの把握及び相談支援計画の作成	第4章1節、第5章、第6章、第7章
ウ　利用者やその関係者（家族・友人・近隣住民等）との相談支援関係の形成	第5章、第6章、第7章
エ　利用者やその関係者（家族・友人・近隣住民等）への権利擁護及び相談支援（エンパワメントを含む。）とその評価	第5章、第6章、第7章
オ　精神医療・保健・福祉に係る多職種連携をはじめとする相談支援におけるチームアプローチへの参加	第5章、第6章、第7章
カ　精神保健福祉士としての職業倫理と法的義務の意味の考察と遵守	第2章4節、第11章3節
キ　施設・機関・事業者・団体等の職員の就業などに関する規定の遵守と組織の一員としての役割と責任への自覚	第8章2節、第11章2節
ク　施設・機関・事業者・団体等の経営やサービスの管理運営の観察	第5章、第6章、第7章
ケ　当該実習先が地域社会で果たす役割の考察と具体的な地域社会への働きかけとしてのアウトリーチ、ネットワーキング、社会資源の活用・調整・開発場面の観察	第5章、第6章、第7章
コ　実習先施設・機関や所属地域における精神保健福祉向上のための課題発見と政策提言に関する考察	第5章、第6章、第7章、第10章
サ　実習体験及び学習成果の考察と記述、プレゼンテーション　実習総括と精神保健福祉士としての学習課題の明確化、及び研鑽計画の立案	第9章、第10章
④学生は、実習体験と考察を記録し、実習指導者によるスーパービジョンと、ソーシャルワーク実習指導担当教員による巡回指導及び帰校日指導等を通して、実習事項について個別指導や集団指導を受ける。	第8章
⑤実習指導担当教員は、巡回指導等を通して実習指導者との連絡調整を密に行い、学生の実習状況についての把握とともに実習中の個別指導を十分に行うものとする。	第8章3節

注）この対応表は、厚生労働省が発表したシラバスの内容が、本書のどの章・節で扱われているかを示しています。
　　全体にかかわる項目については、「本書との対応」欄には挙げていません。
　　「想定される教育内容の例」で挙げられていない重要項目については、独自の視点で盛り込んであります。目次や索引でご確認ください。

第1章 ソーシャルワーク実習の概要

本章では、ソーシャルワーク実習（精神保健福祉士養成課程）の意義と目的、実習施設と実習プロセスの概要、実習の契約について学ぶ。実習にあたって、実習生が理解しておくべきこと、気をつけておかねばならないこと、義務と責任について学び、よりよい実習ができるための心構えを身につける。

1

実習は、現場の経験知（暗黙知）を学ぶ貴重な機会である。対象理解・業務理解・自己覚知が実習の主要な目標となる。「精神障害者」と呼ばれる方々の現状を理解するとともに、実践的な知識と技術を体得する、実習の目的と意義を理解する。

2

実習施設の種類・実習指導者・実習形態・実習時間を理解する。実習指導は、事前学習・現場学習・事後学習の3つからなる。教員・実習指導者による個別指導や実習生同士の集団討議を通して、体験したことの言語化を図り実践知を理解する。

3

実習は養成校と実習施設との契約により成り立っている。現場で知り得た情報の守秘、当事者への不利益行為の禁止など、実習生には充分な注意と配慮を行う責任と義務が常に課される。実習期間中のアクシデント等に対するリスク管理を理解する。

1. 実習の意義と目的

A. 養成課程における実習の意味と目標

[1] 実習の意味

　ソーシャルワーク実習（以下、実習）は、精神保健福祉士国家試験の受験資格を得るための指定科目の1つである。これまでの養成課程における学習の集大成であり、実際の現場で利用者に接し、支援技術を体験的に習得する重要な科目である。単に国家試験の受験資格を得るための科目というだけでなく、現場に出て実践力の高い精神保健福祉士（以下、MHSW）に成長するためにも、現場実習を体験する意味は大きい。

　現場は、知恵の宝庫である。各々の実践現場は、専門職の知識としてすでに文字化されている「**形式知**」だけでなく、実務体験を通して技能として体得されている「**経験知**」、当然の前提として共有されていながら明確には言語化されていない「**暗黙知**」が集積されている（**図1-1-1**）。教科書や講義のレベルでは学び得ない豊かな拡がりをもった実践現場でのさまざまな体験は、今後専門職として資格取得を目指す実習生にとって、生涯忘

精神保健福祉士
MHSW: Mental Health
Social Worker

形式知
文字や図表によって表現され、他者と伝達・共有が可能な知識で「明示知」とも言われる。

経験知
自ら体験をすることで得られる知識で「実践知」とも言われる。

暗黙知
言語化して他者に伝達するのが難しい知識で「身体知」とも言われる。

図1-1-1　実践の知

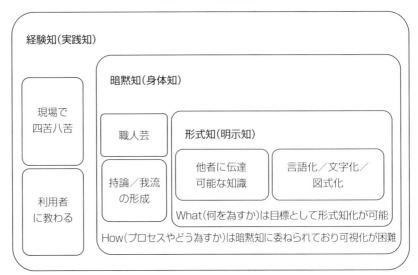

出典）古屋龍太「ソーシャルワーク実践の可視化を考える―精神保健福祉士の可視化の試みを中心に」日本精神保健福祉士協会編『精神保健福祉』49巻1号，2018，pp.9-15.

れ得ぬものとなる。文字列の学習で「知る・理解する」レベルから、現実に体得して「わかる・できる」レベルに移行することに、現場実習の大きな意義がある。

実習生にとって、実習先はきわめて非日常的な世界である。閉鎖的な環境での治療や生活を余儀なくされている精神科医療の臨床現場や、限られた財政とスタッフで多様な在宅精神障害者にかかわっている地域支援の現場など、実習生の日常生活感覚とは異なることもたくさんある。これまでに学習した講義や教科書の内容とは大きく異なる現場の実態に愕然とし、理想と現実のギャップに悩むこともある。精神障害者に対する施策の遅れや支援システムの不在、それぞれの施設・機関における利用者へのサービス提供の問題点を、指摘し批判し評論することはたやすい。しかし、精神科医療やその施設に対する一方的な批判を行っても、自らの内なる偏見を増強するだけで問題は何も解決しない。

実習生が実習先で学ばなければならないのは、自分がその現場でMHSWとして仕事をしていたらどうするか、考えをめぐらせることである。状況を嘆き、他者を批判するのではなく、目の前の課題に対して、専門職として何をしなければならないか、何ができるか、自身の課題として考えることである。シビアな現場の現実を受け止めながらも、ネガティブな問題点をあら探しするのではなく、ポジティブな課題解決志向の省察を展開することが求められる。また、対人支援専門職である MHSW が、組織の中で常にチームとして活動していることや、利用者に対していわゆる「上から目線」で援助・指導するのではなく、**伴走型支援**の基本姿勢を学ぶことも、現場実習の大きな意味といえる。

伴走型支援
生きることに価値を見出し、対等につながり続けることを目的に、利用者の人生をともに歩む支援姿勢。

［2］実習の目標

実習の目標と達成課題は、3点に要約できる。第1に精神障害を持つ人びとにかかわる「対象理解」、第2に精神保健福祉現場における「業務理解」、第3に実習生自身にかかわる「自己覚知」である。

（1）対象理解

MHSW の仕事の対象とされているのは、精神障害者およびその家族である。しかし、法律上の定義による「精神障害者」が、どのような方々であるのか、リアルなイメージを描ける学生は少ない。実際にさまざまな場で支援を受けている精神障害者と直に接することで、精神の障害にはどのようなものがあり、障害によりどのような不利益が生じているのか、生活を支えていくためにどのような支援が求められているのか、当事者から学ぶことが求められる。

（2）業務理解

実習先の現場（諸機関・施設）で、精神保健福祉サービスがどのような仕組みで利用者に提供されているのか、MHSW の業務はどのように機関内で位置づけられているのか、MHSW の直接・間接支援技術はどのように実践されているのか、それぞれの職種の視点はどこにあり連携はどのように展開されているのか、利用者へのサービス提供によりどのような効果や成果が得られているのか、などを理解する。それによって、MHSW のポジショニングを学ぶことができる。

（3）自己覚知

実際に利用者にかかわる中で、実習生自身の対人支援専門職としての自己理解を深めることが求められる。MHSW として現場に出るには、自身にどのような対人関係・コミュニケーション面での課題があり今後改めていく必要があるのか、専門職としての倫理と価値と、実習生自身の間に乖離が生じていないかなどについて、現場のスーパーバイザーである実習指導者と話し合う中で、実習生自身が体験を言語化して整理することが求められる。

ポジショニング
positioning
全体の状況や他の職種・機関との関係で自分の位置を戦略的に定め、利用者にとっての役割を明確にすること。

B. ソーシャルワーク実習の目的

実習を通して、実習生が学ぶべき事柄は、上の目標と達成課題に沿って、次の4点に整理される（**シラバスと本書との対応表**参照）。

［1］実践的な知識と技術を体得する

第1の目的は、実習を通して、精神保健福祉援助ならびに障害者などの相談援助にかかわる専門的知識と技術について、具体的かつ実際的に理解し、実践的な技術などを体得することである。MHSW の指定科目や他の講義科目で学んだことは、頭の中の字面の理解にとどまっている。知識として知っていることと、実際の利用者に対する支援場面で自らの技術として使いこなせることは、まったく異なる。具体的な業務として活用できなければ、専門職としての意味はない。支援現場の実際に触れることを通して、専門的知識や技術は初めて体験と結びつき、自ら言語化することを通して、経験知として身体化され、実践力として体得され定着していく。実習指導者をはじめとした現場スタッフの当事者へのかかわり方を目の当たりにすることで、自らが目指している MHSW のイメージがモデル化されていく。実習生自身が MHSW として仕事をする場合を想定し、どのように利用者に接し、どのように業務を展開するべきかを学ぶことが求められる。

［2］ 精神障害者の現状理解

第2の目的は、実習を通して、「精神障害者」と呼ばれる方々の置かれている現状を理解し、その生活実態や生活上の課題について把握することである。これまでに教科書や講義を通して、日本で精神障害者がどのような生活を送っているか、おぼろげながら理解しているであろう。しかし、同じ精神障害者といっても、その置かれた生活状況は一様ではない。日本の**精神保健医療福祉**の歴史を振り返れば、利用者の年代により、受けてきた処遇やサービス内容は大きく異なる。都道府県や市町村などにより、社会資源の充実や供給サービスの偏在など、地域による格差も明確にある。そして、何よりも一人ひとりの生きてきた生活背景は、家庭環境や生育環境によって大きく異なる。個々の利用者に接する中で、精神障害者の現状と生活実態、生活上の支援ニーズについて把握することが求められる。

［3］ 精神保健福祉士としての能力の習得

第3の目的は、MHSWとして求められる資質、技能、倫理、自己に求められる課題把握など、総合的に対応できる能力を習得することである。MHSWは、対人支援の専門職である。単に専門知識を学ぶだけでなく、実際の対人支援場面で、目の前の利用者にどのようにかかわることができるのか、自身の能力が試される職種である。実習を通して、実習生自身の対人関係のパターンやコミュニケーションスキル、専門職として学んできた価値と倫理が試されることになる。とりわけ、他者に接する際の苦手意識や好悪の感情的反応、自身に特有な認知パターンや病理的な性格傾向の理解を通して、自己覚知を深め、対人支援の専門職としての自身の課題を明らかにすることが求められる。

［4］ 地域生活支援と多職種連携の実務理解

第4の目的は、総合的かつ包括的な地域生活支援と関連分野の専門職との連携のあり方、およびその具体的な内容を実践的に理解することである。MHSWが1人で仕事をすることは少なく、多くは所属機関の組織の一員として業務を展開している。医療機関であれば、医師・看護師・作業療法士・**公認心理師**などの他職種とチームを組んで業務を行うことが前提になる。また、所属機関内にとどまらず、地域の多様な社会資源・諸機関の専門職とも連携協働して、利用者の生活支援にあたることが必要である。連携する領域は、保健・医療・福祉分野に留まらず、利用者の生活状況と課題に合わせ、司法・教育・労働などの幅広い分野にわたる。包括的な地域生活支援のために、他機関・他職種との連携のあり方を実務的に理解する

公認心理師
2015（平成27）年に制定された公認心理師法によって定められた、名称独占の心理職国家資格。2018（平成30）年9月に、第1回国家試験が行われた。

5

ことが求められる。

2. 実習施設と実習のプロセス

A. 実習施設の種類

　実習は、精神保健福祉士法施行規則2条により、厚生労働省の指定した施設の種別の範囲内で行われる。MHSWの活動領域は、従来は保健・医療・福祉分野に限られていたが、近年は司法・教育・労働などに関する分野における従事者は増加傾向にある。活動領域の拡大や法律の改正に合わせ、指定実習施設も変化してきているが、大きくは、①**医療機関**、②**行政機関**、③障害者総合支援法に基づく**障害者関係施設**、④その他の法定施設、に分けられる。それ以外の施設で実習を行っても、受験資格取得に必要な実習を行ったとは認められない。

B. 実習指導者

　現場の実習指導者については、MHSWであれば誰もがなれるわけではない。精神保健福祉士法施行規則などにより、実習指導者の資格要件が定められている。実習を行う当該年度において、養成校の実習指導者として国に届出がされ、登録されている必要がある。

C. 実習形態

　実習期間の設定については、集中型と分散型がある。集中型は、一定期間集中して実習施設に通いながら、あるいは宿泊しながら、現場で実習を行い、指導を受けるものである。多くの養成校では、授業のない春休みや夏休みを利用して、この集中型実習を行っているが、実習受入施設の事情により期間設定はまちまちである。

　一方、分散型は、必要な実習時間数を分けて設けて、実習施設に通うものである。養成校での時間割や実習受入先の事情、実習生自身の都合などにより、毎週同一曜日を実習に充てる、1週間ごとに間隔をあけて実習を行うなど、さまざまな形がある。

医療機関
精神科病院、精神病床を有するか精神科・心療内科を標榜する病院・診療所。

行政機関
保健所・精神保健福祉センター、市町村、保護観察所・更生保護施設などで、精神保健医療または精神障害者の福祉に関する相談援助業務を行うものに限る。

障害者関係施設
精神障害者へのサービス提供を行うものに限る。

実習指導者の資格要件
①3年以上の実務経験を有するMHSWであること、②厚労省の定めた精神保健福祉士実習指導者講習会を修了していること、の2つが定められている。

実習内容は配属先によって大きく異なるが、実習生が体験する実習形態と内容は、**表1-2-1**のようにまとめられる。現場の実習指導者に出会う事前訪問時に、実習内容をよく理解しておくとともに、実習計画に基づいて実習生自身が取り組んでみたい内容の希望を伝えておくことも重要である。実習期間は限られており、実習先の都合もあり、実習生の希望がかなえられる範囲は限られている。それでも、実習生の獲得目標や学習意欲を事前に伝えておくことで、実習指導者からの理解を得やすくなることもある。人生に一度限りの実習体験に欲張りすぎということはない。

表1-2-1　実習の形態とバリエーション

実習の形態	実習の内容
講義	MHSWの業務概要説明 他職種によるレクチャー 学内実習時の実習指導者の講義、など
陪席・同行	利用者・家族との相談面接場面への同席 訪問活動への同行 グループワーク参加 スタッフミーティング・ケースカンファレンスへの参加 ケア会議（個別支援会議）への参加 学内実習時のオンライン・グループワーク、など
参加・体験・試行	地域活動支援センター・病棟プログラム・デイケア等 活動場面での利用者とのコミュニケーション 日中活動・作業活動などへの参加 家族教室・当事者会への参加、支援計画の作成、など
見学・他機関実習	他施設の見学 地域の協議会・関係者会議への出席 実習先法人の関係機関等での二次的実習、など
事例研究・報告会	事例検討会 実習先機関内での実習報告会、など

なお、2020（令和2）年に発生した新型コロナウイルス感染症の蔓延によって、多くの実習施設で実習生の受入が困難となった。この事態を受けて、上記の現場実習に代わって「**学内実習**」が認められ、広く取り組まれた。今後も同様の事態が発生することは考えられ、養成校ごとに臨機応変な実習時間の確保が図られることになる。

学内実習
養成校により内容は異なるが、多くはオンラインを活用して、現場の実習指導者やスタッフからのレクチャーや当事者とのグループワークなどが組まれている。

D. 実習時間

実習は「ソーシャルワーク実習指導」（90時間）と「ソーシャルワーク実習」（210時間）に分けられ、現場実習を個別科目として区分するとともに、計300時間に及ぶ各々の教育内容を充実させることが目指されている。

また、利用者である精神障害者は、医療を要する精神科の患者でもあることから、現場実習についても、精神科医療機関と地域の支援機関などの両方で必ず行うこととされている。両者を体験することが、MHSWの専門性の確保の観点から不可欠であると考えられているためである。このため、実習（210時間／28日間）のうち精神科病院等の医療機関における実習を90時間以上行うことが必須とされている。

なお、指定施設において1年以上相談援助業務に従事した後に養成校に入学した者については、実習の履修を免除することができる。

実習免除
精神科医療機関以外の実務経験をもって実習免除対象となる学生については、精神科病院等の実習を90時間以上行うことが望ましいとされている。

E. 実習のプロセス

実習は、大きく①事前学習、②実習、③事後学習の3つに分けられる。その流れは、**図1-2-1**、**図1-2-2**のようになる。

［1］事前学習

事前学習では、まず実習の意義と目的・目標をはじめとした概要をよく理解しておく必要がある。現場体験学習や見学実習を行い、実習生自身の動機・知識などについて自己点検を行う。実習生のコミュニケーション態度や社会的マナーなどの、行動の指針について確認し、MHSWとしての価値と倫理についても再確認する。実習配属先が決定した後は、実習先の特性をよく理解した上での実習計画書を作成しなければならない。実習先のホームページ等を参照した上で事前訪問を行い、現場の実習指導者に会い、その面談内容により更に実習計画書の修正が必要になることも多い。実習先が設定したオリエンテーションに必ず参加し、自身が通う実習先についての理解を深めておく必要がある（**第2章・3章参照**）。

［2］実習

配属実習先での実習を行う。定められた期間、実習先に通いながら、実習施設・機関の対象としている利用者への理解を深め、提供されているサービスの内容とMHSWの業務を理解し、併せて実習生自身の自己覚知を深めていく。実習先の種類により、サービス内容も実習内容も異なる。精神科医療機関、障害福祉サービス事業所、行政機関など、施設・機関ごとの実習のポイントを理解して、実習に臨むことが必要である（**第5～7章参照**）。

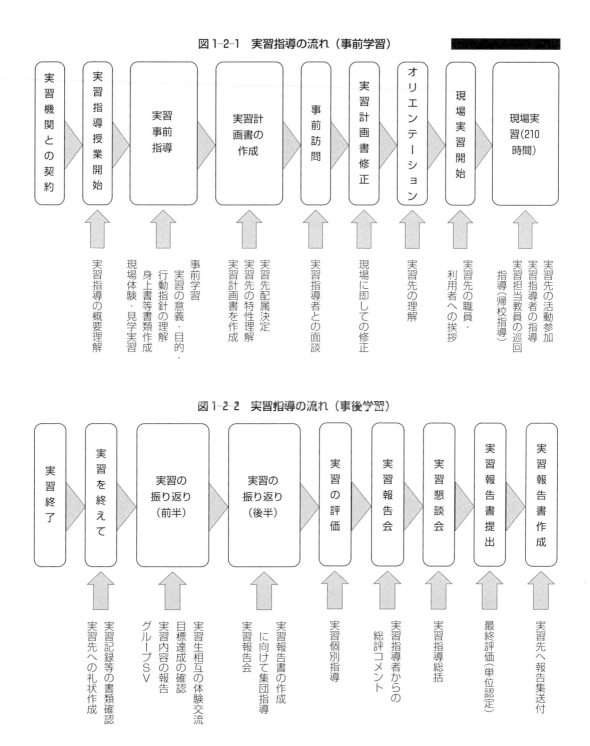

図 1-2-1　実習指導の流れ（事前学習）

実習機関との契約	実習指導授業開始	実習事前指導	実習計画書の作成	事前訪問	実習計画書修正	オリエンテーション	現場実習開始	現場実習(210時間)
実習指導の概要理解	現場体験・見学実習 身上書等書類作成 行動指針の理解 実習の意義・目的・ 事前学習	実習計画書を作成 実習先の特性理解 実習先配属決定	実習指導者との面談	現場に即しての修正	実習先の理解	利用者への挨拶 実習先の職員・	指導(帰校指導) 実習担当教員の巡回 実習指導者の指導 実習先の活動参加	

図 1-2-2　実習指導の流れ（事後学習）

実習終了	実習を終えて	実習の振り返り（前半）	実習の振り返り（後半）	実習の評価	実習報告会	実習懇談会	実習報告書提出	実習報告書作成
実習先への礼状作成 実習記録等の書類確認	グループSV 実習内容の報告 目標達成の確認 実習生相互の体験交流	実習報告会 に向けて集団指導 実習報告書の作成	実習個別指導	総評コメント 実習指導者からの	実習指導総括	最終評価(単位認定)	実習先へ報告集送付	

［3］事後学習

　実習終了後は、実習記録や実習体験を踏まえた課題の整理と実習総括レポートの作成を行わなければならない。実習生が現場で体験した事柄を、他者の体験との客観的比較や自身の内省を通して、言語化し文章化する作

業である。このプロセスを通して、実習先における体験は実習生の血肉と
なって経験となる。専門職としてのアイデンティティ獲得と、大切にすべ
き倫理の理解と専門性の向上が図られる（**第9章・10章参照**）。

F. 実習指導の内容と意義

［1］実習指導者による指導

　実習期間中の指導は、現場の実習指導者による指導がメインとなる。実
習現場で実習生が出会った利用者とのやりとりや接し方の留意点、実習指
導者に陪席した相談面接を振り返ってのレビュー、実習生が参加したグル
ーププログラムの展開に関する振り返り、実習指導者に同行して出席した
各種の会議など、現場を熟知している実習指導者ならではの指導が得られ
る。実習生は、慣れない現場に出ての不安や不明な点などを、臆せず積極
的に言語化して尋ねる姿勢が求められる（**第8章2節を参照**）。

［2］担当教員による個別指導

　実習の事前指導では、これまでの学習の達成度を評価し課題を明らかに
する。実習生が作成し、実習先に提出しなければならない書類について、
添削指導を受ける。

　実習期間中、原則として1週間に1回程度、養成校の教員による実習巡
回指導が設定される（帰校指導日が、代わって設定されることもある）。
これまでに学習したことと現場での体験の乖離（かいり）、実習生が感じている不安
や疑問点などを、率直に話し合うことで実習体験の明確化を図る。実習先
における利用者とのトラブルなど、現場で問題が生じている場合には、そ
の課題を整理し、実習指導者の意見も踏まえて、実習を遂行するための方
策などを協議する。

　実習を終了した後は、教員の個別指導を受けながら、現場での体験を振
り返っての総括作業を行う。実習先での体験を踏まえて課題の考察を行い、
文章化して実習報告書をまとめ、実習報告会に向けての準備を行う。

［3］授業の中の集団指導

　実習前は、現場実習に入る際の留意点や心構えについて、集団で事前指
導を受ける。実習計画書を実習生相互にチェックし合うだけでなく、実習
の意義、目標、目的などについて確認し合う。

　実習後は、それぞれの実習体験を持ち寄り、お互いが現場で学んだこと
を共有していく。一人ひとりの実習体験の幅は限定されるが、お互いの体

実習先への提出書類
実習生が作成するものと
しては、履歴書・身上書
などの個人票、実習機
関・施設長に対して提出
する誓約書、実習計画書
などがある。

帰校指導
実習生が養成校に帰校し
て、実習担当教員の指導
を受けること。

験を突き合わせ共有し合うことで、自身の体験した事柄が比較評価され、考察が深まる。担当教員による事後指導を受けながら、集団で実習体験を言語化する作業を通して、実習生は経験知を獲得していくこととなる。

G. 社会福祉士との関係

　MHSW と社会福祉士の両国家資格について、ダブル受験を目指す課程を設けている養成校も多い。社会福祉士の「ソーシャルワーク実習」を履修している学生については、実習のうち 60 時間を上限として、精神科医療機関以外の実習を免除することが可能とされているが、養成校によって対応は異なる。この場合にも、機能の異なる 2 ヵ所以上の施設で実習を行うことが定められている。

　また、すでに社会福祉士を取得して登録を行った者（または登録申請中の者）については、MHSW の専門科目 8 科目を短期養成施設等（6 ヵ月以上）で履修すれば受験資格を得られ、受験時に共通科目は免除される。

3. 実習契約

共通科目の免除
MHSW の登録を行った者（または登録申請中の実習巡回指導者）も、社会福祉士の指定科目を修めれば、受験申込時の申請により共通科目は免除される。

A. 施設への実習依頼

　実習は個人的な依頼と了解によって行われるボランティア体験や、単発の施設見学とは異なる。国家試験受験資格を得るための実習は、養成校と実習受入施設との社会的な契約の上に成り立っている。実習契約の具体的内容と手順は、次の通りである（**図1-3-1**）。

①養成校と実習受入施設・機関との間で、実習委託契約（協定）書などにより契約を結ぶ。

②養成校の申請に基づき、国（厚生労働省・文部科学省）が適切な実習施設を有する養成校を認証する。

③組織同士の契約に則して、実習受入施設・機関の実習指導者と、実習指導担当教員との間で、実習指導における役割分担・合意形成などを図る確認が行われ、実習にかかわる教育と指導に関する合意書などが取り交わされる。

④養成校は「実習指導の手引き」などに基づき、実習前に実習生に対する

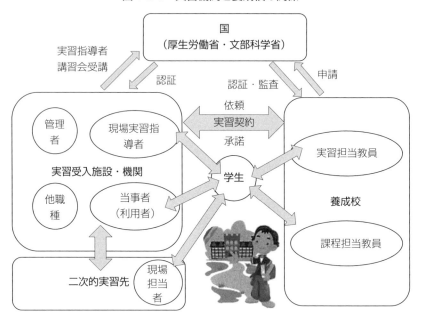

図1-3-1　実習機関と養成校の関係

指導を行う。

⑤実習受入施設・機関の実習指導者と、実習生との契約を結ぶ。

⑥実習受入施設・機関と、二次的な実習受入施設・機関との間で、実習内容や条件の合意を図る。

⑦養成校から実習受入施設に対して、実習委託費が支払われる。

　実習生にとっては、実際に現場に通う実習期間がすべてであると考えがちであるが、これら一連の実習契約の上に実習は成り立っている。実習がどのような位置づけにあるのか、実習生は改めて理解しておく必要がある。

B. 実習に関する契約内容

　実習契約の具体的内容は、以下のような事柄が含まれている。

実習受入条件
実習時期、期間、人数、連絡体制の確認、実習委託費支払い、事故の責任、緊急時の対応などが含まれる。

　養成校と実習受入先との間では、実習受入条件に関する内容が、事前依頼書、実習依頼書、実習受入承諾書などにより契約される。実習生が加入している保険の補償範囲などの確認も行われる。

　養成校担当教員と実習指導者との間では、実習の具体的内容が取り交わされる。実習前教育の状況と内容、実習生の到達レベル、実習指導の内容・方法、実習の評価方法、事後の教育などが、「実習要綱」や「実習の手引き」などによって示される。緊急時の連絡先、実習の中断・延期・中止などの要件についても、文書または口頭で確認が行われる。

実習生と実習指導者との間では、実習期間中の実習遂行上の具体的内容が取り交わされる。実習先では利用者に直接かかわるため、個人情報保護の遵守など、実習生の責任についても文書または口頭で確認が行われる。実習生が作成する書類のほか、健康診断書（感染症の抗体検査報告書を含むこともある）なども用意しなければならない。

実習生が作成する書類
➡ p.10
本章2節 F. [2] 参照。

C. 実習契約にあたっての留意点

[1] 利用者への不利益行為の禁止

実習にあたっては、実習機関の利用者に不利益を与えるような出来事があってはならない。実習施設の利用者の個人情報保護については、ルールに則した取扱いが必要である。実習目的の達成が優先し、利用者に過剰な負担、病状などへの無配慮、強要が生じることは厳に避けなければならない。たとえ実習生側の善意であっても、意図していない予測を超えたところで利用者の心理に大きな影響を与える可能性があり、実習生自身が侵襲性を有する存在であることに留意する。利用者へのサービス提供をミッションとする実習先の機関にとって、限定された期間とはいえ、実習受入による機能低下を招くことがないよう配慮する必要がある。

[2] リスク・マネジメント

実習期間中には、予想もしないアクシデントやトラブルが生じることがしばしばある。対人関係の障害やストレスへの脆弱性（ぜいじゃくせい）を持つ方が多い現場において、生身の人間を対象とする実習であり、実習生側の注意を要する。以下のような事態が生じた場合、実習生としてどのように対処すべきか、事前学習の中であらかじめ討議して確認しておきたい（**表1-3-1**）。

問題が生じた際には、現場の実習指導者をはじめとした職員に率直に相談し、アクシデントへの対処を早急に組む必要がある。

また、リスク・マネジメントとして、大規模な災害や感染性の病気など、想定可能なリスクと対応についても、実習生、実習指導者、実習指導教員の三者の間で協議共有し、取り決めておくことが大事である（**表1-3-2**）。

[3] 実習生の健康保持

実習期間は、規定の時間数を満たすことが前提である。欠席・遅刻など生じぬよう、実習生自身の日頃の健康管理が大切である。

特に、感染症の蔓延状況により、実習は大きな影響を受ける。実習先の職員や利用者を感染させないためにも、実習生自身による体調の自己管理

不利益行為
「不利益」とは、一般には経済的な利益にならず損害を与えることを指すが、ここでは利用者に対する身体的・心理的・社会的な侵襲性が高い行為全てを指す。

個人情報保護
氏名・住所・連絡先（電話番号・メールアドレス・LINEアカウント等）・画像に留まらず、病歴や生活歴、クローズドな集団での会話内容等、個人に関わる情報すべてが含まれる。SNS等での拡散は歯止めが利かず、特に注意を要する。

リスク・マネジメント
risk management
これから生じ得る不確かなことに対して、事前に予測して被害を最小限にとどめる、もしくは良い結果をもたらすように対応策を検討して運営すること。

ストレス脆弱性
環境的・身体的・心理的・社会的要因によるさまざまなストレスに対して、耐えられるレベルが弱く、病気になりやすいもろさがあること。

表1-3-1　実習中に起こりうるアクシデント

①利用者から、利用者の携帯電話の番号やメールアドレスを教えられた。
②利用者から、実習生に対して個人的にプレゼントを贈られた。
③利用者から、実習生に金銭等の貸し借りを持ちかけられた。
④実習生が話しかけると、利用者が妄想的内容の発言を延々と語りだした。
⑤実習生が話しかけると、利用者が泣き出して興奮してしまった。
⑥実習先の病棟に行くと、入院患者に昔の同窓生がいた。
⑦実習先に向かう公共交通機関が、事故等により大幅に遅延した。
⑧実習先の機関で、感染症のクラスターが発生した。

表1-3-2　実習中に起こりうるリスク

①実習直前になって、感染性の病気（はしか、インフルエンザ、新型コロナウイルス感染症など）に罹ってしまった。
②実習中に発熱症状があり、体調が急速に悪化した。
③実習中に大規模な災害が発生し、建物倒壊の危険があり避難した。
④実習中に大規模な災害が発生し、公共交通機関がストップし、帰宅できなくなった。
⑤実習中に大規模な災害が発生し、現場職員と利用者の救護にあたることになった。
⑥実習先の閉鎖病棟の鍵を紛失してしまった。
⑦実習先からの帰宅途中、実習記録等の資料を紛失してしまった。

基本的な感染症予防策
日常における手洗いの励行、マスクの着用、検温の実施、不要不急の外出抑制、ソーシャルディスタンスの確保などを指す。

が大切なことはいうまでもない。基本的な感染症予防策に加え、実習開始前から実習中にかけては、検温・体調変化を記録しPCR検査を随時実施する等の配慮が必要になる。発熱時等には、迅速に実習担当教員・実習指導者に連絡を取り、対応方策を検討することを怠ってはならない。

また、実習生自身の精神的な健康状態の安定保持も重要である。ネガティブな出来事や感情的な揺れが生じた際には、その日のうちに実習指導者や実習生仲間に率直に話し、自身の中で一定程度の修復を図る必要がある。実習中に体験した精神的な動揺は、実習生の自己覚知にとって重要な課題を示している。ひとりで抱え込まず、事後実習指導において少しでも言語化して、他者との対話を通して体験を共有する作業が必要である。

[4] 実習生の態度

実習先で一番問題になりがちなのが、実習生の態度である。実習生に悪意はなくとも、自身の言葉と行動の至らなさが、他者にどのように評価されるかを意識しておく必要がある。

(1) 疲労と睡眠不足

現場実習は、日頃の生活とは全く異なる数週間になる。慣れない遠隔地への交通アクセスで時間を要し、早起きが当たり前になる。病院の実習では、病棟申し送りは通常朝8時半には始まり、遅刻は厳禁である。多職種が忙しく働く現場で、実習中の居眠りは顰蹙（ひんしゅく）を招き、実習先によっては実

習が即刻中止になることもある。意識が清明でないと見えないことも多く、意識を集中していないと利用者にもかかわれない。

(2) コミュニケーション不足

朝の挨拶や利用者との雑談は、実習先でのコミュニケーションを図る基盤となる。ふだん学生同士で話しているタメ言葉とは異なる正しい日本語を用いて、自分とは異なる世代の人との会話では、相手への敬意と謙虚さを忘れずに会話する必要がある。慣れない環境の場で人は緊張するのが常であるが、緊張はコミュニケーションを阻害する。緊張を解くためには、緊張していることを率直に表明した上で、新入りとして利用者にその場の流儀を教えてもらう、周囲に助けを求めるなども有効である。

(3) 知識・悩む力不足

事前学習が乏しく現場で語られる用語を知らないと、何もわからない。その場で起きている出来事を自己流に解釈しているだけでは、何も学べない。利用者を観察対象化して距離を置き、直接かかわらないままでは、何も感じない。自己の内面の揺らぎやぶれを言葉にして、他者と対話し、文字に記すことにより体験は経験化する。そのための言語化の作業を怠ってはいけない。

▌理解を深めるための参考文献

●公益社団法人　日本精神保健福祉士協会ウェブサイト「学生会員ページ」.
日本精神保健福祉士協会は、MHSW を目指す人のために学生会員制度を設けている。入会すると、国家試験受験に有益な最新情報がメールマガジンで配信されるほか、通信紙や各種研修会等の案内が送付される。また、資格取得後に協会に入会し正会員になると、入会金が免除され年会費が減額される制度もある。

媒体（メディア）としての実習生

東京保健医療専門職大学　リハビリテーション学部　教授　柳澤孝主

"媒体"（media）とは、何かと何かがつながり合う時の仲立ちとなるものの総称である。その"媒体"が、精神保健福祉分野のソーシャルワーク実習の実習生とどのように関連するのかと訝る人も少なくないかもしれない。それでは、人間と人間、人間と地域社会、地域社会同士、などなどをつなぐ仲立ちとなるものと限定すれば、イメージしやすいだろうか。

このソーシャルワーク実習に臨む実習生は、さまざまな次元で媒体の役割を担う。教育機関から一人の実習生を配属実習先に送り出す、このことだけでも、教育機関と配属実習先との媒体としての役割が明確化される。実習以外の科目を学習する中にも、この先実習を経なければならないという意味で、科目担当教員と学生との間に実習（生）という媒体が予備的に介在している。

注目したいのは、実習生の存在そのものが、場合によっては、それまでかかわりの薄かった教育機関と実習施設・機関、あるいはさらに地域共同体や行政との関係を密にするきっかけになる場合もあるということだ。実習生が媒体となって、これまで問題にならなかったことが浮き彫りとなり、その問題を解決すべく、関連諸機関が関係を深め合う契機になる場合もある。

実習生の準備が不充分であったために、当事者に損害を与えたなどということを思い浮かべてみよう。それを契機に教育機関の姿勢がさらに問題となり、良好かつ緊密だった教育機関と実習施設・機関との関係が、急速に冷え、形骸化してしまう場合もあるかもしれない。逆に、この事実をきっかけにして、問題点がより明確になり、さらに深掘りしていく中で、教育機関と実習施設・機関との関係が一層緊密かつ深い関係に発展する場合もある。

実習生という存在は、このソーシャルワーク実習にかかわる関係諸機関の相互関係を、密にしたり深くしたり、あるいは悪化させたり薄くしたりする"媒体"となる。この関係が良好に機能し、実習生や精神障害当事者をめぐる連携・協働に発展する場合は、実習生をめぐる"いきいきとした関係"や"血の通った関係"が具体化し、展開していく。

媒体は"霊媒"になりうる（英語のmediaには、両方の意味がある）。"血の通った関係"を直に体験した実習生が自身の体験を自分なりの言葉で語ることができる場合、それは"生きた言葉""いのちの言葉""魂の言葉"となり、単なる事実や既成概念を超えた"言霊"にもなるのだろう。

ちなみに、言葉は、人と人とをつなぐ媒体の代表的な事象であることは指摘するまでもない。

第2章 事前学習

実習にあたって、どのような準備をすればよいだろうか。今、自分がいるところから配属実習に至るプロセスを見通して、いつ何をすればよいのか、どのような知識や技術、態度が求められ、どう身に着けていくのかを学ぼう。

1

まず、実習のプロセス全体を把握する。質問に答えながら、自分の動機や関心、実習に対する気持ちなどを点検し、明確化して準備を始める。

2

多様な事前学習の方法とそれぞれの留意点について理解する。また、現場体験学習・見学実習の目的や実施プロセスについて学ぶ。

3

実習に対する心構えや実習生としてのマナーを理解し、精神保健福祉士になるための大切な一歩となる実習に臨む姿勢を学ぶ。

4

実習は、ソーシャルワークの価値と倫理について体験を通して学ぶ機会であり、精神保健福祉士として活動する土台になる機会でもある。専門職の価値と倫理の学び方を考えてみよう。

1. 実習への準備

A. 実習までのプロセス

　実習を行うにあたって、あなたは、どのような準備をするだろうか。これから歩むプロセスを見渡して考えよう。

　まず、現在地を確認しよう。大学であれば、これまで多くの科目を修得してきた3年生・4年生であるかもしれない。すでに社会福祉の他の領域で実習を経験した上で、精神保健福祉の実習に臨む人もいるであろう。精神保健福祉士の養成施設であれば、あなたは入学後まだ数ヵ月で、多くの指定科目を同時に履修しているかもしれない。その場合も、入学前も含め、教育機関や職場でさまざまな知識や経験を得てきたはずである。いずれにしても、今の自分がすでに持っている知識や情報と、これから実習までに行う準備とを確認しておくと役立つであろう。

　次に目的地とそこまでの道のりを見定める。あなたは実習を、いつ行うのか。また実習施設はいつ頃決まり、今後どのような予定で準備を進めるのか。**実習計画書**をはじめとして、作成や提出が必要な書類もある。こうした点を頭に入れて実習に必要な情報を集め、教育機関や実習施設との連絡・相談・調整を行っていこう。自ら動いて自分の実習を実現していく、このような主体的な活動自体が、実習ならではの学習のプロセスといえる（図2-1-1）。

図2-1-1　実習までのプロセスと準備

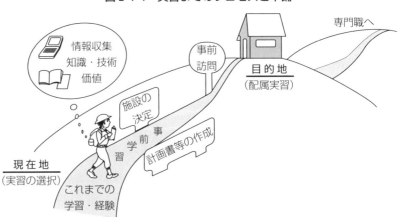

実習を行う施設は、教育機関で契約している実習施設の中から学生が希望を出したり、教員から候補となる施設が提示されたりして決定することが多いであろう。実習施設には、医療機関、障害福祉サービス事業所といった種別の違いに加え、同じ種別でも施設ごとの特色があり、実習内容も異なる。あなたは、施設とそこでの実習内容について**情報収集**をしながらどのような施設でどのような実習を行いたいのかを明確化することが必要である（**第2章2節**参照）。

多くの教育機関では、学生の実習施設を決定するにあたり、学生からの希望をもとに、実習施設の特徴、通所の便などの条件を考慮し、学生一人ひとりの学習状況や個性を見きわめながら調整を図るであろう。実習指導教員は、学生の学習状況や関心、どのような実習内容や指導方針の施設で、より成果が期待できそうかなどを考えて配属の計画を立てるであろう。

実習先は、実習指導教員と学生との面談などで調整が行われ、決定することが多い。施設の受け入れ人数は限られているので、学生にとっては必ずしも希望どおりの施設に配属が決まるとは限らない。しかし、どの施設であれ、新たに得がたい体験をすることは確かである。充分な事前学習のもとに計画を立て、全力で実習に臨むならば、そこで学び取ることの価値は計り知れない。配属施設が決まったら、さらにその施設での実習に関連した事前学習を深め（**第5章〜7章**参照）、実習計画を立てていこう（**第3章**参照）。

B. 自己点検

ソーシャルワークのプロセスは、ニーズに基づき、情報収集から**アセスメント**（事前評価）、**プランニング**（計画）を経て支援や介入へと進んでいく。実習においても、現状と自分自身の準備について点検やアセスメントをしたうえで、プランニング（実習計画ではなく、事前の準備をどう進めるかの計画）を行うことが有意義な実習につながるであろう。

アセスメント
assessment

プランニング
planning

実習の概要については、**第1章**で述べた。しかし、実習は初めての人が大部分であり、何から準備してよいか戸惑うこともあろう。実習は何に似ているだろうか。アルバイトなどの働く経験とも近いが、知らないところに行き、一定の日数そこで過ごし、新たな体験をするという点では、留学や旅行などと共通点があるかもしれない。もしあなたが留学するとしたら、行く先について下調べをすることは不可欠である。そこに何をしに行くのかを考えるとともに、その土地の文化や歴史などについてもガイドブックを読んだり、インターネットで調べたりして、滞在期間中のプランを練る

であろう。実習でも同様である。どのような理由でその目的地を選ぶのか、それはどのようなところか。あなたはそこで何をして、何を獲得するのか、考えて計画するであろう。

　留学や旅行に出かける前にはどのような準備がいるだろうか。行く先によっては、語学の勉強や体力づくりも必要かもしれない。実習の場合、不足しているもの、補充する必要のあるものは何だろうか。実習終了後に、もっと法律や制度の知識があればよかったといった声は、よく聞かれるものである。知識、技術、心構え、マナーなどが、どれくらい備わっているのか、点検しておこう。

　自己点検のために、「実習に行く前の12の質問」（**表2-1-1**）に答えてみよう。別紙に、思い浮かぶ単語などを自由に書き出し、答えてみるとよい。できるだけデータとして保存しておくこともすすめたい。なぜなら、これらへの答えには、実習計画書をはじめとする書類作成に役に立つ内容が含まれているからである。

　答えてみて、どのようなことに気づいただろうか。授業などでは、答えをシェアしてグループで話し合ってみることも有意義である。人によってさまざまな目的や関心があることに気づくであろうし、参考になる点や、共通の疑問もあるかもしれない。

　これらの質問のうち①～④への回答は、実習計画書を作成する準備になるであろう。⑤と⑥は、自分の個性を知り、自分の中にある強みや資質に気づくためのものである。また同時に、実習生個人票・履歴書に記載する際にも役立つであろう。⑦～⑫は、これから行う事前学習に関係している。どのように事前学習を行うか（**第2章2節**）、実習先ではどのように行動するのか、（**第2章3節**）、また、その基盤となる精神保健福祉士としての価値や倫理（**第2章4節**）についても理解を深めておかなくてはならない。これらの質問をガイドとして入念な準備を行って、実習という旅に出ることにしよう。

参考文献
●榎本則幸・長渕晃二・仁木淳・秋山朋寛・岩永量子『相談援助演習・実習ワークブック―社会福祉士の新たな役割に向けて』久美，2009.

表 2-1-1　実習に行く前の 12 の質問

①**動機**　あなたが精神保健福祉士をめざす動機は何ですか。きっかけはどんなことですか。

②**目的・ゴール**　あなたが実習を行う目的は何ですか。実習を終えたあなたは、どんなふうになっていたいですか。

③**実習への希望**　実習はどんな施設で、どんなことを行いたいですか。実習先の種別、利用者、実習プログラムなどについて希望を書き出してみましょう。

④**関心**　精神保健福祉においてどんなテーマに関心をもっていますか。特に関心のある支援の対象はありますか（例：アルコール依存症者、高齢者、家族など）。

⑤**自己理解**　あなたの長所・短所を挙げてみましょう。あなたの特技や強みは何でしょうか。

⑥**経験**　実習に関連する経験や学習の機会としては、これまでにどんなものがありますか（アルバイト・ボランティア活動・自分や身近な人に関わる体験など）。

⑦**準備**　実習のためにこれまでにどんな準備をしていますか。どんなことを補う必要があるでしょうか。

⑧**気持ち**　今、実習を前にして、どんな気持ちでしょうか。

⑨**疑問**　実習について、わからない点はどんなことですか。

⑩**心配**　実習について、心配な点はどんなことですか。

⑪**行動計画**　これから実習までの行動計画を具体的に立ててみましょう。

⑫**資源**　実習の準備に役立つ資源（人的資源も含む）を挙げてみましょう。

2. 事前学習の方法

A. 学習方法

　専門領域の学習を進める学生にとって、「実習」や「現場」という言葉は、現実感を伴う言葉ではないだろうか。いよいよ専門職への入り口に立ち、期待とともに不安も感じることであろう。安心を得るためにも、事前の準備をきちんと行い、自信を持って実習に向かいたいものである。

　ここでは、実習に備えて行われる**事前学習**について、いくつかの方法を述べるが、学習には自分のスタイルがあるので、これらを参考にして自分の学習方法を組み立ててほしい。

［1］ 情報を集める

　実習前には、情報の収集を始めよう。実習先の情報は、インターネット、文献類などを探してみるとよい。また、視聴覚教材を見ておくと、施設や利用者の様子などを知ることができる。以下は情報を集める方法の例である。

（1） インターネットで**検索する**

　最近は、関連機関や施設がウェブサイトを持っており、広報活動を行うところも増えているので、アクセスしてみるとよい。また、動画投稿サイトには精神保健福祉関連の動画も多数見受けられる。ただしインターネットからの情報は手軽に得られる反面、古い情報やフェイクニュースなど誤った情報が多くあることに注意したい。情報を扱う際には、他の情報と比べてみることや、情報の発信元、いつ頃書かれたものかを確かめること、書かれている内容の基となっている情報に当たるなど[1]、信頼性を判断する姿勢が必要である。まずは、公的な機関のサイトからたどっていくとよい。たとえば、**厚生労働省**のウェブサイトに入ると、障害者福祉に関連する国の施策をはじめ、現在、重点を置いている情報が得られる[2]。また、自治体のウェブサイトからは、地域福祉計画や障害者計画などが閲覧できる。

　実習先の機関や事業所の基本的な情報を調べる際は、情報が集約・整理されたウェブサイトがある。2007（平成19）年4月より施行された改正医療法により創設された**医療情報ネット**が公表され、医療機関の情報が得られる[3]。さらに2018（平成30）年4月には障害福祉サービス等情報公

誤った情報への注意
詳細については、総務省のウェブサイト「上手にネットと付き合おう！—安心・安全なインターネット利用ガイド」の「特集ページ　ネットの時代におけるデマやフェイクニュース等の不確かな情報」などを参考にしてほしい。

医療情報ネット
詳細については、厚生労働省ウェブサイトの「医療機能情報提供制度（医療情報ネット）について」を参考にしてほしい。

開制度が施行され、事業所が提供するサービス内容が WAM NET に公表されている⁽⁴⁾。

(2) 文献などに当たる

図書館や書店に行くと思わぬ文献との出会いがあるので、おおいに足を運んでほしい。最近は、当事者の体験談なども多数出版されている。各種関連機関や施設が発行している機関紙、雑誌、施設の紹介を記した資料などは、養成校の図書館や資料コーナーに準備してあることが多い。実習先に行ったときは、頒布用に置いてあるパンフレット類を持ち帰って、目を通す習慣をつけるとよいだろう⁽⁵⁾。すでに配属実習を終えた先輩の実習報告集を読んでおくと、実習先の様子やイメージをつかむことができる。

また日ごろから、精神保健福祉に関連する報道番組や新聞記事を見落とさないようにしておくとよい。図書館では新聞が閲覧できるようになっているところが多く、福祉関連の新聞記事を集めた冊子も発行されている。

実習後の感想で、患者さんと何を話してよいかわからなかったという声をよく聞く。関連記事だけでなく、生活の話題や時事問題にも関心を持って新聞を読んでほしい。入院中の患者さんも多くの方々は、よく新聞を読み、テレビのニュースを視聴している。専門的知識のみならず、趣味やスポーツなど、生活全般に関する話題の引き出しを増やしておくとよいだろう。

(3) 視聴覚教材を見る

視聴覚教材となるものには、教材用ビデオ・DVD、テレビ番組、映画などがある。精神障害者やその家族に向けて啓発や教育目的に作られた教材も多く、専門知識について理解しやすく制作されている。教材用ビデオ・DVD は、キーワードをメモして視聴すると、専門用語も記憶に残りやすく、繰り返しの視聴も有益である。最近は施設の利用者が出演し、ありのままの普段の姿を伝えているものや、啓発的に精神障害者自身や医療従事者のメッセージを動画で配信しているものがある⁽⁶⁾。

また、テレビ番組での精神保健福祉関連のシリーズや、特集の放送も重要な情報収集の1つになる。学習書からは、なかなか伝わりにくい精神保健福祉の現場の実情や当事者の想いと、専門的な用語や制度を関連させ、視覚的に理解することができる。しかし、映像は事実を一部に限定して伝えることや、制作者の意図に基づいて作られていることも念頭に置く必要がある。

後に現場に入り、**家族教室**や講演会、教育プログラムなどを企画する際にも、自分が視聴した経験は役立つものである。積極的に視聴して、見聞を広めておくことを勧める。

事業所が提供するサービス内容
詳細については、WAM NET の「障害福祉サービス等情報検索」を参考にしてほしい。

［2］体験を積む

　初期段階でのさまざまな体験の機会は、事前学習にぜひ取り入れてほしい。**当事者の語り**や、現場で活躍する精神保健福祉士の声に耳を傾けよう。また自らボランティアとして行動することは、学習への動機づけや、自分の将来像を描く基礎となる。まだボランティアに自信がなければ、地元の社会資源を探索してみるとよい。体験的な学びは、学習意欲をかきたてるものである。以下に体験的な学習方法について述べる。

（1）現場の声から学ぶ

　障害のある当事者が語る**体験談**を聴くことは、実習にあたって大きな意味がある。病気になった驚きや悲しみ、差別や偏見などの体験を聴くことで、その現実感が伝わってくる。ここに精神保健福祉士としての活動の原点を見出してほしい。また、そのつらい体験を乗り越えて懸命に語る精神障害者の姿には、感銘を受けるのではないだろうか。力強いその姿からは、精神障害者が弱者の立場に留まる存在ではないことが理解でき、「援助する」ということの奥深い意味を改めて考える機会になるだろう。精神障害者が語る場として開催される講演会などには、積極的に参加するとよい。

　また、活躍中の精神保健福祉士の先輩の話からは、現場のさまざまな現実が見えてくる。勤務先によっては、その業務内容が大きく違うこともある。先輩の話は、自分の将来に対するイメージを明確にしていく良い機会になる。

（2）ボランティアに参加する

　精神保健福祉士を志していても、実習前に精神障害者と交流する機会を持てずにいると、実習目標が「精神障害者との出会い」になってしまいかねない。配属実習に入る前には、精神障害者との交流体験を積む必要があろう。事前に接する機会を持つことで、安心感を得て、明確な動機を持って実習に臨むことができる。予備的体験はたいへん重要であり、**ボランティア活動**は積極的に行ってほしい。

　ボランティア活動には、いろいろな形がある。たとえば**グループホーム**や、病院などのデイケア、**地域活動支援センター**などの施設が行う食事会の手伝い、スポーツなどのプログラム補助がある。また、ほかにも**精神障害者家族会**、精神保健福祉団体が行う講演会、イベントなどへの協力もある。

　日ごろから養成校の掲示物に注意しておき、上級生や卒業生に対しても積極的に情報収集を行っていると、何らかの募集や参加協力の要請はあるものである。

　しかし、活動に参加する際は、教員や現場の責任者に事前相談をしてお

くことが必要である。まだ知識や経験の浅い段階での参加は、現場に迷惑
をかけることがあり、思わぬ事態を招く場合もある。活動のルールを守っ
ておおいに活躍し、配属実習の際の課題の発見へとつなげてほしい。

（3）地元の社会資源を知る

自分の地元の社会資源である公的機関や、医療機関、精神保健福祉関連
の事業所をどれくらい知っているだろうか。精神科病院やクリニックなど
は目にとまりやすいが、地域の中で喫茶店やパン販売、レストランなどの
営業をしている**障害福祉サービス事業所**の存在には意外と気づいていない。
また、市区町村役所、保健所や社会福祉協議会などにも注目する必要があ
る。

前述のサービス事業所の店舗には、客の立場として行ってみるとよい。
回復過程にあって元気に仕事をしている人や、障害を抱えながらも懸命に
仕事に立ち向かう精神障害者の姿に接する機会を持つことができる。

精神障害者の生活支援の上で、市区町村の役所にある年金保険課は、**障
害年金**受給の際に必ず相談先としてかかわりを持つ。**生活保護**（援護）**課**
は生活保護受給関係、障害福祉担当課などは、**障害者総合支援法**などの申
請手続きの部署である。また、**保健所**は地域保健についての幅広い業務を
行っている機関で、精神保健福祉相談などの専門的相談窓口がある。**社会
福祉協議会**は、障害の有無に限らず、地域に則した多様な地域福祉事業を
行っている。在宅精神障害者は決して特別な存在ではなく、地元のさまざ
まな**社会資源**を利用して、日々地域生活を送っている一市民であることを
認識してほしい。

地域の精神保健福祉に関連する施設や機関を概観することは、事前学習
の一環として重要である。地域を知るということはその後の配属実習や現
場で出会う利用者の深い理解にもつながる。まずは、自分自身が地元の社
会資源をしっかりと把握し、精神障害者がどのように地域で生活している
かということを、イメージできることが大切である。

障害者総合支援法
正式名称は「障害者の日
常生活及び社会生活を総
合的に支援するための法
律」。

B. 現場体験学習と見学実習

事前学習の一環である**現場体験学習**や**見学実習**は、養成校により位置付
けが異なり、さまざまな形態や方法がある。一般的に授業初期や、配属実
習前の時期に行うことが多く、精神保健福祉関連施設や機関などの現場に
出向いて行われる体験的な学習である。

ここでの現場体験学習は、ボランティアや実習生の立場で、現場のプロ
グラムなどに参加し交流を行う体験型の学習とする。また見学実習は、施

設構造や機能などの見学を中心とした実習とする。これらを実習過程の初期に行う予備的な学習として捉え、併せてその目的や実施について考えてみることとする。

[1] 現場体験学習と見学実習の目的

現場体験学習や見学実習は、配属実習の前段階で行われる。この段階で知見を広げ、精神保健福祉現場への理解を深める中で見出した課題が、配属実習での目標や計画の基礎となる。現場体験学習や見学実習を単なる職場体験や見学会と捉え、軽い気持ちで現場に臨んではならない。見学実習は精神保健福祉士を志すものとして専門的な知識や経験を深めるために行う実習である。つまり見学に際しても、「自分が精神保健福祉士であるならば」という気持ちを持って考察を深めてほしい。

実際に現場に臨むと、学んで来たことと現実とのギャップに、驚きを感じることもある。たとえば、精神科病院において長期入院者が何十年もの入院生活を送っている姿には、なぜこのような状況が起きているのかと思うだろう。また、**保護室**など普段目にすることがない病室の様子に強い衝撃を受けるかもしれない。しかしそれこそが、学習目的の１つである。精神疾患の特性を理解し、まだ充分でない資源や環境の中で、精神保健福祉士として「自分に何ができるか」を考え「自分だったらこのようにしてみたい」という現実的な思いを持ってほしい。そして、事後学習で体験して得たことを整理し、さらに配属実習の中でその課題を明確化していってほしいのである。

現場体験学習と見学実習は、事前学習として現場の理解を深める場であるとともに、精神保健福祉士を目指す動機の明確化を図る機会の１つとして捉えることが重要である。

[2] 現場体験学習と見学実習の実施

現場体験学習と見学実習の実施に際しては、主体性を持った行動を心がけてほしい。現場に迷惑をかけることがないように日頃から自分の健康管理などにも留意したい。現場体験学習や見学実習は、一般的に半日から１日の日程で、精神科病院や社会復帰の関連施設、行政機関などの施設内見学やプログラム参加を中心に行われる。

いずれにしても現場に臨むために、入念な事前の準備が必要であろう。以下に活動の一例を紹介する。

（1）事前打ち合わせ

体験・見学先が決まったら、日時、場所、集合先、持ち物、服装、教員

保護室
隔離室ともいう１人用の病室。患者の医療や保護を目的としており、症状により隔離を行う必要がある際に使用する。室内は安全のため、さまざまな工夫がされている。

26

の連絡先などを充分に確認することが大切である。万一遅刻しそうな場合は早めに連絡を行い、支障を最小限に抑える必要がある。持ち物、服装についても、実習先によっては配慮を要することがあるので、打ち合わせは必ず行う。

(2) 事前学習

事前学習は、情報収集と施設理解が中心となる。施設の情報収集を充分に行い、関連する文献にも目を通しておく。グループでの学習が効果的であり、集めた情報を共有し施設の理解を深めておくことで、現場での気づきにつながり、後の振り返りの際にも学習の基礎部分になる。

(3) 実習当日

施設では概要の説明後、活動に入ることが多い。複数で行動する場合は、実習生同士が寄り集まらないようにする。特に利用者との交流時は注意を要する。またメモは必要であるが、利用者の前では避けて廊下などで行う。活動後は、質疑応答や感想を述べる時間を持つことが多い。このとき積極的な質問ができると施設への理解も深まる。勇気をもって質問をしてほしい。終了後は、現場の方々の尽力に感謝し、お礼状に感想を添えて出すとよいだろう。

(4) 事後学習

終了後は記録などに考察をまとめ、振り返りの学習を行う。報告会などの形で、学生同士で発表を行うとよい。参加した者が複数の目で見たこと、聞いたこと、感じたことを共有することによって情報量は増え、視野が拡がり学習は深まる。報告する際には、印象に残ったいくつかのキーワードを考えておくと、報告がしやすくなり、レポートや記録などにまとめるときにも役に立つだろう。

［3］実習後の感想

以下は精神科病院と**障害福祉サービス事業所**の見学実習と、病院内で行われた現場体験学習のプログラム参加時の感想から抜粋した例である。

● 精神科病院

「自分が進もうとしている道をもっと知りたい、勉強したいと思える実習だった」

「女子閉鎖病棟の鍵を開ける瞬間、とても緊張していたし、恐いという気持ちがあった。でも、入ってみると、病棟内はとても明るく、患者さんの中には私たちに挨拶をして下さる人もいて、恐いという感じはしなかった」

「デイケアで患者さんから話しかけられパニックになった。『趣味は何？』という普通の質問なのに、どのように返せばいいのかわからず困惑

障害福祉サービス事業所
障害者総合支援法に位置づけられており、障害者支援を行う施設である。サービスの種類によって、相談支援・就労支援・居住支援など様々な事業が展開されている。

した」

「緊張や驚きの連続だった。特に各病棟に入った瞬間に感じることのできる『空気』が、普段では感じることのできない貴重な経験となった」

● 障害福祉サービス事業所

「普通の町並みの中にあった。近くで飲食していたが、気づかずにいた。時給がすごく安いことにびっくりした」

「病院と違う雰囲気を感じた。活気があった。地域に開かれていて、一般の店と同じだと思った」

「施設内は生活空間として居心地がよいと感じた。スタッフとメンバーの区別がつかなかった」

「繁華街の中にあり、『あっ、ここなんだ』と思うほど外観は普通だった」

「とても温かい印象の場所だった。利用者とすれ違うと、必ず挨拶してくれた。精神障害者の方とふれあうことが大事だということを学んだ」

● プログラム参加

「プログラムに参加させてもらった際に、緊張と照れから参加されている方々と積極的に話したり、ふれあったりできなかった。実習だからと甘い考えで臨んでいたわけではないが、結果として中途半端な態度で終わってしまったことを深く反省した。また、コミュニケーション能力のなさにも改めて問題を感じた」

　感想例のように実習の初期に体験することは、特に印象に残るものである。実習は体験の積み重ねであり、振り返りは重要である。こうした率直な感想を書き残すことも大事にしていきたいものである。

注）
　　　ネット検索によるデータ取得日は，2022年5月30日.
(1)　総務省 上手にネットと付き合おう！―安心・安全なインターネット利用ガイド「特集ページ　ネットの時代におけるデマやフェイクニュース等の不確かな情報」.
(2)　厚生労働省ウェブサイト「障害者福祉」.
(3)　厚生労働省ウェブサイト「医療機能情報提供制度（医療情報ネット）について」.
(4)　独立行政法人福祉医療機構 WAM NET「障害福祉サービス等情報検索」.
(5)　市区町村役所の障害福祉担当課や、保健所、精神保健福祉センターなどには頒布用のパンフレットがあるので参考にするとよい.
(6)　たとえば、NPO法人日本臨床研究支援ユニット JPOP委員会「JPOP-VOICE」では病気と向き合う体験者、家族、支援者の声を動画やメッセージで紹介している.

■理解を深めるための参考文献

● 地域精神保健福祉機構・コンボ編『月刊こころの元気＋(plus)』認定 NPO 法人 地域精神保健福祉機構・コンボ.

当事者やその家族の想いや体験に基づく記事が掲載されている情報誌である。毎月一回発行されている。制度やサービス、専門家による障害や病気の説明も丁寧に書かれている。多くの体験談に触れることができ、当事者の理解が深まる。

● ニホンミック『月刊切り抜き速報 福祉ニュース障害福祉編』株式会社ニホン・ミック.

障害福祉に関する新聞の切抜きが全国紙から政党機関紙まで幅広く集約されている情報誌である。毎月 1 回発行されている。新聞はわかりやすく、最新の情報や時事問題を考える際の参考となる。

● 佐藤郁哉『フィールドワーク―書を持って街へ出よう（増訂版）』新曜社，2006.

体験的な学びを行う際の心構えや体験の醍醐味に関する記述が参考となる。

当事者の語りから学ぶ

元 桜美林大学健康福祉学群　非常勤講師　小川純子

　学生のみなさんは、精神障害の当事者の方々にどのようなイメージを抱いているのだろうか。教科書で初めて「精神障害当事者（以下、当事者）」という言葉に出会う人もいれば、家族、友人もしくは自分が「当事者」という立場の人もいるかもしれない。ここでは事前学習の1つで行う当事者による体験談などの「特別講義」をめぐって考えてみたい。

　当事者主体の考え方は、障害者福祉の重要な理念として学んだと思う。しかし共存・共生の理念のもとでも、いまだ生み出される社会的差別や偏見があり、当事者の語りは、誰もが平等である社会を目指すことに再度気づく機会として重要であろう。また、当事者においても「弱者」というレッテルの価値転換の意味は大きく、人間としての尊厳を取り戻そうと活動してきた。近年は北海道「べてるの家」の活動など当事者が語る講演会も増えた。研究も進展し、聴き手と当事者双方に有意義な効果をもたらすことが明らかとなっている。

　では実際に当事者の「特別講義」に際してどのように臨めばよいのだろうか。まず考えてほしいのは、当事者が、学生の前に立つまでにどれほどの準備をしているかということである。自分のつらい体験を受容し、整理して公の場で語るには、自身とどれほど向き合い、時間がかかったのかを想像してほしい。そして共感とともにその言葉の数々から前向きで力強いメッセージを受け取りたい。

　次に講義で何を学ぶべきであろうか。「精神障害者の○○さんの経験」ではなく、「○○さんの精神障害の経験」を拝聴する機会と捉えたい。地域に暮らす「生活者」を念頭におき、学生の前で力強く語る姿を、自分の従来のイメージ像と照らし合わせてほしい。自分の先入観・偏見にもしっかり向き合いたい。自分に何が求められ、今後どのような行動をとれば良いか深く考える機会である。講義後は、必ず感想や質問などのレスポンスを返してほしい。当事者は、自分の行動が学生に対しどのような効果を持つのかとても気にされている。自分が役に立てた喜びは、社会に必要とされるという達成感を持つ機会となり、リハビリテーションとしての意味を持っている。

　精神科ソーシャルワーカーの創成期を担った大先輩の言葉がある。「迷ったときは、患者さんと話すことである」と。精神保健福祉士を目指すことにまだ不安が大きい人も多いだろうが、当事者の思いには源流となって導いてくれるものがあるはずだ。答えはいつも対話の中にあると考え、心にとめておいてほしい言葉である。

　最後に私の中に残っている当事者の言葉からいくつか紹介したい。「感覚が過敏だと、体中に何百本ものアンテナが生えているようですごくつらいんだ」「迷惑かけずに安心して幻覚妄想状態でいられるようなシステムがありがたい」。みなさんも当事者との対話の中でたくさんの思いや言葉と出会ってほしい。

3. 実習生の行動指針

実習は、精神保健福祉士養成のカリキュラムにおいて包括的な科目である。現場での実習は、実習指導者のもとで医療機関や障害福祉サービス事業所（福祉施設等を含む）の機能と役割を理解しながら、これまでの既習の知識、技術、価値と姿勢を統合する重要な学習の機会となる。現場では、精神保健福祉士がクライエントとのかかわりを通してソーシャルワーク実践がなされている。実習生がクライエントや利用者とのかかわりの中でソーシャルワーク実践を学ぶことは、自己のソーシャルワーカーとしての礎となり得る。実習は「体験し教育を受ける」場であり、実習指導者からもフィードバックを受け、成長していく場でもある。そして、実習機関・施設と精神保健福祉士の養成校の双方が学生にとってより効果的な現場実習ができるように体制を整えていくことがその前提となる。

実習での体験は場所（環境）や場面によって異なり、知識や実践を得るプロセスは多岐にわたる。そのため、実習は単に「こなす」「過ごす」「行けば何とかなる」といった実習時間のクリアに留まらず、目的および目標を設定しながら「学ぶ」「体験する」「獲得する」過程として専門職としての意識を高めて臨んでほしいものである。

A. 基本的なコミュニケーションと円滑な人間関係の形成

一般の生活において挨拶はごく当たり前のことである。人との付き合いでも言葉遣いや挨拶などは基本的なルールとなる。実習においても同様であり、実習指導者だけではなく、他のスタッフの方々や利用者にも挨拶をし、初対面の場面やグループ活動などでは、学校名と氏名、さらに精神保健福祉士になるための実習生であることを告げることが有効な関係づくりにもなる。

実習におけるコミュニケーションは、実習生と実習指導者との関係を形成することから始まり、実習生とクライエントを中心に実習生と他のスタッフとの間でも行われる。そのやり取りの中で、実習指導者に対する**「報告」「連絡」「相談」**いわゆる「ほう・れん・そう」といった伝達や確認も獲得しなければならない大切なスキル（技能）である。

［1］ クライエントとのコミュニケーションにおいて

特にクライエントとのコミュニケーションでは、たとえ病気の症状や障害によって混乱している状況であっても、偏見や先入観で接することなく、人生の先輩から教えていただく姿勢で臨みたい。自分の偏見や先入観に気づくことも実習の大切な意味ともなる。クライエントに対しニックネームなど馴れ馴れしい呼び方をしてはならないことは指摘するまでもない。

スーパービジョン
supervision

学生の実習を許可し受け入れるのは医療機関や施設である。実際に**スーパービジョン**を受けるのは実習指導者からである。しかし、実習生と会話をし、自分のことや病気のこと、さらには、そのつらさや苦労の体験を語ってくれるのはクライエントとなる。つまり、クライエントが実習を受け入れてくれているといっても過言ではない。送り出す学校側も実習生もクライエントに対する敬意を忘れてはならない。

実習生はクライエントに対し、気負ってしまう傾向がある。「話題を探すのに苦労した」「何かアドバイスしなきゃ」「してあげなければ」といった発言も多く聞かれる。一方では、クライエントが抱える病気や障害ばかりに着目してしまい、クライエントの生活を捉える視点に気づけない場合がある。クライエントの生活背景や苦労と困難を理解しつつ一人の生活者として捉えながら支援を考えることが求められる。

［2］ 意図的な自己の活用

ソーシャルワーカーの援助過程では、意図的・主体的に相手と関わることが必須である。医療機関あるいは施設での実習も自分からクライエントとの関係を構築していくものである。ケースワークにおいてもクライエントの状況をアセスメントする過程で、自らのもつ特性を意識し、内的・外的な資源を積極的に用いることになる。常に援助の意図をもってかかわり、クライエントの自己決定を尊重していくことこそソーシャルワーク実践である。実習生として「考え」「悩み」「記録」して、かかわりを振り返ることは現場実習の醍醐味の一つである。積極的に取り組むのはもちろんのこと、実習生には自己を活用して関係を築いていく姿勢が求められるのである。

B. 実習前の準備として

実習生は、実習先という新たな環境で緊張や不安を抱えながら実習を体験し学ぶことになる。実習先が遠ければ早朝から行動するなど、その生活に慣れるまでには時間を要し、疲労が重なり体調を崩す場合がある。さらに、思うように実習日誌が書けず睡眠時間が少なくなることもある。飲酒

などは控え実習が始まる前から体調を整えて臨むようにしてほしい。

　また、実習先によってはインフルエンザの予防接種や健康診断書、腸内細菌検査、麻疹の抗体検査などが必要な場合がある。その結果が実習前に間に合うよう早期に検査を受けるようにしたい。

　また近年、新型コロナウイルスの感染拡大があり、実習先によってはワクチンの接種証明やPCR検査、抗原検査などを実施して実習に臨むところもある。日々の自己管理を怠らず、実習機関や実習施設の指示に従い実習現場に支障がないように配慮することが重要となる。

［1］服装

　医療機関や施設から指示される服装（白衣・エプロンなど）がある場合を除き、環境に即した活動がしやすい服装を心がけたい。自分の服装に対するこだわりや勝手な判断は避け、オリエンテーションや事前連絡において服装の確認を済ませたほうがよいであろう。

［2］自分自身を観察する姿勢

　ソーシャルワーカーは、クライエントとのコミュニケーションを大切にし、クライエントが置かれている環境に共に身を置きながら、クライエントの感情や言動を理解する。つまり、クライエントとのかかわりにおいて主観性や客観性を意識する姿勢も必要となる。

　精神保健福祉士をはじめ援助を行う専門職には、クライエントとの援助過程において、ポジティブな感情あるいはネガティブな感情が湧くことがある。クライエントから向けられる感情がどのようなものであろうと、援助者自身がそれに対して示す反応を理解し、感情の動きを自覚することがクライエントの理解につながり、同時に、専門職としての成長にもつながる。クライエントとのかかわりの中でなぜその考えに至ったのか「どう思ったのか」「どう感じたのか」を言語化し記録する力も求められるのである。

［3］実習生の立場

　実習生は、スタッフでもクライエントでもない、不安定な立場である。そのため、クライエントに対してどこまでかかわってよいのかあるいは、どこまで踏み込んだ質問をすればよいのか戸惑いを感じる場面もある。実際に実習生が置かれている立場では、継続した援助は不可能であり、実習期間内ではクライエントとの充分なかかわりができない。一方で実習生に聞いてもらいたいと思い、クライエントが服薬のこと、家族のこと、自分にいま起こっている症状や問題など重大な内容を語り始める場合もある。

その場合、守秘義務に充分配慮しながら重要性を判断し、実習指導者に伝えることが大切である。

　また、同じ施設や機関に実習生が複数いる場合は、実習生同士で常に一緒にいることのないようにしたい。実習で困難な場面に遭遇した場合は、実習生だけで解決を図らないほうがよいであろう。実習日誌に記録しその内容を報告したり、実習指導者に直接相談したりすることが最も重要である。

［4］持ち物
　基本的に実習施設や機関の指示に従い準備する（以下、具体例）。

- 実習日誌や事前学習の資料など
- 上履き（運動靴を含む）
- 動きやすい服と着替え（靴下などを含む）
- タオルやハンカチ、名札（施設で準備してくれる場合があるが、あらかじめ事前のオリエンテーションで確認する）
- メモ帳やノート（レポート用紙を含む）、辞書、福祉小六法、筆記用具
- 健康保険証（またはそのコピー）および常備薬（整腸剤や鎮痛剤など）
- 印鑑

［5］メモの取り方について
　精神科病院実習において病棟内でのメモには充分留意が必要である。あらかじめ実習指導者からの許可や指示を受けてメモを取るようにし、クライエントの前では避ける。また、質問したい事項などは書き留めておき、フィードバックや振り返りの時間の中で確認し、理解や納得、もしくは解決するようにしたい。

　実習指導者や他のスタッフからの、クライエントに対するかかわり方などを見て自分が理解できた点や感じた疑問点・問題点は後で報告や記録ができるようにする。メモは単に実習日誌を書くための材料に留まらず、「自分がどう感じて、どう理解したのか」「学んだ知識」や「得た技術」の記述に結びつくよう活用してほしいものである。また、メモを取る行為の代わりとしてスマートフォンで写真を撮影・保存することは絶対に避けるべきである。

　実習での疑問や理解できていないところがあればそのままにせず解決を図るように心がけたい。実習指導者に対して「忙しそうだから」「別にいま、聞かなくても」と自分で判断せず、「お時間をいただきたいのですが」と伝えておき時間を割いてもらうことが望ましい。

C. 実習生としてのマナー

　実習先は通常の業務が遂行されている場である。医療機関においては診療や処置などが行われ、施設においては作業などそれぞれのスケジュールでプログラムが動いている。実習であるからこそ、その場で学ばせていただいているという姿勢で業務の妨げにならないよう取り組んでほしい。

[1] クライエントとの距離

　実習中クライエントから品物を渡されるような場合がある。そのような場合、実習指導者の指示を仰ぐことが大切である。施設によっては、実習指導者の許可や理解の上でいただくこともある。一方、クライエントが実習生に対して親切に接してくれることから、断りきれずプレゼントを受け取り、その後の適切な距離が取れなくなってしまうこともある。さらに、メールアドレスやSNSのアカウント（LINEやTwitterなど）の交換をしてはいけないと理解していても、クライエント側から電話番号やメールアドレス等が書かれたメモを渡される場合がある。お礼や挨拶のつもりでメールをしたり、実習後にクライエントの相談に応じたりすると、クライエントとの適切な距離が取れなくなり、その結果重大な責任問題へと発展する場合もある。必ず、実習指導者への報告や相談を徹底してほしいものである。

　クライエントとの関係に限らず、実習指導者や職員の方との関係においても、実習生が悩む場合もある。どう対応すればよいか困惑した時は、早めに実習担当教員に相談してほしい。教員は一緒に考えて、その意味を学生に説明したり、必要に応じて実習施設に調整を依頼したりするはずだ。

[2] 注意事項

- クライエントのプライバシーに興味や関心などで立ち入り過ぎない。
- クライエントの情報を他のクライエントに話さない。
- 他のスタッフや自分の個人的な情報を開示し過ぎない。
- 返答に困ったときなど曖昧な対応をせず、必ずスタッフや実習指導者に相談する。
- 外出時などで実習指導者からの指示がある場合を除き、携帯電話は配属部署内に持ち込まない。
- 病気や薬の内容などを聞かれたら、担当の医師に相談するように話す。
- 施設・機関の備品をスタッフなどの許可なしに移動しない。

秘密保持義務（守秘義務）
と個人情報保護
➡ p.44
本章4節 C. 参照。

［3］秘密保持の徹底と個人情報の保護

近年のスマートフォンの普及や画像、動画の配信など、通信環境が大きく変化した。画像や動画を個人で楽しむほか、自分で撮影した画像や動画を一般に配信をして利益を得ることも可能となった。

いかなる場合でも記録類やクライエントを撮影することは禁止である。その撮影された画像や動画に映り込んでいる背景から、地域や人物あるいは施設が特定され、個人情報が流出していくリスクがあることを肝に銘じてほしい。その影響は実習生のみならず、大学（養成校）にも及ぶものである。

また、実習中の内容（困りごとや不満）をSNSへ発信をするケースが散見されている。SNSを通じてつぶやいたり質問したりすることで、発信者が特定され、思わぬところへ波及する場合もある。患者さんの実名や病名・生年月日を入れた事例をまとめていたところ、メール誤送信により個人情報の漏洩につながったケースも実在している。

自宅の近くの医療機関で実習を行う場合など、近所の方や知人などが治療などを受けている場合も少なくない。自分の家族から患者の入院や受診に関して聞かれたりしても、その情報（状況や病名等）を漏らしたりしてはならない。

実習終了後に実習生同士が夕食をとりながら「今日は病棟で実習だったけど、○○さんの状態が悪くって」「○○さんに長く話されて困った」などと話すのが関係者の耳に入ったことも実際にあった。交通機関内で「実習での愚痴」「病院システムへの批判」「患者さんの病気や病名」を話題にするなども厳禁である。

資格を得るには必ず遵守しなければならない法規法令が存在する。精神保健福祉士の倫理綱領において、クライエントに対する責務では、「プライバシーと秘密保持」が明記されている。また精神保健福祉士法においても40条「**秘密保持義務（守秘義務）**」に、「正当な理由がなく、その業務に関して知り得た人の秘密を漏らしてはならない」とある。これは、精神保健福祉士でなくなった後でも同様の規定となっている。また、同法39条「**信用失墜行為の禁止**」では、精神保健福祉士の信用を傷つけるような行為を禁止している。同時に精神保健福祉士の登録取消しの罰則がある。実習中からこれらを遵守して専門職としての学びを深めてほしい。

［4］体調不良などによる欠席

熱やせきなどの症状が出現しているにもかかわらず実習に臨むのは慎まなければならない。新型コロナウイルスやインフルエンザなど流行性の感染性疾患の罹患が疑われる場合もある。すぐに実習指導者や担当教員に連

絡を取り指示を受け詳細については大学（養成校）の規定などに従う。また、医療機関や施設内で発生した感染症に実習生が罹患する恐れもあり、早期の受診や実習指導者・実習担当教員との密な連絡相談が求められる。一方、自分の勝手な都合や虚偽の理由で休むことがないよう、やむを得ない事情がある場合は、実習担当教員および実習指導者に相談しておくべきである。

[5] ゆとりを持った行動

　実習において遅刻や欠席は厳禁である。不測の事態あるいは悪天候や交通機関の乱れなどの発生もある。しかし、通所には指定のない限り公共の交通機関を利用することが望ましい。隠れて自動車やバイクなどで実習先に向かうことは万が一の事故の危険性もあり、責任問題になっては実習どころではない状況に陥るのである。実習先にはゆとりを持って到着し、一人の社会人として実習に臨むようにしたい。

　何らかの理由で遅刻（早退を含む）が想定される場合は、速やかに実習指導者に伝え、実習担当教員などにも連絡をしておく必要がある。

事例1 実習生Aさん「健康上の問題」

　Aさんは高校時代から精神科診療所で摂食障害の治療を受けていた背景がある。その後、福祉の仕事がしたいと考え精神保健福祉士を目指している。精神科病院での実習で毎日頑張って実習日誌を書き、実習に取り組んでいた。しかし、実習も終盤に入り、緊張と疲労が重なりリストカットや過食が起こってきたのだった。医療福祉相談室での実習で、実習指導者に「何か悩みでもあるの？」と聞かれ、限界を感じ、自分の抱えている問題を相談しようと考えた。

考察

　病気や障害は人を選ばず、いつ誰にでもその可能性はあるであろう。そしてAさんのように福祉の仕事を選択し悩む人は少なくない。病気や障害が自分で対処できる範囲を超えてしまっては、専門職としての実習は困難に陥ることとなる。もし、こうした問題を抱えている場合には、実習前に実習担当教員とじっくり話し合い、体調を整えて実習に臨んでほしい。

事例2 実習生Bさん「自己開示」

　Bさんの父親はアルコール依存症で、小学生のときには父親の暴力や暴言の中で育った。いつでも母親が懸命に頑張ってくれていた。その結果、福祉系大学に進学し精神保健福祉士のコースを選択した。実習先の精神科

診療所にはアルコール外来があり、アルコール治療プログラムに参加したのだった。グループワークの中でBさんは、メンバーと父親像が重なり、これまで自分が受けた父親からの暴言や暴力のことなどを語り出し、つい感情的になってしまった。

考察

いままで育ってきた家族の中で苦労をし、さまざまな問題を抱えるなど、誰にでも起こり得ることである。しかし、Bさんのように父親との関係、母親との関係において少なからず心の傷を受けながら成長している場合、クライエントとの援助関係において**陰性感情**として出現し、自分自身の心のケアが必要となることもある。**セルフケア**の視点から自分自身に目を向けるのと同時に専門的なケアを受ける必要もあるかもしれない。

事例3 実習生Cさん「トラウマ」

Cさんは大学で授業を受けていく中で、精神保健福祉士の資格があることを知った。児童虐待についての授業は自分のことが語られているかのような錯覚を起こしながら聞き、「自分も困っている人の役に立ちたい」と思うようになった。実習が始まるにつれて、昔「母親からの暴力や虐待があった」ことを思い返し、自分の心に深い傷を負っていることがわかった。そして、こんな自分が精神保健福祉士として仕事をすることはできないと落ち込みを感じるようになった。

考察

子どもの頃に母親から受けたことが、その時は重大なものではないと受け止めて生活をしてきたが、何らか（授業や実習等）の引き金によって呼び起こされることがある。その心の傷によって身動きが取れない状況であれば、受診やカウンセリング等を要することもあるであろう。その問題をみつめ、改善に取り組むことも必要なことと考える。

実習ではさまざまな体験の中で心が揺さぶられ自分や家族の問題に向きあうことや、現実を知ることもある。これらは、実習後（事後学習）において実習体験を振り返り、今後につなげていく取組みが望まれる。

■理解を深めるための参考文献
●山本由紀・長坂和則『**対人援助職のためのアディクションアプローチ―依存する心の理解と生きづらさの支援**』中央法規出版，2015.
専門職として必要なアディクション問題の知識や支援が述べられている。「ハマる」とはどういうことかに加え、支援と回復の重要性が理解できる。

column

わかるということ

社会福祉法人 SKY かわさき　理事長　三橋良子

「なんにもわかってないよ」。電話がようやくつながってほっとしたのも束の間、受診を勧める私にAさんはこう怒鳴って電話を切ってしまった。職場で対人トラブルに巻き込まれていたAさんは切羽詰まっていたのだと思う。Aさんの気持ちに添えなかった自分のふがいなさに私は思わず深いため息をつく。

「なんにもわかってないよ」。同じ言葉を兄から言われたことがあった。不眠が続きいらいらしている兄は外来通院を翌日に控えて、もしかしたら入院になるかもしれないと予感していたのだと思う。その反撃は、矢継ぎ早に繰り出される兄の指示に、「わかった」と答えて、その場を納めようとした私の虚をついた。人の話を聞いて気持ちを「わかる」ということは難しいことだと思う。

私は精神障害者の家族としての体験からソーシャルワーカーになった。若いときは、家族としての体験をなかなか整理できなかった。患者さんや家族から「あなたのような若い人にはわからないでしょうけれど」と前置きされて、苦闘に満ちた治療歴や生活歴を拝聴するとき、整理できない自分の体験を吐露したい衝動に、何度か駆られた。

人は誰かに自分のことをわかってもらいたいと思うときがある。私もかつてそう思ったことがある。傷ついて苦しいときだった。しかしわかってもらったという実感は簡単には得られない。私は、セルフヘルプグループとしてのきょうだい会につながり、語り合い、共感することで、自分の健康な力を取り戻していった。

精神保健福祉士を目指そうとする人には、それぞれに動機があると思う。自己の課題が未整理な時、利用者に共感して「誰にもいえない私の秘密」を、思わず語りたくなるときがあるかもしれない。しかしそれは、実習の場を自己の利に活用してはならないという倫理に違反する。実習に出向くためには、まず自己の課題を整理しておく必要がある。自己の課題を掘り下げておくことが、相手の話を聴く準備になるだろう。

人の気持ちは簡単にはわかりあえないものだ。だから「誰にもわかってもらえない胸の内」を黙って聴く人が求められていると思う。利用者にとって実習生は見知らぬ他人である。実習生に安心して話せた体験は利用者の他人（社会）への信頼につながることだろう。

「なんにもわかってないよ」。そう言って怒って電話を切ったAさんは、翌日中断していたクリニックを受診し、いま平穏な暮らしを続けている。私とAさんの信頼は蜘蛛の糸のようにではあるが細くつながっていると思いたい。

信頼を育むためには、打てば響くような率直な感想が求められることもある。自らの課題を深く掘り下げておくことが、向かい合わねばならない真剣勝負の場面で、打てば響くような率直な感想に結実するだろう。わからないことが「わかる」ことへ、実ると信じて。

4. 精神保健福祉士の価値と倫理

A. 実習で学ぶ価値と倫理

[1] 実習で価値を学ぶ意義

実り多い実習をした学生は、必ず価値と倫理について深い学びを得ている。**専門職としての価値**を自分のものとした体験は、精神保健福祉士として活動する土台になり、自らの実践を支える基盤となる。実習の成功は、価値の修得にかかっているといっても過言ではない。

尾崎は「実習とは、想像力を動員し、自分と向きあう経験を重ねる機会である」と述べている[1]。そして、実習と事前学習を通して「何より獲得し、磨くべきもの、それは想像力と自分と向きあうちからである」という。

尾崎新
1948-2010

精神保健福祉士をめざす学生が、専門職としての価値を自分のものとするためには、目の前の現実やクライエントの生きざまに没入し、自らを問い直す体験が必要である。ここでは、短い実習場面を紹介する。実習生になったつもりで、想像力を動員して読んでほしい。

場面 1) 受け入れてもらう体験から学ぶ

実習生 A さんは、実習初期に参加したプログラムで「あなたはどこの病棟に入院したの？」と当事者の方から言われ、勘違いをされていることに戸惑った。だが、その声はとても温かい口調で、包容力を感じた。A さんは、意外にもうれしくなり、その方を自然に尊敬する感情が湧いてきた。

解説

A さんは、実習初期の戸惑いの中で、自らを入院患者だと間違えられる体験をした。しかし、意外にもこの体験を実習生としてうれしく感じたことが、その後の実習の支えになっていった。声をかけた方の温かな感情と、うれしいと感じることができた自分に、驚きがあった。**クライエントを尊重するという価値観**を、自分がもつことについて希望がもてた。

場面 2) 病状や障害とは、入院が必要な状態とは

実習生 B さんは、病棟でいつも独り言を話している当事者の方を見て、病状が重く、今後の長期入院もやむを得ない方だと感じていた。他の方より明らかに病状が重く見える。他の人との交流も少ない。ところが、グル

ープワークでスーパーへ行くと独り言は止まる。買い物の内容や金銭感覚は正確なことに驚いた。Ｂさんは、病棟でこの方が見せる姿は一面に過ぎないことを知った。職員からは、病棟の中で一番退院が間近な人だと聞いた。専門知識に基づいて実習をしていると思い込んでいた自分に気づいた。

解説

Ｂさんは、精神障害や長期入院について学習はしていたが病院での実習は初めてだった。自分なりに学んだ知識と目の前の実習場面を結びつけようと努力して、わかってきたと感じていた。しかし、簡単に知識を当てはめることはできないこと、退院や地域生活のために必要な要件は単なる病状の消失ではないこと、当事者の方は障害があってもさまざまな顔をもっており、精神保健福祉士にはその人の**強さ、健康さを見つける視点**が必要だと痛感した。

場面3　信頼される援助関係、対等な援助関係とは

実習生Ｃさんは、長期入院からアパートに退院したばかりの方を精神保健福祉士が訪問する場面に同行した。居室に上がらせてもらい、2人の会話を聞いていると、口げんかとでもいえるような強いやりとりになった。Ｃさんは驚き、どうしたらよいか困惑した。しかし、よく聞いていると、精神保健福祉士は自分の意見に従うように強要しているわけではない。この方の精神保健福祉士を信頼している感情や、やりとり自体を快く思っていることが伝わってくる。話が白熱して、2人ともやかんの湯が沸いていることに気づかない。Ｃさんはどう切り出したらよいかハラハラしながら、この強い関係が長期入院からの1人暮らしを支えているのだと強く感じた。

解説

Ｃさんは、当事者の方の自宅への訪問同行という緊張した状況で、激しいやりとりに遭遇して困惑した。だが、互いのシビアな発言をよく聞いていると、当事者の方の精神保健福祉士への強い信頼があった。**援助関係**や支援のあり方の幅広さに、理解を深めた。

以上の3つの実習場面は、専門職としての価値を体感して、実習生が自分のものにしていく体験の例示である。解説の気づきや理解は、唯一の正答ではない。実習生自身の価値観、個性の違いから、同じ場面でも体感する内容は異なる。また、実習生が経験を重ねることでも変わってくる。

なお、実習場面は、直接援助における価値を学ぶ機会に留まっていないことに、注意が必要である。**精神科病院の長期入院、精神障害者に対する偏見差別**、制度や支援体制の不備を、体験を通して理解する契機でもある。

実習は、社会や制度に働きかける精神保健福祉士としての価値を、実践に即して学ぶ貴重な機会である。

[2] 実習で価値を学ぶために必要な準備

専門職としての価値を実習場面で学び、理解を深めるためには、実習前からの準備が欠かせない。精神保健福祉士の業務は、日常生活場面で行われることが多い。面接室で行われる会話も、一見すれば言語を介した通常のやりとりである。意図や目的は、実習生が理解しようとしなければ、わからない。たとえ、クライエントの人生に影響を与えるかもしれない重要な面接であっても、見る側の視点がなければ、単なる日常会話に聞こえるかもしれない。クライエントについても、単に目の前の姿や話している言葉を文字通りに聞くだけでは、表面上の理解しかできない。

価値を自分のものとするためには、実習前から、クライエントの置かれている状況、障害や病気をもって生活すること、精神科医療を受けることなどについて、深い理解をしたうえで、想像力をもって実習に挑むことが必要である。また、この事前学習と理解の蓄積は、実習生の姿勢や態度として表現され、クライエントや実習指導者に伝わるものである。

実習で必要な知識や技術を学ぶことを通して、専門職としての価値を考えてほしい。自らが現場でクライエントを前にしている場面を思い描き、学ぶことにより、実習でも知識や技術を活用することが容易になる。

B. 精神保健福祉士としての専門職倫理と法的責務

[1] 実習に即した価値と倫理の理解

精神保健福祉士のもつ価値を、行動の指針として具体化したものが**専門職倫理（職業倫理）**である。**精神保健福祉士の倫理綱領**（巻末資料参照）は、日本精神保健福祉士協会が職能団体として専門職倫理を定めたものである。実習前に読み直し、実際の援助場面や生じるジレンマを考えてみてほしい。

倫理綱領では、精神保健福祉士がもつ責務を対象ごとに４つに分類して、倫理原則、倫理基準として示している（**表2-4-1**）。これらの項目がどのような経緯や必要性をもって設けられたのか、事前学習では歴史や背景を想像して、再度教科書やノートを見直してみよう。クライエントの基本的人権の尊重、自己決定の尊重、プライバシーと秘密保持といった内容は、一見すると当然のように思える。しかし、精神科医療では長く守られてこなかった現実がある。そして、現在もなお支援の場面で遵守することは容易

でない。なぜ、どのように難しいのだろうか。このような視点をもって実習に挑むことで、専門職としての価値を理解することが可能になる。

実習場面を理解するうえでは、倫理綱領に示された倫理基準のほか、「**精神保健福祉士業務指針（第3版）**」が参考になる。この業務指針は、倫理綱領の4つの責務を実際の業務に即して具体化している。

なお、ソーシャルワーカーの倫理綱領（2020〔令和2〕年6月改訂、同月日本精神保健福祉士協会承認）においては、「人間の尊厳」「人権」「社会正義」「集団的責任」「多様性の尊重」「全人的存在」と6つの原理が掲げられている。特に2020年の改訂では、**ソーシャルワーク専門職のグローバル定義**（2014年7月採択）を踏まえて、これまでの「人間の尊厳」「社会正義」のほかに、「人権」「集団的責任」「多様性の尊重」「全人的存在」が原理として追加された。これらは精神保健福祉士としての羅針盤となる、根幹をなす価値である。

表2-4-1　「精神保健福祉士の倫理綱領」の4つの責務

```
1. クライエントに対する責務
   ①クライエントへの関わり、②自己決定の尊重、③プライバシーと秘密保持、
   ④クライエントの批判に対する責務、⑤一般的責務
2. 専門職としての責務
   ①専門性の向上、②専門職自律の責務、③地位利用の禁止、④批判に関する責務、
   ⑤連携の責務
3. 機関に対する責務
4. 社会に対する責務
```

［2］精神保健福祉士に求められる法的責務

精神保健福祉士には、国家資格として法律上の責務（**法的責務**）が明示されている（**精神保健福祉士法**、巻末資料参照）。実習生は、精神保健福祉士をめざす専門職候補者として実習を行う。精神保健福祉士に準じた責務が求められることを、充分理解して実習に臨まなければならない（**表2-4-2**）。

1997（平成9）年の制定時より法文上で規定されている責務は「**信用失墜行為の禁止**」「**秘密保持義務（守秘義務）**」「**連携等**」「**名称の使用制限**」である。さらに、2012（平成24）年4月施行の改正では、「**誠実義務**」「**資質向上の責務**」が追加された。「連携等」も医療分野のみにとどまらず、総合化された連携が義務付けられるようになった。

特に、守秘義務は、精神保健福祉士でなくなった後にも求められる重要な責務である。守秘義務違反に対しては、「1年以下の懲役または30万円以下の罰金に処する」と罰則が規定されている。

表 2-4-2 精神保健福祉士の義務等

（誠実義務）
38 条の 2 　精神保健福祉士は、その担当する者が個人の尊厳を保持し、自立した生活を営むことができるよう、常にその者の立場に立って、誠実にその業務を行わなければならない。
（信用失墜行為の禁止）
39 条　精神保健福祉士は、精神保健福祉士の信用を傷つけるような行為をしてはならない。
（秘密保持義務）
40 条　精神保健福祉士は、正当な理由がなく、その業務に関して知り得た人の秘密を漏らしてはならない。精神保健福祉士でなくなった後においても、同様とする。
（連携等）
41 条　精神保健福祉士は、その業務を行うに当たっては、その担当する者に対し、保健医療サービス、障害者の日常生活及び社会生活を総合的に支援するための法律第 5 条第 1 項に規定する障害福祉サービス、地域相談支援に関するサービスその他のサービスが密接な連携の下で総合的かつ適切に提供されるよう、これらのサービスを提供する者その他の関係者等との連携を保たなければならない。
2　精神保健福祉士は、その業務を行うに当たって精神障害者に主治の医師があるときは、その指導を受けなければならない。
（資質向上の責務）
41 条の 2　精神保健福祉士は、精神保健及び精神障害者の福祉を取り巻く環境の変化による業務の内容の変化に適応するため、相談援助に関する知識及び技能の向上に努めなければならない。
（名称の使用制限）
42 条　精神保健福祉士でない者は、精神保健福祉士という名称を使用してはならない。

出典）精神保健福祉士法.

C. 実習における守秘義務と個人情報保護の実際

[1] 個人情報保護法

個人情報保護法
正式名称は「個人情報の保護に関する法律」。

個人情報
個人情報保護法において「個人情報」とは、生存する個人に関する情報で、氏名、生年月日、住所、顔写真などにより特定の個人を識別できる情報をいう。また、番号、記号、符号などで、その情報単体から特定の個人を識別できる情報で、政令・規則で定められたものを「個人識別符号」といい、個人識別符号が含まれる情報は個人情報となる（たとえば、運転免許証番号、パスポート番号、マイナンバーなど）。

　2005（平成 17）年施行された**個人情報保護法**は、**個人情報**の有用性に配慮しながら、個人の権利や利益を守ることを目的としている。その後も社会の変化に対応して改正が繰り返されており、最新の動向に注目する必要がある。多くの福祉関係事業者や医療機関は、個人情報保護法に規定される個人情報取扱事業者であり、遵守すべき義務などが定められている。具体的には、厚生労働省によって「**医療・介護関係事業者における個人情報の適切な取扱いのためのガイダンス**」が示されている[2]。個人情報取扱事業者が講じなければならない安全管理措置の一環として、実習も位置づけられる。

　この法律により、**実習契約**に個人情報保護が含まれることが多くなり、実習生自身も実習施設や学校と「誓約書」を交わすことが一般的になっている。また、「本人が必要な範囲で自己の情報に適切な関与ができるよう

にすべき」という自己情報コントロール権の考え方は、情報化社会の進展とともに議論が進んでいる。精神保健福祉士として、**権利擁護**の側面からも重要な課題であることは押さえておきたい。

[2] 実習における個人情報の取扱いの実際

　実習生は、実習開始とともに多くの個人情報に触れることになる。面接の陪席、訪問同行、グループワークなどのプログラム場面のように、相談援助の場面では、直接クライエントの情報を見聞きする。クライエントが実習生に、過去の出来事や深い感情を話してくださることもあるだろう。また、カンファレンスや申し送りなどでは、医療情報なども含めた多くの個人情報に接する。さらに、実習生は実習記録の作成、実習中のメモなどにおいて、個人情報を適切に記述、管理をする責任が生じる。家族や友人などに、実習について話す機会もあるだろう。事前に、起きる可能性があるトラブルを想定することが必要である。以下にその具体例を挙げる。

　個人情報保護の観点から、より繊細な対応がなされてきているのは、個人記録、診療録（カルテ）などの閲覧、情報開示である。実習生としては、クライエントの記録閲覧、情報入手について、実習指導者への相談、報告を丁寧に行う必要がある。どの程度開示がなされるかは、実習施設の組織決定、実習指導者の教育上の判断によって異なる。実習生にとっては、単に情報量が多ければよいというものではない。情報に振り回されずに、情報を本人中心に有効に活用する姿勢を、実習場面から修得できるとよい。

　実習記録（ノート、日誌）などの扱いには、充分注意が必要である。交通機関などに置き忘れることや、日誌の紛失などがないように、あらかじめ管理手順を明確にしておかねばならない。また、メモ類の取扱いや処分方法のほか、固有名詞の記述の仕方などにも配慮が必要である。実習施設の特性や実習プログラムによって、配慮すべき内容や水準も異なるため、普遍的な基準を示すことは困難である。むしろ、個別に確認や報告を行うプロセスが、精神保健福祉士の実習として意義をもっている。

　実習生同士の会話、友人や家族などとの会話では、専門職としての倫理、守秘義務に対する姿勢が問われる。実習時間外、実習終了後であっても、専門職候補者として信頼に足る言動を取ることは、実習生の義務である。

　実習生の生活圏と実習施設が近い場合には、実習先で時に知人と出会うことがある。また、クライエントと自らの生活場面で思いがけず出会うことがある。このような場合は、実習指導者、教員に必ず報告、相談しなければならない。実習生個人と実習生として求められる役割との境界線を意識することは、専門職としての倫理を捉える契機でもある。判断の困難な

ことを確実に報告、相談することは、信頼される専門職の要件であることを、再度確認したい。

［3］専門職倫理と個人情報の取扱い

　個人情報の適切な取扱いは、実習でまず求められる専門職倫理の１つである。関連法規を充分理解したうえで実習に臨む必要がある。同時に、精神保健福祉士をめざす実習では、個人情報をどのように扱うかは専門職としての価値や倫理と直面する重要な機会でもある。

　ソーシャルワークは、**バイステックの原則**に秘密保持が掲げられるなど、古くから**守秘義務**の尊重に関心を払ってきた。秘密保持と情報の共有という**倫理的ジレンマ**にも、向き合い続けている。

　専門職としての倫理を学ぶ際には、①クライエントを尊重して、人間としての尊厳を守るためにすべきこと、すべきでないことは何かを考えて行動すること、②関連法規の遵守事項、具体的な倫理基準やガイドライン、機関内の規定などを踏まえて専門職として根拠と責任をもった判断をすること、という両側面が求められている。

　専門職倫理というと、後者が想起されることが多いかもしれない。クライエント、所属機関に損失を与えないように、法律や倫理規定を整備して、充分学んだうえで実践を行うことは、専門職の社会に対する責任である。

　同時に、ソーシャルワークは前者を強調している専門職である。バイステックは、守秘義務をケースワークにおける援助関係を形成する一要素として取り扱っている[3]。それゆえ、この原則は「秘密を保持して信頼感を醸成する（秘密保持）」という**援助関係**を意図した日本語訳がなされている。

　前者のクライエントの尊厳を守るためにすべきことについては、簡単に答えを出すことはできない。援助の過程において絶えず問い直し、考え続けることに意義がある。この過程で、後者の法律、倫理基準などが一定の裏づけを与える。

　実習では、実際に個人情報に接することで、クライエントの生活や人生の重みを知る。取扱いに細心の注意とやりとりを重ねること、また配慮が必要な現実を知ることで、専門職倫理に自らが直面する。これらの過程で、実習生は精神保健福祉士としての価値をより深く理解する。以上は、実習生が果たさねばならない責任である。

注）
　ネット検索によるデータ取得日は，2022年8月31日.
（1）　尾崎新「利用者と向きあうということ―ある実習ノートを通して」『立教大学コ

ミュニティ福祉学部紀要』第8号，2006，p.54.
(2) 厚生労働省ウェブサイト「厚生労働分野における個人情報の適切な取扱いのためのガイドライン等」．
(3) バイステック，F. P. 著／尾崎新・福田俊子・原田和幸訳『ケースワークの原則——援助関係を形成する技法（新訳改訂版）』誠信書房，2006，pp.189-210.

┃理解を深めるための参考文献

●**木原活信『対人援助の福祉エートス——ソーシャルワークの原理とスピリチュアリティ』ミネルヴァ書房，2003.**
ソーシャルワークの価値や倫理の源流には、思想や文化、宗教が積み重ねてきた歴史がある。筆者はソーシャルワーカーが共有する「知恵」を福祉エートスと名づけて、解明を試みている。実習での学びを豊かにするためにも、広い視野から実践を見つめる視点を養ってほしい。

●**福山清蔵・尾崎新編『生のリアリティと福祉教育』誠信書房，2009.**
福祉教育実践の報告と考察を主題とした著書である。とりわけ、尾崎による第2章「実習教育のちから——ある実習生と職員の対話に注目して」の一読を勧める。実習が学生と担当職員双方の価値観を深くゆさぶり、大きな成長をもたらす契機となることが、生き生きと伝わってくる。

守秘義務について―学生と施設の契約の二重性

日本福祉教育専門学校 精神保健福祉研究科　スーパーバイザー　坂野憲司

以前、ある医療機関において、「うちの病院のよいところも悪いところも、すべてよく見て、白日のもとにさらしてください」と、実習生を受け入れてくれた病院長がいた。また、ある施設においては、「実習中に知り得た情報は、利用者に関しても、その他の事柄についても守秘義務があります」と釘を刺されたことがあった。さらに、個人情報に関わることなので、ケース記録は見せることができないといわれた実習生もいる。

教育機関においては、通常、学生の実習体験を深め、自己覚知を進めるために、実習体験の報告を行い、他の学生と体験を共有する。こうした報告は、学生が実習生として体験した事柄、それに対して感じたこと、学んだこと、疑問に思ったことを率直に提示して、それらについて論議を深めることができてこそ実り多いものとなる。また、学生のスーパービジョンを行う場合には、実習中に出会った利用者のケース記録を検討する。つまり、精神保健福祉の教育のために、学生は実習中に知り得た情報を開示する必要があるのである。

学生と実習施設との間で交わされる「秘密保持」の契約は、学生個人と施設との契約であると同時に、教育機関と実習施設との契約でもあるという二重性を持っている。精神保健福祉士は、職業倫理のうえでも、法的義務のうえでも所属機関が定めた秘密保持のルールに従わなくてはならない。同様に、実習施設と教育機関は、「秘密保持」に関する共通ルールを定め、教員や実習指導者だけではなく、精神保健福祉士を目指す学生にも徹底する必要があるといえる。つまり、実習施設と教育機関が、共同で秘密を保持する体制の必要性である。

秘密保持のルールに関しては、実習施設や機関によってバラバラであり、ケース記録を閲覧できる実習先と閲覧できない実習先とが存在する。日本ソーシャルワーク教育学校連盟などで論議し、標準化されることを期待したい。

ところで、ソーシャルワークの臨床においては、ソーシャルワーカーと利用者双方の防衛的態度がほぐれ、両者に「秘密」が少なくなればなるほど問題解決がスムーズになる傾向がある。率直で誠実な関係が形成されるほど、人と環境との交互作用はうまくいくのである。組織のレベルでも、柔軟な組織ほどオープンであり、硬直した組織ほど情報を統制する傾向がある。ソーシャルワーク実習は、教育現場と実習現場との、学生と利用者を介しての交互作用である。個人の尊厳を守り、不利益を避けるための利用者や学生の個人情報の保護は必要であるが、教育現場と実習現場がともに向上するために必要な情報交換が妨げられないように工夫を続けなくてはならないであろう。

第3章 実習計画

実習という場で学ぶ際の、テーマ設定を考えるとともに、情報収集を行って希望する施設を選択する。実習計画書の作成では、目標と課題をできるだけ具体的に設定し、行動プランを立て、達成が確認できることがポイントとなる。わかりやすい文章を書くことにも留意したい。

1

実習という場を構成する要素の中で、どこに注目して学習テーマを設定するかを考える。同時に、具体的な実習施設の情報を収集して希望を出す。この準備自体が重要な学習である。

2

実習計画書の作成には、目標の明確化、学びたい内容の伝達、学習の指針という3つの目的が考えられる。計画書にどのような内容を記述するか、文章化の留意点も併せて学ぶ。

3

実習計画は、施設への事前訪問などの機会に、実習指導者との協議の中で見直しがなされる。実習中に目標を修正することもある。事前訪問と実習計画の修正について学ぶ。

1. 実習の場と学習計画

A. 実習の構成要素

　実習は、初めての場で新たな経験の連続であり、学びたいことは多々あるであろう。限られた日数の中で、学びの焦点をどこに当てるかを考えることがまず求められる。実習の場を構成している要素を**図3-1-1**に示す。自分の実習では主にどこに着目し、何を学ぶのかを考えてみよう。

図3-1-1　実習における構成要素と着眼点

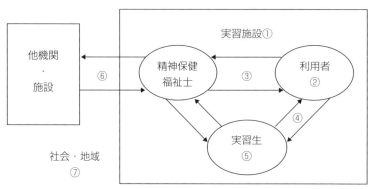

①実習施設の機能・役割
②利用者の生活・特性・ニーズ
③精神保健福祉士の業務・支援
④利用者とのかかわり
⑤実習生の自己覚知
⑥他機関・施設との連携
⑦社会・地域の現状、制度・施策

　実習では、「**職場実習**」（施設の役割や機能を理解する）、「**職種実習**」（精神保健福祉士の業務を理解する）、「**ソーシャルワーク実習**」（精神保健福祉士が行うソーシャルワークを学ぶ）の3つの側面を区別することができる[1]。このうち、精神保健福祉士の新たなカリキュラムでは、ソーシャルワーク実習であることが重視されている。利用者のニーズの把握、アセスメント、それに基づく支援計画の策定、支援の実施というソーシャルワークを学ぶ実習であることを念頭に置いて、実習計画を考えていこう。

　ミクロ、メゾ、マクロのいずれのレベルを考えるにしても、ソーシャルワークのプロセス全体を把握することは、短期間実習では困難なことも多いであろう。しかし、個別支援の場であれば、クライエントの了解を得て面接に陪席する、相談記録を読む、今後の支援を検討する会議に同席するなどの学習の機会が考えられる。1つの場面・機会から、これまでと今後のプロセスを思い描き、自分が精神保健福祉士であれば、どのような支援を行うかを考えることが重要である。

B. 実習施設の選択

実習の準備段階で、学生は事前学習を行いながら、自分の実習を思い描き、希望を明確にしていくであろう。実習先の選択にあたっては、所属する教育機関で毎年どのような実習が行われているのかを把握する必要がある。実習担当教員から実習施設の一覧や配属先の候補が提示されたら、施設と実習内容などについてさらに情報を集めて検討し、希望を出す。このとき、実習施設のパンフレットやホームページを参照したり、先輩の実習報告書を閲覧したりすることはもちろん、**実習報告会**に参加するなどして直接先輩から話を聴く機会も、大いに役立つ。

実習施設には医療機関か福祉施設かといった種別の違いに加えて、同じ種別でも施設ごとに特色があり、実習内容や実習指導者の方針もそれぞれ異なる。実習指導者は、これまで実習生を受け入れる中で作成した基本のプログラムを、個々の実習生の目標や要望を考慮して修正し、他の部署などとも調整を行って実習プログラムを作成することが多い。これが**実習プログラミング**である。

施設内のいくつかの部署や関連施設を数日ずつ経験する実習もあれば、同一の部署や施設内で多くの日数を過ごすところもある。どのような活動に参加するか、対象者とどのように接するかもさまざまである。学生は自分がどのような施設でどのような活動を行うかをイメージしながら、学びたいことを明確化するであろう。その上で実習担当教員と話し合い、必要な情報や助言を得て実習施設を決定していくことが望ましい。

実習施設の選択にあたっては、通所の手段・所要時間などを調べ、通所に無理がないかどうかを検討することも必要である。毎日実習記録を作成し、充分な睡眠と休養を取って実習に臨むには、施設があまり遠いと負担が大きい。施設によっては宿泊形式の実習が可能な場合もある。一方、通所時間の短い施設ほど好都合とも限らない。自宅から近い施設で実習することのプラス面とマイナス面については、この機会に考えておきたい。

実習施設や時期を決定する際、特に社会人の場合などは、職場や家庭の協力を得るなど事前の調整も必要になろう。早めに実習担当教員との連絡や相談を行うことが求められる。

C. 実習計画の策定

実習施設が決定すると、さらに施設に関する学習を進め、取り組む目標や課題を設定して、**実習計画書**を作成する。実習は、必ずしも当初の希望

通りの施設・内容になるとは限らないが、与えられた機会を最大限活用して学ぶためには、実習計画書が重要な役割を果たす。

計画書については、担当教員から指導を受けて推敲を重ねる。教員は、学生と話し合いながら考えの進展と明確化を促し、**事前学習**についても助言を行う。事前学習や計画書の作成などでは、個別の作業と指導が続けられる。しかし、実習に臨む学生同士で、調べた内容を共有したり、計画書の内容を発表し合ったりすることも有意義である。他の学生の着眼点や意見が参考になって事前学習が進展することも多いからである。実習で何をどう学ぶのかを実習先に行く前に考え、学生同士で情報交換をし、問題意識を高めておくと、同じ場面に臨んでも見るもの聞くものが違ってくるであろう。

計画書は、通常実習開始の1ヵ月ほど前までには実習に関する他の書類とともに施設に送付を終えておく。その後に行われることの多い**事前訪問**では、実習指導者と面談し、計画書の内容について質問やフィードバックを受けるであろう。また、目標達成のためにはどのように取り組めばよいか、どのようなことが実習中に可能であるか、指導者に相談するよい機会でもある。

指導者は、目標設定に無理や曖昧な点はないかを確認し、可能な実習プログラムについて話し合う。この時点で、当初の目標や課題を修正し、計画を立て直す必要もあるかもしれない。この後、指導者は、施設の内外で調整を行って実習の準備を進める。

学生の側では、事前訪問を期に、新たに学習すべきことや復習が必要なことがわかる場合もあり、その後も事前学習を続行して、配属実習の開始に備える（**図3-1-2**）。このように実習計画は、学生、実習担当教員、実習指導者の三者がかかわってつくられていくのである。

図 3-1-2　**事前学習と実習計画**

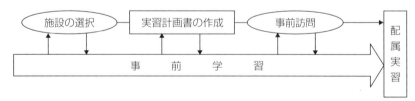

2. 実習計画書の作成

A. 計画書の意義と目的

実習計画書は、何のために作成するのであろうか。まず、計画書の果たす役割を考える。

[1] 目標明確化のプロセスとしての計画書作成

実習計画書は、**実習目標**や**学習課題**を明確化し、ゴールを定めるのに役立つ。ゴールを定めずに開始したなら、どこに注目して何を学ぶのか、目標をどう達成するのかが曖昧なままとなってしまう。書いていくうちに、自分の理解や学習に不充分なところが見つかれば、調べて補う。こうして完成した計画書は、実習生にとって自分が達成したいことの言明であり、それが達成への第一歩である。

[2] 伝達手段としての計画書

計画書は、実習指導者に実習生の学びたいことを伝える手段である。

実習指導者は、計画書を通して実習生の動機や目標、希望する実習内容などを、あらかじめ知り、実習プログラミングに活用することができる。また、実習生の学びたい内容だけでなく、個性や学習状況を把握する一助ともなり、どのように**実習指導**を行うかの参考にもなる。文章には書く人の個性が表れるものであり、自分の言葉で率直に書くことが望ましい。

[3] ナビゲーターとしての計画書

実習生は、自分の日々の活動の目標を確認するために実習の間たびたび実習計画書を見直すとよい。毎日の目標も、実習全体の目標と課題を念頭に置いて立て、実習日誌に記載する。途中で取り組むテーマや活動計画を変更する場合も、実習指導者や教員と相談し、意識して行う。

B. 実習計画書の内容

実習計画書には、どのような内容を盛り込んでいけばよいであろうか。「実習に行く前の12の質問」（第2章1節**表2-1-1**）に答えてみると、そ

表2-1-1
➡ p.21
第2章1節 B. 参照。

53

の準備となろう。計画書には、①実習の動機、②実習の目標と課題、③事前学習の3つが含まれることが多い。

　実習にあたっての自分の問題意識や目標設定の背景を伝えるのが①であり、何をどのように学びたいかを述べる中心部分が②、そのためにこれまでに学習している内容を伝えるのが③である。つまり、①から③のすべては関連しており、一貫性をもつ内容となる。参考として、実習計画書の例（**表3-2-1**・**表3-2-2**）を挙げておく。

表3-2-1　実習計画書の例①：精神科病院実習

実 習 へ の 動 機
初めて精神科病院を見学した際、鍵を開け閉めしながら病棟に出入りすることに改めて入院治療の重みを感じた。また、案内してくださる精神保健福祉士の方に、患者さんが次々と声をかけてこられる様子も印象に残った。患者さんは、日々どのような心配や問題を抱えておられるのか、また精神保健福祉士は患者さんやご家族からどのような相談を受け、支援を行っているのかを実習で学びたいと考えている。また、先輩の実習報告会に参加して、貴院の実習では面接への陪席や訪問看護への同行など、精神保健福祉士の個別支援を間近で学ぶ機会が多くあることを知り、実習を希望した。

実 習 の 目 標 と 課 題
①患者さんとの交流の中から生活の様子とニーズを知る。 　病棟やデイケアで患者さんとのコミュニケーションを図り、生活の中でどのような関心やニーズを持っておられるかを理解したい。 ②精神科病院における精神保健福祉士の相談業務を学ぶ。 　精神保健福祉士は、電話や面接でどのように相談を受けるのか、可能であれば陪席させていただいて学びたいと考えている。面接で求められる態度や必要な情報収集について事前に考えて臨み、後で指導者の方に確認や質問をして理解を深めたい。 ③退院支援のプロセスを事例に基づいて学ぶ。 　退院の際、生活のどのような点について患者さんご本人やご家族などと話し合う必要があるのか、どのような準備が行われるのかを、個別の支援事例に基づいて具体的に理解したい。そのために、患者さんのお話や記録から得た情報を基に自分でも支援計画を考え、実際の支援について指導者からお話を伺いたいと考えている。

事 前 学 習
施設の概要と特色については、病院のウェブサイトや実習生の報告書を読んで学習した。 　医療分野における精神保健福祉士の業務や支援の視点について、『精神保健福祉士業務指針（第3版）』（公益社団法人日本精神保健福祉士協会，2020）を参照して、学習をしている。 　また、制度や社会資源については、下記で学習している。 ● 杉本豊和・伊藤千尋・森谷康文編『精神障害のある人と家族のための生活・医療・福祉制度のすべてQ＆A（第11版）』萌文社，2018. 　現在、精神障害者の家族への支援に関心を持ち、家族教室と家族のSSTについて、ゼミでの文献学習を進めている。

表3-2-2　実習計画書の例②：就労継続支援事業所実習

実 習 へ の 動 機
私は、最初の実習は精神科病院で行い、次には退院後の生活支援について就労支援施設で学びたいと希望していた。入院された方が経験される道をその順にたどりたいと思ったためである。病院実習では、病棟やデイケアで数日ずつ患者さんと接したが、なかなか思うように話せず、もっと時間をかけて関係を築き、利用者の生活の実感やニーズを感じとりたいと考えた。 　今回の実習では、利用者の方々とかかわりを多く持ち、地域での生活や就労においてどのような支援が必要とされるのかを学びたい。また、コミュニケーションを通して自己理解を深め、進路を考える手がかりにしていきたい。

実 習 の 目 標 と 課 題
①利用者が生活する上での希望、目標、ニーズを知る。 　施設で共に作業を行う中で、利用者の方々からお話を伺い、生活においてどのような希望や目標を持っているのか、またどのような楽しみや生きがいを持っているのかを理解したい。利用者のミーティングなどにもぜひ参加したいと思う。 ②就労継続支援事業所における精神保健福祉士の役割を学ぶ。 　精神保健福祉士が行う就労に向けた支援を、集団で作業に参加しているときと、個別支援の両方に注目して学びたい。作業時に職員が利用者にどうかかわるかを見て学ぶとともに、可能であれば利用者の面接に陪席させていただいて支援の実際を理解したい。 ③実習施設と、地域の他機関・施設との連携を知る。 　実習施設が地域の中でどのような役割を持ち、他の機関や施設とはどのように連携しているのかを学びたい。また、同じ法人内の事業所で地域移行支援にも取り組んでいることを知り、会議などに参加の機会をいただければと希望している。

事 前 学 習
大学の授業で、当事者の方の体験談をお聞きし、相談できる人が身近にいることと生活の中で楽しみを持つことの大切さを学んだ。また、私はボランティア活動として、地域活動支援センターのオープンスペースで、利用者との交流の機会を持ちお話を伺う中で、リカバリーという考え方に関心を持っている。 リカバリーと就労支援について、下記を参考に学習している。 • 池淵恵美『精神障害リハビリテーション』医学書院，2019. • 日本精神保健福祉士協会編「特集　精神障害者の社会的復権と就労」『精神保健福祉』51巻3号，2020.

［1］実習の動機

　自分がなぜ精神保健福祉という分野を学び、実習に臨んでいるのか、どのような分野や援助に関心をもっているかなどを述べる。また、なぜ今回その種別の施設を選択したのか、中でもその実習先を希望する理由は何かを述べる。これが、実習の目標と課題につながる。

　すでに社会福祉（または精神保健福祉）の実習経験があり、問題意識をもち、学びたいテーマを発見していることもあろう。2度目の実習であれば、前回学んだことを思い返し、次の実習への動機をまとめてみよう。

［2］実習の目標と課題

　実習計画書の中心となるのが、実習の目標と課題を述べる部分である。実習でどのような経験をし、そこから何を学び取りたいか、ゴールを明らかにすることによって施設での時間の過ごし方と行動計画が決まる。

　「ソーシャルワーク実習」の目的・目標（第1章）や、実習施設の種別ごとに学ぶべきポイント（第5章〜第7章）を参考にしながら、目標と学習課題を設定していくとよい。養成校や施設から課題が指示される場合もあり、それに自分自身の考えた目標や課題を加えて計画書に盛り込む。

　目標の設定にあたっては、前述の「実習における構成要素と着眼点」（**図3-1-1**）を参考に、どこに焦点を当てて学びたいのかを考えてみよう。

　次に、課題は、目標に比べてより**具体的な行動プラン**を含めて記述する。記述を具体的にするためには、**5W1H** という要素を意識すると考えやすい。実習に当てはめると、どのような動機で（Why）、どの段階・場面で（When）、どの施設・部署で（Where）、どのような行動を通して（How）、何を（What）学びたいかを明確にすることである。実習の主体（Who）は、もちろん実習生自身であるが、前掲図3-1-1のように利用者や、指導者をはじめとする職員とのかかわりを視野に入れて具体的な行動計画を立てたい。5W1H でとりわけ重要なのは、どのようにして学ぶか（How）、つまり目標を達成するための方法を考え、記述することである。

表 1-2-1
➡ p.7
第 1 章 2 節 C. 参照。

　実習の形態と内容の一般的な例は、第1章**表1-2-1**に示されている。事前学習から想定されるプログラム（例：精神科デイケアへの参加、関連施設での実習など）を頭に置いて、どのような場面にどのように参加し、自分は何をし、何を学び取りたいのか、できるだけ具体的に考えるとよい。

　たとえば、「精神障害者の就労支援の実際を学ぶ」という目標を立てたとする。目標達成のためには、利用者と共に働く、利用者から就労についての考えを聴く、職員から話を聴く、などいろいろな方法があり得る。

　また、たとえば、利用者との目標設定の面接に陪席したい、家族教室などの家族支援プログラムに参加したい、など、自分が参加を希望する機会や活動があれば、伝えておくとよいであろう。

（3）課題達成の確認

　立てた目標や課題が達成されたかどうかを、どのようにして確認することができるかも、考えておきたい。たとえば精神保健福祉士のデイケアにおける支援を理解することが目標であれば、実習を終えて振り返りをする際、学んだ支援のポイントをいくつか具体的に挙げることができるであろう。

［3］ 事前学習

　配属実習を行うにあたり、どのような学習を行っているかを述べる。一般的には、施設（目的・概要・事業内容）、利用者（特徴・現状・ニーズなど）、精神保健福祉士の業務などについての下調べが不可欠である。自分の目標と課題を書こうとすると、知識不足な点や、理解が不充分でイメージがつかめない部分などが明らかになってくることがあろう。それらが事前学習でさらに取り組むべきポイントである。

　事前学習の記載は、養成校での学習、実習に関連するボランティアなどの経験、文献学習といった要素を簡潔にまとめるとよい。

　計画書を書き上げる時点では、事前学習は継続中であることが多いが、記載したことはスローガンに終わらせず、実行するのはもちろんのことである。文献は、メモをとりながら読み、資料の重要な部分はコピーをとる。用語や制度などで不明な点があれば、調べる習慣をつけよう。

（1）授業で学んだことと関連づける

　実習は、これまで授業などで学んだことが実践の場でどう活かされているのかを知る機会である。たとえば、精神保健福祉士の面接に陪席して個別支援の実際を学ぶ場合、授業で学習したソーシャルワークの知識だけでなく、精神障害とその治療の理解、面接技術、制度・サービスの理解などが関連してくる。手元の教科書や配布資料を読み返すことも役立つ。また、ゲストスピーカーの講義や見学実習などから学んだことにもふれておくとよい。

　すでに実習を経験しているならば、どのような施設で主に何を学んだか、簡単に記載しておくと、指導者の実習プログラミングに役立つであろう。

（2）ボランティア活動などの経験

　実習に関連してこれまで行った福祉現場での経験、ボランティア活動やアルバイトなどがあれば、簡潔に記しておくとよいであろう。

（3）文献学習

　知りたいテーマに応じて、多くの参考資料や文献の中から、どのようなものにあたればよいかは、実習担当教員から助言を得ることができよう。以下、いくつかの例を挙げる。

- 利用者の理解：当事者や家族の体験談を読む。精神保健福祉士の支援事例を読む。疾患や障害の特性についての知識を持つ。
- 施設についての理解：運営の根拠となる法律を理解する。施設の概要や沿革、事業内容を知る。
- 課題に関連する精神保健福祉士の知識・技術・価値の理解：精神保健福祉士の用いる援助技術・援助方法を理解する。社会資源に関する知識を

整理しておく。事例を通した理解も有用である。倫理綱領や精神保健福祉士法の主要な部分には、目を通しておく必要がある（巻末資料参照）。

参考文献の記載は、著者・題名・出版社・発行年という要素を含め、一般的な方法に従う。読んだ文献を挙げるだけでなく、そこから何を学んだか、どのようなことを理解したかを書くと問題意識が明確になる。

さらに、自分の実習テーマ、あるいは指導者から提示されたテーマに沿った事前学習の内容をレポートにまとめると大変役に立つ。それを授業で互いに発表し合うことも有意義である。

C. 文章化のポイント

ここでは、計画書の**文章化**について、留意すべき点を挙げる。

①簡潔でわかりやすいこと

そのためには、まず1つの文を短くすること、そして複文を避けることである。80字程度までを目安として文を区切ることが望ましい。声を出して読んで、途中何度も息つぎが必要になる文は、見直しを要する。また、同じ言葉の繰り返しは避ける、順接の「が」で文をつながない、修飾語は近くに置くなどの点に注意したい[2]。

②主語が述語と対応した文であること

主語が何かを意識し、述語と対応しているかどうかを確認しよう。

例： 原　文→私の実習目標は、……を学びたい。
　　修正後→私の実習目標は、……を学ぶことである。

---

③具体的に記述すること

学習課題であれば、どのような場面で何をして、そこから何を学ぶのかを、具体的に書く。事前学習であれば、単に「施設の特徴を学んだ」ではなく、どのような資料にあたって、どのような内容を把握したかを例示する。

④意味がわかる言葉を用いること

「地域との連携を学ぶ」というとき、地域とは、連携とは何だろうか。精神保健福祉士は、どのような機関と連絡をとり、どのような会議に出るか、地域に他にどのような施設があるのか、そうしたイメージを持って言葉を使いたい。教科書に載っている抽象的な言葉を用いるときには、それがどのようなことを指すのか、自分なりに説明を試みるとよい。わからなければ、それを具体的に知ることがまず学習課題の一つになるかもしれない。

⑤関連のあることはまとめ、順序立てて述べること

　利用者とのコミュニケーションに関する課題、精神保健福祉士の支援の理解、施設の役割の把握など、テーマごとにまとめて記述する。思いつくままに書くのでなく、記述する順序を工夫すると読んでわかりやすい。

⑥自分の考えや希望を伝えること

　学習する課題としては、教科書にあるような一般的な内容を列挙せず、自分が行いたいことにしぼって述べる。また、2度目の実習であっても、これまでの経験の説明は必要最小限に留め、これから行いたいことを書く。これまでの学習の反省点や「わからない点は積極的に質問する」といった心構えは、目標や課題とは異なるので注意したい。

　以上のような点に注意して計画書を推敲した後、友人などと互いに読み合うと、わかりにくい点や説明不足の箇所に気づくことができる。

3. 事前訪問と実習計画の修正

　事前訪問は、実習計画書について指導者からフィードバックを得ると共に、実習の実際的な事項（日程、交通手段、服装、注意事項など）を確認するのに重要な機会である。事前訪問のアポイントメントをとる前に、自分の予定を確認し、電話で確認したいことのメモを用意しておくとよい。訪問の前に、自分の実習計画書を読み返して説明できるようにしておく。

　事前訪問がなく、初日が**オリエンテーション**の場合もある。その場合、電話で日程や初日の予定などを確認するとともに、指導者に会う機会はなくとも、一度は施設の前まで足を運んでおこう。

　時間をかけて練り上げた計画書であっても、実習を行うにあたって修正や変更が必要になることは珍しくない。1つは、事前訪問やオリエンテーションで、指導者との話し合いを経て修正する場合である。実習先の状況や日程などからみて、希望する内容はプログラムに組み込めない場合もあり得る（例：希望した病棟での実習は、今回行うことができないなど）。また、目標を施設の実際と照らし合わせると、テーマを絞ったり、着眼点を変えたりして取り組む方がよい場合もあろう。こうした場合、実習指導者の助言を受けて、現実に合わせた柔軟な修正が必要である。

　また、実習を進める中で新たなテーマに関心を持ったり、取り組むべき課題が見えてきたりして、目標や課題を変更する場合もある。指導者のスーパービジョンや教員の巡回指導でもヒントや助言が得られることがある。実習は、机上で立てた計画書通りに進まなくても当然であり、現場での体験の中から新たに見つかった課題を大切にしてほしい。

　このように現実に合わせて計画を軌道修正する場合、実行したいのは、そのことを意識し、修正した目標を文章化しておくことである。最初の実習計画書は時間をかけて作成したのに、実習中は日々の予定と目標に追われて、あまり省みなくなるようなことも起こりがちである。しかし、「計画書通りにはいかないもの」と軽視するのはもったいない。もともとの目標は何であったか、今、どのような課題に直面し、どちらの方向をめざして進んでいるのかを、自覚することが重要である。

モニタリング
monitoring

　進行する過程での評価（**モニタリング**）を行い、計画を修正して取り組むことは、ソーシャルワークでも必要である。いつの間にか忘れた、変わってしまった、のではなく、いま取り組む課題を意識し、指導者・教員と

も共有しておくことが望まれる。中間の振り返りや巡回指導でも、計画書を参照して出発点にもどり、問題意識を明確にしておきたい。

注）

(1) 日本社会福祉士会『社会福祉士実習指導者テキスト（第2版）』中央法規出版，2014.
(2) 小笠原信之『伝わる！文章力が身につく本―できる人は文章も上手い！』高橋書店，2011.

▮ 理解を深めるための参考文献

● 杉本浩章・田中和彦『実習生必携　ソーシャルワーク実習ノート（第3版）』みらい，2022.
ワークシートの記入を通して、事前学習から実習計画書を作成する方法が学べる。2箇所の実習先を想定した構成になっており、実習場面の振り返りや実習報告書の作成についても具体例を挙げて解説されている。

実習計画の作成プロセスから得られるもの

東海大学健康学部　特任講師　中越章乃

実習に行く前には必ず実習計画を立てることになる。多くの実習先では、実習計画書をもとに可能な限り学生の学びたいことに沿って実習プログラムが作成され、参加場面が準備される。実習をどう過ごすのかが決まる大事な実習計画であるが、その作成は学生にとっては非常に難しい。教員に「まずは、関心のあること、実習で学びたいことを挙げてみてください」と言われても、学生は単語でさえなかなか書き出すことができないことも多い。「実習先に行ったことがないのに？」「実習内容って決まっているんじゃないの？」「やりたいことを学生が決めてもいいの？」など、多くの学生が戸惑ってしまうのである。

授業では、精神科病院やクリニック、地域活動支援センターなど、実習先と同じ種別の機関については十分に調べ、学んできたはずだ。加えて、精神保健福祉士の話を聞くことや見学させてもらった経験もあるはずである。つまり、どのような機関であるのか、精神保健福祉士は何をするのかはわかっている。しかし、その現場に精神保健福祉士を目指す「実習生」として入ることとは意味合いが異なるだろう。さらに、実習計画書を作成する時期は、「うまくできるかなあ」「指導者さんが怖い人だったらどうしよう」などの実習に対する不安や緊張を持ち始める時期とも重なり、ますます実習計画を考えることを困難にさせてしまう。

教員側からはどうだろうか。教員は、学生が実習計画書を作成する過程において、学生が持つ関心はもちろん、特徴や強み、課題を理解することにもなる。授業中にはあまり意見を言わなかった学生が、実習でやりたいことをたくさん書きだして来たり、逆に、まったく心配ないと考えていた学生が何も書けなかったりすることがある。通常の授業では把握できなかった学生の一面を理解し、実習中に起こるであろうことを予測しながら実習に備えることができる。場合によっては、事前に実習指導者に配慮をお願いすることもある。

実習計画の作成プロセスは、学生と教員の協働作業であり、実習指導者の指導が加わり完成に至るものであると考える。何を知りたいのか、何を学びたいのか。なぜ学びたいのか。どうしたら学べるのか、学ぶことは自分にとってどのように役にたつのか。最初は単語から、箇条書きとなり、何度も何度もやり取りを繰り返す。それは「添削」ではなく、学生の背景や価値観を知るきっかけでもあり、ツールともなる。

学生には、実習計画を作り上げることを目的化せず、自分の言葉で紡ぐ計画作成のプロセスを楽しんでもらいたい。その結果、実習はより貪欲な学びの場となるだろう。臆せずに学びの場に飛び込み、豊かな気づきの機会を得てほしいと思う。

第4章 実習における記録

記録は「体験」を「実習」にするために不可欠なものである。本章では、ソーシャルワーク記録の目的を踏まえた実習記録の意義を確認し、実習記録のさまざまな様式の概要とそれぞれの目的を理解する。そして、配属実習中の記録を中心に、記録の方法と留意点について学ぶ。

1

ソーシャルワーク実習における記録の意義と目的を理解する。

2

「実習記録ノート」全体の構成と記録の種類および内容を理解する。

3

記録の具体的方法を学ぶ。

4

記録における基本的ルールと留意点を学ぶ。

1. 実習記録の目的と方法

A. ソーシャルワーク実習における記録の重要性

[1] ソーシャルワーク実践と記録

　記録はソーシャルワークに欠かせない要素である。精神保健福祉士の実践は、クライエントとのかかわりや多職種・多機関とのやり取りなどの動きだけで成り立つわけではない。さまざまな動きを記録することで、出来事に対する理解を深め、記録に基づいてサービス内容を検証することが求められる。

　ソーシャルワークにおける記録の主な目的として、以下の4点が挙げられる[1]。

(1) ソーシャルワークサービスの向上のため

　記録を書く過程は、クライエントと環境に対する理解を深め、自らの実践を振り返りサービス内容を点検することである。また記録を通して、クライエントのニーズの明確化や適切な**アセスメント**による支援を展開し、さらに結果の評価に役立てる。

(2) 機関の支援機能の向上のため

　記録は支援の連続性や一貫性を保障するためにも必要である。ケース担当の精神保健福祉士が不在のとき、ケースを引き継ぐとき、また多職種・多機関連携において、記録は支援過程で人と機関をつなげる重要な機能である。

(3) 教育・研究のため

　質のよいソーシャルワークを展開するためには、精神保健福祉士の教育および研鑽、そしてサービス内容の改善や開発を目的とした研究は不可欠である。記録は実践に即した教育・研究の貴重なツールとなる。

(4) 法的な証拠資料のため

　記録はサービスの利用契約やサービス内容の適正さを示す根拠資料としても活用される。記録を残すことによって専門職の**説明責任**を果たし、クライエントの権利擁護に資することができる。

　以上からいえることは、ソーシャルワークにおける記録とは、直接的・間接的にサービスの質を評価・管理する公的な資料ということである。つまり、個々の精神保健福祉士がそれぞれ書きたいように書くものではなく、

アセスメント
assessment
クライエントと環境に関する情報に基づき、クライエントと環境の相互作用過程で生じている不具合（生活問題）とクライエントのニーズの理解を通して、支援の方向性を定めるソーシャルワーカーの認識過程である。アセスメントは単なる情報の羅列ではなく、さまざまな情報の関連性を見極め分析する作業である。

説明責任
ソーシャルワークにおける説明責任は、自らの実践の根拠や判断に至る理由を説明することであり、クライエントに対して支援の選択肢とその効果などについて情報提供を行うことである。「ソーシャルワーカーの倫理綱領」（JFSW2020）は「クライエントに対する倫理責任」として「説明責任」を規定し「ソーシャルワーカーは、クライエントに必要な情報を適切な方法・わかりやすい表現を用いて提供する」と明記している。

共通の枠組みと技術が必要なのである。

［2］実習における記録の意義と目的

実習における記録の意義は、以上に述べたソーシャルワーク実践における記録の重要性と共通する。実習生は、記録を通してクライエントや自分自身の理解を深め、ソーシャルワークの視点を確認し、ソーシャルワーク記録の概念と技術を学ぶのである(2)。

以下に実習記録の具体的な目的を挙げる(3)。実習生は、実習での学びをより深めるために、ぜひ記録の目的を意識して取り組んでほしい。

（1）体験の概念化（理論と実践をつなぐ）

実習では現場の現実的問題や複雑さの中で、実にさまざまなことを体験する。それら一つひとつが貴重な学習の素材であるが、ともすると出来事のインパクトの大きさに目を奪われて「印象的な体験」で留まってしまうことも少なくない。記録を書く作業を通して、体験したことを言語化し出来事の意味や背景を考えることこそが、実習の最も重要なプロセスである。このプロセスによって、実際の場面では想起しなかった疑問が生まれ、異なる角度から出来事を捉えることができるようになる。精神保健福祉士が基盤とする「**人と環境の相互作用**」に着目した包括的な視点を養う作業といってもよいだろう。

また、記録は理論と実践とをつなぐ媒体でもある。実習で直面し体験する事象と教室で学んできた知識や理論とは、すぐには結びつかないものである。記録という**体験の概念化**を経て、それまで抽象的に捉えていた「**自己決定の尊重**」や「**地域生活支援**」などの言葉が、具体的な手ごたえを伴って迫ってくる。こうしてソーシャルワークにおける諸理論の具体的内容と重要性を理解することにつながっていくのである。

（2）クライエントに対する理解を深める

体験の概念化は、クライエント理解にも通じる。記録を通してクライエントとのかかわりを振り返り、クライエントの言動の意味を改めて考え理解を深めていく。実習中、特定の利用者について、そのニーズを理解し、アセスメントを試行し、相談支援計画を立てる機会があるだろう。日本の実習システムでは、実習生が個別のケースを担当することは稀である。だからこそ記録を通して、実際にかかわりのあったクライエントについて理解する力を養い、具体的な支援を考えることが、精神保健福祉士の価値・視点・知識・技術を総合的に学習する機会となるのである。

（3）自己覚知

記録は、クライエントやクライエントを取り巻く環境への理解を深める

人と環境の相互作用
「生活モデル」の基本的視点。私たちの生活は環境との絶え間ない相互作用によって成り立っており、人が抱える「生活問題」は個人に原因があるのではなく、人と環境との間の不具合によって発生すると捉える。

自己覚知
自分の感情や思考、行動を振り返り、省察を通して、自分自身の傾向や認識の枠組みに気づく作業である。バートレット（Bartlett, H. M.）はソーシャルワーカーに共通する知識体系のなかに「専門職としてのソーシャルワーカー自身の情緒と態度の気づき」を挙げており、支援において自分自身を活用するソーシャルワークには重要な要素である。

スーパービジョン
supervision
専門職が専門性（価値・理念・知識・技術）を高めるために行われる同一専門職同士の相互作用の過程であり、管理・教育・支持という3つの機能による専門職養成の過程である。実習におけるスーパービジョンでは、実習生と実習指導者とのスーパービジョンと、実習生と実習担当教員とのスーパービジョンの二重の構造によって展開する。

だけでなく、実習生の**自己覚知**を促進する。ある場面における自分の感情や言動を振り返り、その理由を考え、言語化することで自分に対する理解が深まっていく。精神保健福祉士は自らを支援過程の資源として活用する。実習生はその準備として、自分の強みや課題を発見し、精神保健福祉士としての自己資源を活性化させ、自らの成長につなげていくことが求められる。

(4) スーパービジョンに生かす

実習記録はスーパービジョンの有効かつ不可欠なツールである。現場では実習指導者が実習生と常に一緒に行動できるわけではないし、そのつど実習生の感じていることや考えていることを直接確認できるわけでもない。実習指導者は、記録を通して実習生の感情や思考の流れを理解し、クライエントとのかかわり方や場面ごとの対処の仕方を理解することになる。そして、実習生が直面している課題を把握し、適切なフィードバックや必要な助言を提供するのである。

記録をスーパービジョンに充分反映させるためには、実習生が自分の思いや考えを実習指導者に伝わるように書くことが大切である。建前を書くのではなく、自分が体験したことやそのとき感じたことを大切に育み、それらを自分の言葉で書く労を惜しまないことである。

(5) 記録技能の学習

ソーシャルワーク記録は、実践を考察し、検証し、新しい見通しを得て、サービスを改善する有効な手段になるという[4]。こうした記録を書くためには、状況を観察し、さまざまな情報を関連付けて整理し、論理的に考察する技能が求められる。実習記録は、そうした技能に関わる一連の流れを含んでいる。つまり、実習生は実習記録を書くことを通して、ソーシャルワークサービスの質を高める技能を習得しているといえる。

B. 実習記録の概要と方法

[1]「実習記録ノート」の構成と内容

「実習記録ノート」は、配属実習中に記録する用紙や事前・事後学習で活用する用紙など、複数の様式によって構成される。いずれも実習の学びを深めるための大切なツールなので、実習生は各様式の目的を理解して充分に活用することが求められる。様式の種類や内容は養成校によって多少の違いはあるが、以下に代表的なものを紹介して説明する。

(1) 事前学習記録

①実習生個人票

配属実習機関の実習指導者や関係職員に対して実習生自身を紹介する

記録である。氏名や所属、連絡先などの情報に加えて、実習生の関心テーマや特に力を入れて学んでいること、これまでの実習や見学およびボランティアの経験、趣味や特技などを記載し、実習先に提出する。

②実習の動機と目的（レポート）

配属実習前に、実習の動機と目的を改めて文章化する記録である。実習生自身の整理にもなるし、実習指導者が指導する上で知っておきたいことである。上記個人票と合わせて実習先に提出する。

③実習先の概況

事前に実習機関の機能や特徴を把握することは、人と環境の相互作用を重視する精神保健福祉士として大切な作業である。実習先の設置主体や所在地はもちろん、組織の理念・方針や沿革、職員構成と配置数、地域特性や利用者の特徴などの項目を調べてみるとよいだろう。近年、精神科医療機関では**精神保健福祉法**の改正に伴う体制整備が進められ、**診療報酬**における施設基準などに対応した組織運営が求められている。また、障害福祉サービス事業所では**障害者総合支援法**におけるサービス体系や報酬規定に対応して事業運営を行う必要がある。こうした実習機関を取り巻く仕組みを事前に理解することが、実習先で体験する事象の背景や意味を考える助けになる。概況調査で不明な点や疑問点について、事前訪問時に確認し、記録に加えていく。

④実習計画書

上記①〜③を踏まえて、実習目標と課題および目標・課題の達成方法を検討して**実習計画書**を作成する。ソーシャルワーク実習は機能の異なる２つ以上の施設で行うが、共通の目標を設定してもよいだろう。実習課題は各実習先の特徴を踏まえ、目標に向かって具体的に取り組む内容を記載する。

⑤事前訪問の記録

事前訪問では、**実習プログラム**および実習スケジュールの設定、実習中の留意点など具体的で重要なことが話し合われるので、丁寧に記録していつでも確認できるようにしたい。また、実習の資料やパンフレットも実習記録ノートと同じファイルに綴じておくとよい。

(2) 実習中の記録

⑥実習日誌

実習中の日々の体験を振り返り省察するための記録である。実習生はその日のうちに日誌を記入して当日または翌日に実習指導者に提出し、実習指導者はフィードバックのコメントを記入して実習生に返却する。実習および実習指導の中核となるツールである。

実習プログラム
ソーシャルワーク実習における学びが促進されるよう、実習先の機能と実習生の実習計画書を踏まえて実習指導者が作成する。

⑦プロセスレコード

　実習中に体験したクライエントとの会話について、その場面の再構成を通して、かかわりにおける自らの姿勢や傾向を振り返り、精神保健福祉士の専門性に照らして考察するための記録である。実習中にコミュニケーションの難しさを感じた場面や何かひっかかりを感じた場面の振り返りに活用するものである。プロセスレコードも作成したら実習指導者に提出し、そのフィードバックを受けてさらに考察を深める。

⑧個別支援に関する記録（相談支援計画）

　ソーシャルワーク実習における教育に含むべき事項に「利用者理解と相談支援ニーズの把握及び相談支援計画の作成」がある。実習中にかかわりのある特定のクライエントに対して、そのニーズの把握に努め、ソーシャルワークアセスメントに基づく状況理解や社会資源に関する知識を活用して支援の方向性を検討するための記録である。養成校が独自で作成している個別支援に関わる様式や、実習機関で使用している個別支援計画書等を活用して作成する。この記録については、協力してくれる利用者と面談の機会を設定してもらい、また実習指導者や他の職員等から話を伺い、助言や指導を受けながら作成することが望ましい。

　なお、実習中の記録⑥〜⑧の具体的方法は次項 **[2]** で述べる。

(3) 事後学習記録

⑨実習終了レポート（実習生自己評価）

　1ヵ所の実習が終了した時点で、そこでの実習全体を振り返り、実習の基本姿勢、実習目標・課題の達成度、精神保健福祉士の価値・知識・技術の理解度・習得度などについて自己評価を行う。実習生にとってさまざまな経験の整理になり、新たな課題も見えてくるだろう。また実習指導者と実習担当教員による実習評価にも活用できる。

⑩実習報告書

　最終的な実習の総括レポートである。実習生の中には、この報告書を作成する過程で実習中にはわからなかったことが明確になってきたり、新たな課題が浮び上がってきたり、自己覚知が進んだりすることも少なくない。実習直後には咀嚼できなかったことが、時間を経て改めて記録にまとめることを通して学びが深化するといえる。

(4) 契約・管理記録

⑪誓約書

　誠実義務や**秘密保持義務**、事故防止に努めることなど、基本的な約束事項を実習機関と取り交わす文書である。原本は実習先に提出するが、実習生は控えを保管しておく。

⑫出席簿

　資格制度における規定の時間数の実習を実施したことを証明するもので、管理上とても重要な記録である。日付と実習時間を記録し、実習機関の証明印をいただく。実習後は養成校に提出する。

［２］記録の方法

（１）実習日誌の実際

　実習中に毎日作成する日誌は、日々の体験を振り返り、体験の概念化を積み重ねていくものである。日々異なる体験をしているようでも精神保健福祉士として共通する課題は多い。つまり、記録は「書きっぱなし」ではなく、自分の記録を読み返すことで、異なる場面の共通項を見出し、考察を深めることができるのである。

　日誌の主な構成は、「本日の目標」「１日のスケジュールと実習内容」「所感と考察」である。「本日の目標」は前日の記録を書き終えた後に次の課題として浮かび上がったことを設定し、その日の実習のねらいに活かす。「所感と考察」では、その日の実習で特に印象に残った出来事に焦点化して記述すると良いだろう。その出来事に対する率直な思いを言語化しつつ、なぜそう感じたのかを振り返ることで、具体的場面を精神保健福祉士の価値・理念・視点から捉える力が養われていく。そして、ソーシャルワークの概念を踏まえて考察を深めることで、理論（養成校での学習内容）と実践（実習場面）とのつながりが見えてくるだろう。日誌のサンプルと記入例を**表 4-1-1** に示す。

（２）プロセスレコードの実際

　実習中のクライエントとの会話で気になったやり取りを振り返るために活用する記録であり、プロセスレコードの作成を意図して会話をするものではない。通常、実習生は会話中のメモは控えているので、休憩やスケジュールの合間に特に気になったやり取り（５〜10往復程度）をメモしておき、改めて様式に記入すると良いだろう。プロセスレコードで特に重要なのが中央の列（その時の自分の思い・意図）である。この記述が表面的だと十分な振り返りにはならない。その時自分は何を感じていたのか、なぜ自分はそのように言動をしたのかの問いを深めていくことが必要である。プロセスレコードのサンプルと記入例を**表 4-1-2** に示す。

（３）個別支援に関する記録（相談支援計画）のポイント

　この記録の作成にあたり、まずケース（クライエント）の選定が重要になる。実習指導者と相談しながら、なぜ自分がそのケースについて相談支援計画を考えたいのか省察し、明確化することが必要である。この作業が

その後の情報収集やアセスメントにおける実習生の認知の枠組の自覚につながるからである。

　実習では本記録を通してアセスメントを丁寧に行うことが肝要である。クライエントの主訴（例：「働きたい」）からすぐにサービス（例：就労支援事業の利用）をつなげるのではなく、主訴からそのクライエントならではの「ニーズ」の把握に努めるのである。たとえば、同じ「働きたい」という主訴であっても、働くことで何を満たしたいと思っているのかは人によって多様である。「自由になるお金を得ること」が優先事項の人もいれば、「親に心配をかけたくない」人や「社会とのつながりを持ち自分を活かしたい」人もいる。こうした個別のニーズをクライエントとのかかわりや支援者から話を聞きながら理解しようとすることが、精神保健福祉士の実習には欠かせないプロセスなのである。また、アセスメントではクライエント個人だけでなく、クライエントを取り巻く環境についても理解を深め、両者の相互作用のあり様を考えることが必要である。そして、問題点や欠点ばかりに気を取られず、クライエントや環境の持つストレングスに着目することで、ストレングスを活かした支援計画につながっていくと思われる。個別支援に関する記録のサンプルを**表4-1-3**に示す。

［3］記録が書けないとき

　記録に負担を感じる実習生は少なくないが、記録自体が実習を構成する要素なので、書く苦労は学びのプロセスだと肯定的に捉えたい。しかし、どうしても書けないとき、あるいは自分の書きたいことが書けていないと感じたときは、その理由を考え早めに対処することが大切である。

　記録が書けない理由はさまざまであるが、実習に対する姿勢や取り組み方が関係している場合も多い。たとえば、疲れがたまっていたり、「自分がどう見られているだろうか」ばかりを気にしていると、どうしても目の前の事象や相手の話に集中できない。気持ちが目の前の事象に向かっていなければ、そこから何かを感じ考えること自体を抑圧してしまうだろう。そしていざ記録を書こうとすると、「書きたいことが浮かんでこない」という状況に陥ってしまう[(5)]。

　記録が書けないときは、自分の実習の姿勢を見直すチャンスでもある。この作業を実習生一人の力で行うのは難しいので、早めに実習指導者や実習担当教員と相談し、支援や助言を受けながら取り組むとよいだろう。

表 4-1-1　実習日誌の記録例

病院・施設名	○○病院	実習生氏名	
実習　　5日目		○　月　○　日　（　　　　）	

本日の目標

＊前日の記録の記入後、今日１日自分が学びたいことや、何を意図して実習に臨むかを記述する。

時　刻	スケジュール（参加した活動内容）	実習生の動きや観察したこと
	＊時間軸に沿って、実習内容（プログラム）ごとに、自分の動きや観察したことを記述する。	
例）9：00～	相談室ミーティング陪席	相談室の１日の予定、精神保健福祉士間の申し送り事項、事務連絡などの内容を確認した。
9：30～	急性期治療病棟オリエンテーション	病棟師長から病棟機能や入院者の状況、実習における留意点などの説明を受けた。
	（以下、省略）	

１日の実習を通して特に印象に残った出来事について自分の所感を述べ、考察を加える。

＊１日を通して、特に印象に残った出来事や、気になった場面を取り上げ、そのとき自分が感じたことや疑問に思ったこと、その場面を振り返って考察を深める。

＊【出来事・場面】【その場面での所感】【考察】と区別して記述すると、書きながら整理ができるし、読み手にもわかりやすい。

実習指導者コメント欄

＊上段の項目を記述し、実習指導者に提出して助言やコメントを記入してもらう。

実習指導者名　　　　　　　　　　　　印

出典）武蔵野大学人間科学部人間科学科「2022年度精神保健福祉援助実習・実習記録ノート」より一部修正（A4サイズ２頁分を圧縮して表示）.

表 4-1-2　プロセスレコードの記録例

〈場面紹介〉
実習場面　社会復帰病棟での実習3日目。午前中のOTに同行実習し、病棟に戻ってきたところでデイルームの椅子に座っていたAさんに話しかけられた場面。

記載日　○　月　○　日
クライエント　Aさん　／　男・女　／　年齢　57歳　／　その他

Aさんが言ったこと・行ったこと	その時の自分の意図・思い	自分が言ったこと・行ったこと
①「実習生さん、ずっと探していたんですよ」 （急いで近づいてきて早口で話しかけてくる）		
	②Aさんの話、昨日も随分聞いたのに、昨日と同じこと言われても困ってしまう。でも嫌な顔してはいけないから、落ち着いて応答しよう。	
		③「私を探してくださっていたんですか」
④「だって、昨日『また明日話しましょう』って言ってたじゃないですか」		
	⑤話がなかなか終わらなかったから、そう言って相談室に戻ったけれど、また話を続けるのはとても気が重い。	
		⑥「そうでしたね。すみません」
⑦「昨日の私の話、実習生さんはどう思います？」		
	⑧何て言えばよいのかわからない。Aさんの満足いく返答はできないのにどうすればいいのだろう。 （以下、省略）	

プロセスを振り返って気づいたこと・精神保健福祉士としての自分の課題

　今日Aさんに話しかけられたときから自分がとても構えていたことがわかる。Aさんの意見には実習生としても肯定できないので、それで答えを求められることが苦痛になって話を避けたい気持ちが強くなってしまったと思う。「何と言えばいいのか」ばかりが気になって、なぜAさんがそれほどこだわりを持っているのかに全く気持ちが向かわなかった……（以下、略）

実習指導者コメント欄

＊上段の項目を記述し、実習指導者に提出して助言やコメントを記入してもらう。

実習指導者名　　　　　　　　印

出典）武蔵野大学人間科学部人間科学科「2022年度精神保健福祉援助実習・実習記録ノート」より一部修正（A4サイズ2頁分を圧縮して表示）.

表 4-1-3　個別支援に関する記録（相談支援計画）例

実習中にかかわったクライエントについて、下記の表に基づいてケースのアセスメントを行い、精神保健福祉士としての支援目標及び支援計画を考えます。

実習機関	実習生氏名

1．このケースを取上げる理由

2．ケースの概要

クライエント　Aさん／　男 ・ 女　／　　　　才代　／　主な疾患

病院（入院・外来）／　事業所・機関（種別：　　　　　　　　　　　　　　）

【現在までの主な経過】

3．アセスメント

（1）クライエントのニーズ
①クライエント自身の主訴（本人の言葉または行動をそのまま記入する）

②クライエントのニーズ（かかわりを通して①の主訴に込められた意図＝ニーズを考える）

③クライエントのニーズの実現を難しくしている要因（現在の段階で）

（2）ニーズを実現するために活用できるクライエント自身の資源・strength（あらゆる可能性を考える）

（3）ニーズを実現するために活用できる社会資源・strength
　　　　　　　　　　（既存のサービス体系をあてはめるのではなくあらゆる可能性を考える）
①現在活用している社会資源

②今後、活用できる社会資源

③今後、開発・発見する必要のある社会資源

4．支援目標・支援計画

（1）支援のゴールとそのゴールを設定した理由

（2）ゴールまでの手順
①長期目標

②短期目標

③まず取り組むこと

実習指導者コメント欄
　　　　　　　　　　　　　　　実習指導者氏名　　　　　　　　　印

出典）武蔵野大学人間科学部人間科学科「2022年度精神保健福祉援助実習・実習記録ノート」より一部修正（A4サイズ2頁分を圧縮して表示）．

2. 記録における留意点

A. 文章の基本的ルール

　記録は、以下の基本的ルールを守って記入することが必要である。

①誤字脱字がないこと

　記録に限らず、文章の基本である。普段から正しい日本語の表記を心がけておく。

②公的文書として取り扱うこと

　鉛筆ではなく、黒のボールペン等で記入する。修正液は使用しない。

③わかりやすい文章を心がける

　記録はスーパービジョンの有効なツールである。よいスーパービジョンを受けるためには、実習指導者や実習担当教員が読むことを念頭に置いて、わかりやすい文章を心がける。

B. 実践記録としての留意点

　上記の文章の基本的ルールに加えて、実習記録は精神保健福祉士の実践記録をふまえ、以下について留意する必要がある。

[1] プライバシーへの配慮

　精神保健福祉士の倫理として、また実習施設との誓約を遵守する立場として、記録における**プライバシーへの配慮**は不可欠である。記録にはクライエントが特定されないよう、氏名や固有名詞は記載せず、Aさん、B氏、C学校、D会社、などの任意のアルファベットを当てる。イニシャルの表記（例：田中さん→Tさん）も控える。プライバシーへの配慮は、記録用紙の記載だけでなく、メモ書きも同様である。

[2] 文章表現における配慮

　ソーシャルワーク記録には、正確さ、適切さ、客観性が求められる。実習生として自分が観察したこと、感じたこと、考えたことを書くことは大切だが、自分の文章表現の適切さを検討することも必要である。たとえば、「利用者Aさんが突然怒り出した」という表現は適切だろうか。一方的

で短絡的な解釈による表現になっていないだろうか。Aさんにとっては「突然怒り出した」わけでなく、「正当な理由のある自己主張」だったことも充分考えられる。自分の表現内容を改めて検討することは、クライエントの視点に立つ一歩となる。そして、事実を正しく認識する力や多角的に状況を理解する力を養い、ソーシャルワーク記録の技術を身につけることにもつながるだろう。

注)

(1) 岩間文雄編『ソーシャルワーク記録の研究と実際』相川書房，2006，pp.25-27.
(2) ケーグル，J. D. 著／久保紘章・佐藤豊道監訳『ソーシャルワーク記録』相川書房，2006，p.101.
(3) ここでは次の文献を参考にしてまとめた。前掲書(1)，pp.101-106.
(4) 前掲書(2)，pp.175-177.
(5) 岩本操「精神保健福祉援助実習における『記録』に関する研究─実習生へのグループ・インタビュー調査からの考察」武蔵野大学人間関係学部紀要編集委員会編『武蔵野大学人間関係学部紀要』第8号，2011，pp.27-38.

▌理解を深めるための参考文献

● 岩間文雄編『ソーシャルワーク記録の研究と実際』相川書房，2006.
　記録の目的や方法についてわかりやすくまとめられており、ソーシャルワーク記録の基本について学びたい人、確認したい人にお薦めする。日本のソーシャルワーク実習に対応した記録の実際や、各領域別の実践例などが具体的に紹介されている。
● 宮本真巳編『援助技法としてのプロセスレコード─自己一致からエンパワメントへ』精神看護出版，2003.
　本文でも紹介したプロセスレコードの目的や方法について詳しく説明されたものである。もともと看護領域で活用されたツールであり、本書も看護実践・教育の場面を想定したものであるが、広く対人援助職の基本姿勢およびコミュニケーションのあり方を問う上で参考になる。
● 阿部紘久『文章力の基本の基本─分かりやすく書くための33の大切なヒント』日本実業出版社，2015.
　わかりやすい記録とは正しい日本語表現が基本であるが、そこに課題を持つ学生も多い。本書は文章の基本形から簡潔でわかりやすい文章を書くポイントについて、具体例を示しながら解説しており、文章力を養うためにぜひ読んでほしい1冊である。

実習記録からのエール

ソーシャルワーカーオフィス 葵　精神保健福祉士　三瓶芙美

実習記録の作成は辛い作業であった。へとへとに疲れて実習機関から帰宅し、今日の出来事に思いをめぐらせ、手元にある乱雑なメモ帳を眺めて何時間も机に向き合った。「まだ今日の事はおろか、昨日の事さえも受け止めきれていないのに…」と、利用者と過ごした時間や指導者からの助言を何度も反芻した。

その日の実習経過を時系列に整理し、印象的な出来事についてできるだけ客観的に記載する。「驚き」や「疑問」や「もやもや」という感想から、少しずつ自分なりの考察を言語化して捻り出した。毎日の慣れない実習や、戸惑う感情等に向き合うことが精一杯で、書き終えた記録はなんだか自分と乖離しているようにも感じられた。しかし、膨大な体験と情報を言語化し、記録にまとめていく作業は、もやもやした気持ちや混乱している頭をクールダウンさせてくれるように感じたものだ。

いざ実習記録を指導者に提出すると、それを基に行われた振り返りでは思いもよらない指摘に自分を見つめ直し、改めて解説しようとすると言葉にならないもどかしさがあった。時には記載されたコメントの意図が分からず傷つくこともあり、実習記録の作業はますます辛いものになっていくのであった。それでも、記録を基にフィードバックされることで、新たに実践と理論を結び付け、抽出されたテーマの背景にあるもっと広く複雑な視点に導かれていくことも体感した。

時が経ち、筆者自身が実習指導にあたることになり、自身の実習記録を読み返した。そこには、恥ずかしいほどに率直な物言いをする、生意気な実習生の姿があった。「支援者らしさ」や「正解」を求めて前のめりになり、「失敗したくない」と不安や泣きたい気持ちも取り繕っている様子が手に取るように読めた。振り返れば、実習の日々はまだ昨日のような記憶としてよみがえり、迷い考える自分は今と何ら変わらないのであった。

実習生だった自分との再会は、今の業務や実習指導をする立場を顧みる意味でも励みになった。実習生がどんな思いで現場に臨み、指導を受けているのかという気持ちに寄り添える気がした。自分の実習記録に綴られた指導者のコメントを再読することで、その意図を改めて理解し、精神保健福祉士としての価値や倫理観を再認識する助けとなった。辛かった「実習記録」という作業が、物事を捉え、考察し、言語化し、自己覚知していくという力を培い、今に繋がるスタートラインであったと理解でき、苦い思い出も少しずつほどけていくように感じたのだ。

実習記録は手元にあり、度々読み返す。さまざまな体験の記録や、指導者の温かくも厳しいコメントは、今も私に語りかけてくる。当時の実習指導者、担当教員、出会った利用者、そして実習生だった自分自身からのエールに満ちている。立ち止まり自問することで、自分の実践を振り返る糧となり、背中を押してくれるのである。

第5章 医療機関における実習

精神障害者は、精神科医療機関での治療を長く続けることが多い。日本の精神障害者の歴史と現状をふまえ、権利擁護を念頭に置いて、医療機関における精神保健福祉士の役割を理解することが必須である。対象者を理解するとともに、多職種協働の中でソーシャルワーカーが行う生活支援を学ぶ実習となる。

1

精神科医療機関を理解するとともに、精神科医療機関における精神保健福祉とその課題を学ぶ。

2

精神科医療機関における受診、入院、退院支援、多職種チームや地域との連携、医療における権利擁護について理解を深め、精神保健福祉士の視点や役割を具体的に学ぶ。

3

入院治療の時代から移行しつつある地域医療とケアの拠点となる精神科診療所における精神保健福祉士の役割とデイケアの実際を理解する。同時に実習でどこにポイントを置いて学習すべきかを解説した。

1. 精神科医療機関の現状

2013（平成25）年の**精神保健福祉法**改正（2014〔平成26〕年4月1日施行）により、保護者制度が廃止され、医療保護入院においては家族等の同意が入院の要件となった。また、医療保護入院者に対する早期退院促進のため、**退院後生活環境相談員**が精神科病院に配置され、その中心的役割約7割を精神保健福祉士が担っている[1]。早期の退院支援を目指したさまざまな取組みや「精神障害にも対応した地域包括ケアシステム」の検討が2017（平成29）年度より始められているが、日本の精神病床数は微減で滞っている（2007年から2016年で1.6万床減）[2]。

精神障害にも対応した地域包括ケアシステム
➡ p.123
第6章1節D.〔2〕参照。

また、令和2年度精神保健福祉資料（630調査）によると、精神科病院への入院は、75歳以上が増加傾向にあり、家族介護問題や医療機関での身体拘束、そして長期入院の問題等が複雑に絡みあっているといえる。

2020（令和2）年1月から続いている新型コロナウイルス感染症の感染拡大と長期化は、私たちの生活環境や仕事、人との付き合い方などにさまざまな影響を与えている。また、ポストコロナの新様式が定着しつつある現在は、対面や対話を避けなければならないことをきっかけに、人と直接会い、かかわることを避ける傾向や、そばに寄り添い膝を突き合わせることへの抵抗感が強まっていると考えられる。精神科病院でも、ご家族や支援者等の面会や病棟内に入ることへの制限など、外部からの目が入りにくい状況に変わってきている。

このように、精神科医療機関は、社会のさまざまな変化に影響を受けながらも、予防、地域ケア、継続した治療、入院期間の短縮化、社会的入院の解消等、取り組むべき課題が山積している。

A. 精神科医療機関の種別

医療法
昭和23年法律第205号。病院、診療所、助産所の開設、管理、整備の方法などを定める日本の法律。

精神病院の用語整理法
正式名称は「精神病院の用語の整理等のための関係法律の一部を改正する法律」。

まず、精神科医療機関と精神科病院の用語を整理しておこう。医療機関は、**医療法**において医業を行うための場所を病院と診療所に限定している。病院は、20床以上の病床を有するものとし、診療所やクリニックは病床を有さないものまたは19床以下の病床を有するものとしている。さらに「病院」は6種類に分類され、精神科病院はその1つであり、精神病床のみを有する病院である。2006（平成18）年12月に｜**精神病院の用語整理**

法」が施行され、名称が「精神病院」から「精神科病院」に改められた。

　これらを踏まえ、精神科医療機関を大別すると①精神科病院、②クリニックや診療所、③地域医療支援病院（旧総合病院）や大学病院内にある精神科がある。

　近年、精神疾患患者数は 419 万 3,000 人（外来 389 万 1,000 人、入院 30 万 2,000 人）[3]で増加傾向にある。また医療機関では、精神科、神経科、心療内科、メンタルヘルス科などさまざまな科名が標榜されているほか、一部の小児科では、発達障害や子どもの心身症を専門としているところもある。これらの医療機関は、外来や入院診療、訪問診療や往診に加え、外来でのデイケアや集団精神療法などリハビリテーションを行っているところもあり、機能が多様化している。

B. 精神科医療機関における精神保健福祉士の課題

　精神科の疾患は継続した治療が必要であるため、その人の生活状況に適した医療機関との付き合い方が大切である。生活の中に医療が継続的に繋がっていくことが必要であることを理解し、医療を含めた生活支援を展開していく視点が精神保健福祉士には必要である。

　民間病院が多くを占める日本の精神科医療機関は、制度政策そして**診療報酬**に大きく影響を受け、病院の経営状態が雇用される側の生活にも影響を与えやすい関係にある。そのため、組織との間でジレンマを感じたり、自分の立ち位置に悩んだり、業務の忙しさに翻弄されてしまうこともある。しかし、ソーシャルワーカーとして大切にするべきことは何か、専門職として責任ある仕事をしているのかを確認することを心がけたい。

2. 精神科病院における実習

A. 精神科病院における実習とは

[1] はじめに

　医療機関は専門職種の集まりであり、現場では医師、看護師、作業療法士等を目指す多くの学生がみなさんと同様に実習を行っている。精神保健福祉士は、医師や看護師に比べ実習内容がやや抽象的であることも多く、

実習生自身が、これでいいのだろうかと不安に思うこともあるかもしれない。しかし、「**クライエントとのかかわり**」を通して、自分がどのようなことを感じ、考えたのか、直接かかわった体験を想起（語る、記録等）することが、まず最初である。そして内省したり、つまずいたり、引っかかりを感じたり等の現場での体験を養成校で学んできた理論に結びつけ、専門職として適切な考えや価値を自分の中に取り込んでいくことが、専門職になるには欠かせない大切な学習過程である。これらの作業を繰り返し行うことと、クライエントと直接的なかかわりをもつことの実践的な学びなくしては、実習とはなり得ない。スーパーバイザーの指導を受けながら自信をもって実習を行ってほしい。

［2］ 精神保健福祉士の業務の対象者

　公益社団法人**日本精神保健福祉士協会**は『**精神保健福祉士業務指針（第3版）**』の中で、精神保健福祉士の業務対象者を、すべての人びとと、集団、地域、社会としている[(4)]。その中でも、精神保健福祉士の実践において中心課題としてかかわる主な対象に以下を挙げている。

- 精神医療および精神保健福祉サービスを必要とする人びと
- 精神障害のために、日常生活や社会生活において制限を受けている人びと
- 精神障害のために、権利侵害や差別などを受けている人びと
- メンタルヘルスの課題を抱え、精神保健福祉サービスや支援を必要とする人びと
- 生活課題を潜在的にもち生きづらさを抱えつつ必要な支援が届いていない人びと
- メンタルヘルスの増進、精神疾患・精神障害の予防（国民全体）

［3］ 精神科病院における実習の特徴

　精神科病院での実習を始めるにあたりまず理解しておきたいことは、精神科病院が、医療の遂行を第一義としている場であることである。そしてもう1つは、精神科医療の歴史的背景についてである。精神保健福祉士には、長期間の入院を余儀なくされた人びとが、退院して地域社会で一人の市民として生活をしていくことを支援する役割があることを理解しておくことが大切なポイントの1つである。

　その上で精神科医療分野における精神保健福祉士の役割は、すべての人に等しく医療を受ける権利を保障し、その人にとってよりよい生活を送れるよう必要な支援を提供することである。

精神科病院実習の特徴として、以下の5つが挙げられる。

①受診または入院援助

②急性期における患者や家族支援

③地域移行支援（退院支援）

④多職種チーム医療、関係諸機関・支援者と連携した支援

⑤外来通院患者や家族への支援

（1）受診または入院支援

　多くの人が、病院に行くのは気が重い、できることなら行きたくない、と思うであろう。もしあなたが心身に不調を来した場合、すぐに精神科に行こうと思えるだろうか。

　精神科病院に受診や入院の相談をしてくる人の状況はさまざまである。自ら受診の必要性を感じたり、ご家族が様子を心配して受診や入院をさせたほうがいいだろうかと悩んでいたりと多様である。精神保健福祉士は、そのような状況の聞き取りをしながら、精神保健医療福祉の知識を用いて相談を進めていく。

（2）急性期における患者や家族の支援

　精神科医療機関の特徴は、精神疾患のために治療を要する状態にある人（患者）を対象としていることである。急性期の病状では、精神保健福祉法上の医療保護入院や措置入院といった非自発的入院の場合もあり、入院を不本意に感じている人や、入院により生活や仕事、金銭面等を不安に思い、焦りや不安を強く抱き切迫した感情を持っている人もいる。2013（平成25）年の**精神保健福祉法**の改正により、医療保護入院者には入院後7日以内に退院後生活環境相談員を選任することが定められ（障発0124第2号）、主に精神保健福祉士がその役を担っている。精神保健福祉士は入院して間もないときからさまざまな状況下の患者と出会い、かかわりをもちながら支援を行っていく。

　養成校では統合失調症や躁うつ病、アルコール依存症などの精神疾患について基礎的な学習を行い、実習ではそれらの疾患の治療をしている患者と接することになる。「症状がある人にどのように接したらよいのか」「自分の言った言葉で具合が悪くなったらどうしようか」「きちんと話ができるのだろうか」等の戸惑いや不安を抱くかもしれない。実習はそれを体験し学ぶためのものである。コロナ禍においては、対面が難しくオンラインを利用した面接やグループ活動を行っている場合もあるが、目の前の患者から、自身の疾患や症状や感じていること、服薬についての考えや、退院への希望等、患者の思いや体験を直接聞かせてもらえるように努力しよう。そして、そこでの実習生自身の感情にも向き合ってほしい。また患者だけ

精神保健福祉法
正式名称は「精神保健及び精神障害者福祉に関する法律」。

精神保健福祉法の改正
①精神障害者の医療を確保するための指針の策定、②保護者制度の廃止、③医療保護入院の見直し、④精神医療審査会に関する見直し。

ではなく、その家族がどのような思いを抱えているのか等を、**家族面接**の陪席や、あるいは**家族会**や**心理教育**グループ等に参加させてもらいながら感じ取り、精神保健福祉士がどのような支援を行っているのか、直に学習する機会を大切にしたい。このような体験を重ねることにより、自身の知識がより具体的になったり、あるいは考えの偏りに気がついたりすることができる。

(3) 退院（地域移行）支援

　私たちが何らかの疾患のために入院した場合、入院治療が終わり在宅での療養が可能と医師により判断されたら速やかに退院することは当たり前である。しかし精神科の場合は「当たり前」と言い切れない現状がある。

　日本は、世界的に見ても精神科病院の入院期間が長い。令和2年度精神保健福祉資料によると調査時の入院者数26万9,476人のうち、入院1年未満は10万2,352人、入院1～5年未満が8万5,743人、5～10年が3万5,694人、10年以上が4万7,687人と発表されている。また特に、精神科療養病棟、認知症治療病棟で入院の長期化傾向が強い(5)。

　しかし、退院支援は入院時から始まり、早期退院に向けたさまざまな取組みがされている。ソーシャルワーカーによる退院支援は精神保健福祉士という資格がない時代から、それぞれの医療機関の考え、努力と工夫により行われていた。だが一方では、患者を多く退院させたソーシャルワーカーが解雇されたり、病院の経営安定のために退院者数が制限されたりということが起きていた。こうした歴史を経て、退院支援は政策化され、国として取り組む課題となってきたが、長期間入院している患者の中には、退院は「積極的に望んでいない」と語る人もいる。また、家族が退院に不安を強く感じていることもある。

　実習では、退院を目指している患者への具体的な支援の実際を学習する一方で、入院生活の歴史や状況、家族との関係、今の気持ちなど、さまざまな思いを患者から話を聞かせてもらい、精神科病院でその人がどのような人生を歩んできたのかを考えてみてほしい。そして、精神保健福祉士として、地域で生活することが当たり前である、という考えを確実にしていきたい。

(4) 多職種チーム医療、関係諸機関・支援者との連携した支援

　精神保健福祉士は相談支援を進めるにあたり、本人の了解のもと院内外の関係諸機関や多職種と連携している。院内で連携する相手は医師、看護師、薬剤師、作業療法士、臨床心理士、レントゲン技師、管理栄養士、調理師、医療事務員、他部署配属の精神保健福祉士等である。このような職種で患者の処遇にあわせたチームが作られる。また医療機関によってはア

ルコール依存症、虐待防止、自殺未遂者ケアに関するチームなど精神科医療のさまざまなチーム医療において、精神保健福祉士のチーム構成員としてのかかわりが求められている。

そして院外での連携では、保健師、グループホームや就労支援事業所の相談員、地域包括支援センターの介護支援専門員、児童相談所や教育機関、企業など広域、多職種にわたる。このように精神保健福祉士は、院内外の関係諸機関・人とつながり、**支援のネットワーク**を築いていくところに特徴がある。退院支援においては、患者のニーズに寄り添い、疾病と障害を併せ持つ暮らしを支援していくための個別の支援ネットワークを一つひとつ作り、医療・保健・福祉・介護等の**連携**による専門的、かつ切れ目のない包括的なケアの提供に向けて、支援の中心を地域へ移行していく。こうした取り組みは医療機関で行う退院支援の醍醐味である。院内外の連携先とのコーディネイトは精神保健福祉士の重要な役割の1つとなっている。実習では、ケースカンファレンスへの陪席や精神保健福祉士の連携業務等の観察、またデイケア等のグループ活動への参加等を通して、**多職種協働チーム**について学習することができるであろう。

(5) 外来患者や家族への支援

精神障害を持つ人の多くが地域で暮らしている。それぞれの生活スタイルを尊重しつつ、日々の生活支援を行っていくサービスが地域には多くある。精神科医療機関では、外来診療のほか、デイケア等のリハビリテーション事業、訪問看護や訪問診療のサービスの機能をもっているところもある。病棟では「患者」だった人が、市民として生活をしているところに訪問したり、デイケアのプログラムで一緒に時間を過ごしたりしながら、生活の中に治療を組み入れていく支援や、その人の暮らしぶりを理解する支援について、実際に体験する機会となる。

B. 精神科病院の理解

[1] 精神障害者法制の歴史

精神科病院の理解には、日本の精神障害者法制の歴史についての理解が欠かせない。実習の配属先医療機関がどのような時代に設立されたのか、ソーシャルワーカーがいつの時代から配置されたのか等を知ることは、机上の学習が実践と結びつき、その医療機関の理解につながる。以下の法制については、改正の特徴を理解しておくことが必要である。
• 精神病者監護法：1900（明治33）年〜1919（大正8）年
• 精神病者監護法と精神病院法の併存：1919（大正8）年〜1950（昭和

25) 年

- 精神衛生法：1950（昭和25）年〜1987（昭和63）年
- 精神保健法：1987（昭和63）年〜1995（平成7）年
- 精神保健福祉法：1995（平成7）年〜現在
- 精神保健福祉法改正：1999（平成11）年、2005（平成17）年、2013（平成25）年

［2］ 外来治療と入院治療

　精神科病院の治療には、**外来**と**入院**がある。

　外来診療においては、外来での診察のほか、医師の指示に基づくリハビリテーション、医療機関によっては訪問診療を行っている場合もある。外来診療は、2週間や1ヵ月に1度、といった定期的な医師の診察において、患者は疾患や薬、さまざまな生活上の問題について相談を行う。またデイケア等のリハビリテーションでは、グループ活動（例：スポーツやパソコン、喫茶、就労準備等）を通して、規則正しい生活を送るきっかけ作りや、人や社会と関わることに慣れていく体験など、生活をしていくための基盤作りを患者は医師の指示のもとに行っている。

　入院治療については、患者本人の意思による入院（**精神保健福祉法 20条任意入院**）とそうではない非自発的入院（精神保健福祉法 29条**措置入院**、同法 33条**医療保護入院**、同法 33条の7**応急入院**）に大別することができる。精神科病院は、本人の意思に反しての入院と行動の制限が一定の条件下で認められていることが大きな特徴である。さらに、医師により治療が必要と判断されたが、本人が治療に同意することが困難なため、医療機関に繋がることができない場合には、一定の条件下において強制的に医療機関へ移送することができる（精神保健福祉法 34条**医療保護入院等のための移送**）ことも定められている。これらを定めた精神保健福祉法は、事前学習として改めて確認しておきたい。また、このほかに医療法、**医療観察法**に則った診療が行われていることも押さえておきたい。

［3］ 病棟の種類

　精神科病院では老朽化した病棟の建て替えが進み、精神科病院の象徴でもあった鉄格子を目にすることが少なくなっている。一方、精神保健福祉法（36条1項）では行動制限について「精神科病院の管理者は、入院中の者につき、その医療又は保護に欠くことのできない限度において、その行動について必要な制限を行うことができる」としている。これに則って鍵による行動の制限が、精神科病院では行うことができる。精神科の入院

医療保護入院等のための移送
1999（平成11）年の法改正により新設、2000（平成12年）4月から施行。

医療観察法
2003（平成15）年7月15日成立。
正式名称は「心神喪失等の状態で重大な他害行為を行った者の医療及び観察等に関する法律」。
「心神喪失者等医療観察法」とも略す。

病棟は開放と閉鎖に大別できる。**開放病棟**は、出入り口には鍵がかけられておらず、患者は原則として自由に出入りができる。対象は任意入院の患者である。一方、**閉鎖病棟**は、病棟の出入り口に、精神障害の患者の保護と安全のために鍵がかけられている。職員のみが鍵を持ち患者は出入りが自由にできない。また、その閉鎖病棟の中に、「**保護室**」と呼ばれる隔離室が設けられているところもある。閉鎖病棟は特に、患者の行動を制限することになるため、精神保健福祉士は「病状が悪いから仕方がない」ではなく、患者が語る不安や不満等の声にも丁寧に耳を傾け、**権利擁護の視点**を学んでほしい。

［4］機能別病棟

　精神科病院の多くは機能別病棟になっている。たとえば、精神科救急（スーパー救急急性期治療病棟）、準急性期（亜急性期）病棟、社会復帰（地域移行）病棟、認知症治療病棟、アルコール依存症治療病棟、ストレスケア病棟、児童思春期病棟、精神療養病棟、医療観察法病棟、身体合併症病棟などである。かつては、開放、閉鎖、男性、女性というように医療機関側の管理のしやすさで分けられていたともいえるが、昨今は診療報酬と有資格者の配置数により分けられていることも多い。配属された精神科病院の病棟がどのような機能で分けられているのか、そこでの精神保健福祉士や他職種の配置がどのようになっているかを知り、配属先への理解を深めていこう。

C. 精神科病院における精神保健福祉士の役割と業務

［1］精神科病院における精神保健福祉士の役割

　近年の医療機関における精神保健福祉士業務は、広範囲かつ複雑化し、スピードが必要となってきている。その要因として、利用者のニーズの多様化やさまざまな制度の複雑化、精神保健福祉士の活動の場の広がり、そして精神保健福祉士が、院内外のマネジメントの役割を担うようになっていることが考えられる。精神保健福祉士の役割は、相談室、院内中心の業務から、デイケア等リハビリテーションスタッフ、訪問スタッフ、また、医療機関併設のグループホームの世話人や特別養護老人ホーム（介護老人福祉施設）等の高齢者施設の相談員としての業務、そして地域移行推進室業務、地域連携（**病診連携、病病連携**）業務等多岐、広範囲にわたっており、ひとくくりにその特徴を示すことは難しくなってきている。

　精神保健福祉士は国家資格化されたことにより社会的認知が高まり、専

病診連携、病病連携
地域の中で、医院・診療所と病院、または病院同士が相互に役割と機能を分担し、一貫性ある、よりよい医療を患者に提供すること。

門職としての活動領域も広がり、メンタルヘルスにかかわる専門職としての期待もされている。公益社団法人日本精神保健福祉士協会は「Psychiatric Social Worker（PSW）」から「Mental Health Social Workers（MHSW）」に英語表記を変更している（2020〔令和2〕年6月）。また医療機関では、精神保健福祉士の配置やかかわりが、診療報酬に反映されることが増えてきている。たとえば、精神科退院前訪問指導科、精神科地域移行実施加算、精神科訪問看護・指導、療養病棟や急性期治療病棟への配置、精神科退院時共同指導料などである。その反面、診療報酬に反映されていない業務は、組織内の役割に左右される現状もある。医療機関に社会福祉学を学問的基盤とする精神保健福祉士がなぜ配置されるのか、治療や退院支援における単なる調整役ではない、精神保健福祉士としてのかかわりの価値へのこだわりは、実習の中で感じ取れるとよい。

［2］精神科病院における精神保健福祉士の業務

　医療機関における精神保健福祉士の役割は、「全ての人に等しく医療を受ける権利を保障し、その人にとってより良い生活を保障するために必要な支援を提供すること」とされている[6]。本人と家族が疾患の回復とともに、安心して地域生活を送れるように、再発の予防や住環境の整備、経済的な安心、家族関係の調整などを含む、**心理社会的要素**に重点を置く医療チームメンバーの一員である。

図5-2-1　精神科病院における精神保健福祉士の業務の例

○受診・入院相談	**機関内チームへの参画**
○退院（地域移行）支援	○精神保健福祉法等遵守のための情報提供
○外来通院中の相談	○行動制限最小化委員会や各種医療チーム等への参加
○社会参加と活動への支援	○カンファレンスやケア会議への参加
○患者、家族の権利擁護	○地域移行促進にかかわる機関内チームや委員会、外部機関との連携、調整　など
○家族支援	
○家族教室や家族心理教育	**より広範囲にわたる活動への参画**
○危機介入　○他科受診相談	○広報啓発（地域市民、関係諸機関等）活動
○デイケアや集団療法	○ボランティアの育成や活動支援、院内・外調整
○各種社会資源の紹介や利用支援	○院内行事や委員会等への参加
○経済的問題支援	○後進教育、育成に関わる指導や
○就労や就学への支援	○関係諸機関との医療連携　など
○日常生活支援　など	

出典）筆者作成.

次の図5-2-1は、精神科病院における精神保健福祉士の業務の例を表している。精神保健福祉士の業務は、相談室や病棟における相談支援、デイケア等のリハビリテーションプログラム、地域連携、訪問支援等かなり幅広い。そして特徴は、精神保健福祉士がこのようなさまざまな業務を、機関内外にまたがって担っている点である。精神保健福祉士の業務を、入院中や外来通院中などクライエントの状況で分けて考えることもあるが、支援の原則は変わらない。ここでは、病棟、外来、家族支援、権利擁護について学ぶ。

(1) 病棟での業務

入院病床を有する精神科病院では、診療報酬上に規定された人数の精神保健福祉士が配置されていることが多い。たとえば、精神科救急・合併症入院料（施設基準：病棟に2名以上の精神保健福祉士配置）等である。一方で、診療報酬には定められていない病棟を担当する精神保健福祉士は100名以上の患者を担当していることもあり、精神保健福祉士の配置は、医療機関による差がある。

病棟業務の特徴は、退院を意識したかかわりが入院後、間もなくから開始されている点である。たとえば、退院後の住まいや生活環境、支援者のネットワークをアセスメントしたり、入院後すぐに、退院支援計画を立てたり、また退院後生活環境相談員の多くが精神保健福祉士であることを踏まえると、精神保健福祉士は入院中から地域の支援者につなぐ支援を行っている。入院中に開催されるカンファレンスに、患者や家族等と相談の上、保健師や役所の障害支援担当者やケアマネージャー等の地域援助事業者等に参加してもらうなど、入院中から地域の支援者と顔の見える関係を作っている。コロナ禍において、直接会い面接をすることが困難な場合には、オンラインを使用するなどの取組みを行っているところもある。

また**社会的入院者**と呼ばれる長期入院者への退院支援は、患者自身の退院への意向を確認したり、また病院以外で生活する場のイメージづくりや先に退院していった仲間から話を聞いたりするなど多方面からの支援が必要なことも多い。病院のスタッフだけでなく、地域移行コーディネーター（精神障害者地域移行体制整備支援事業）や、**ピアサポーター**等と連携をはかりながら、本人のニーズに沿った支援が必要である。

(2) 外来での業務

支援の対象は、外来通院中の患者や家族、またはその関係者等、まだ医療にはつながっていない市民や関係諸機関等である。相談内容は多岐にわたる。一例として、受診・入院にかかわる相談支援、地域で活動できる場を知りたい等の社会資源の利用の相談、**障害年金**や**自立支援医療制度**を利

ピアサポーター
障害や疾患等の経験をもち、その経験を活かしながら、対人援助の現場等で働き、障害や疾患等の中にある仲間のために支援やサービスを提供する人。

用したい等の制度の利用の相談、親族の介護や親子関係についてなどである。また、医療機関によっては、初診患者の**インテーク面接**や入院時の初期ニーズの把握や入院費用の説明等のための面接を行っている場合もある。

　また、デイケアやデイナイトケア等を利用しているメンバーへの生活支援、指導、危機介入も精神保健福祉士の役割の1つである。患者の自宅を直接訪問し、日常生活に密着した相談支援（訪問指導業務）を行っている場合もある。

（3）家族への支援

　精神障害者がある人の家族が置かれてきた状況を歴史的に見ると、患者を保護・監督する存在として位置づけられるところから始まっている。1900（明治33）年に成立した精神病者監護法は、親や戸主等の家族の中から監護義務者を定め、精神障害者を私費で**私宅監置**させることを定めている。2013（平成25）年の精神保健福祉法改正で「**保護者制度**」は廃止されたものの、医療保護入院における同意者が「保護者」から「家族等」に変更されただけで「家族」が同意権を持つことは変わらない。家族は今なお、重い負担を背負っていると考えられる。

　実際、精神科病院への受診や入院に関する相談が、家族のニーズから開始されることも多い。家族は、「精神の疾患だから誰にでも相談できるわけではない、居住している行政の窓口には相談しにくい」等のさまざまな理由が絡みあい、やっとの思いで相談に来られる場合も少なくない。患者の入院中も、疲れを癒す間もなく仕事や患者の対応に追われ、疲れきってしまっている家族もある。精神保健福祉士は患者の支援者とともに、その家族がもっている力が発揮され家族自身が生活を維持できるように支援を行うことが必要である。個別面接のほか、医療機関によっては家族会や心理・疾患教育等のプログラムを実施しており、精神保健福祉士が医師や看護師、薬剤師等と協働してそれらのプログラムの一部を担当している場合もある。

（4）権利擁護について

　権利擁護は、精神保健福祉士にとって、とても身近であるが故に自覚しにくさも併せ持ち、具体的な取組みが難しく感じることもある。しかし精神科医療機関においては特に重要な視点である。精神科病院は、歴史的に法律に基づいて非自発的入院と行動制限が認められてきている施設である。だが、たとえ法に規定されているとはいえ、それ以外の方法の検討や、またそれが必要最小、最短であるのか等がとても重要である。

　2004（平成16）年の診療報酬改定で「医療保護入院等診療料」で、**行動制限最小化委員会**の構成委員に精神保健福祉士を含むこと、とされてい

私宅監置
行政庁の許可を得て、私宅の離れや自宅内に一室を設け、精神病者を監置することを認めていた日本のかつての制度。

保護者制度
配偶者や家庭裁判所で選任を受けた者が、精神障害者に必要な医療を受けさせ（医療保護入院時の同意）や、財産上の保護を行うなど、患者の生活や行動等について保護する任を負っていた制度。

行動制限最小化委員会
精神科入院医療において、精神症状の悪化のために隔離・身体的拘束等で患者の行動の制限が必要とされる場合には、患者の人権に配慮しつつ、病状に応じて最も制限の少ない方法で行う必要がある。行動制限最小化委員会は、具体的な臨床活動において、この理念を実現するための組織として位置づけられている。

る。つまり、精神科医療において行われる行動制限において、精神保健福祉士はその適正についての評価や、処遇について意見をすることが求められている。

精神保健福祉法38条の4では、精神科病院に入院中の者または家族等は、都道府県知事に対し、精神科病院での**処遇改善**や**退院請求の申し立て**ができることが規定されている。さらに精神保健福祉法12条では、各都道府県に「**精神医療審査会**」を設置することを規定し、その機能として「精神障害者の人権に配慮しつつその適正な医療及び保護を確保するために、精神病院に入院している精神障害者の処遇等について専門的かつ独立的な機関として審査を行う」としている。精神保健福祉士は、患者や家族等から、このような相談やご意見を受けた時には、権利擁護の視点を十分に発揮した支援が求められる。

実習生は、新鮮な目と感覚で実習機関に入ることができる。これを活かし、職員が何気なく行っていることを「どうしてだろう」と疑問に思い、スーパーバイザーや現場の精神保健福祉士に尋ねてみることは、お互いの振り返りのきっかけとなることが期待できる。良かれと思ってやっていることが、権利侵害になってはいないかなど、精神保健福祉士の権利擁護の視点は、入院や外来を問わず基盤となるところであり、日々点検しながら自分の感覚を磨いていく必要がある。

精神医療審査会
精神医療審査会は5名の合議体で、精神科医療の学識経験者2名以上（精神保健指定医に限る）、法律に関する学識経験者1名以上（弁護士、検事など）、精神障害者の保健または福祉に関し学識経験を有する者1名以上（精神保健福祉士、保健師など）で構成される。

D. 精神科病院実習を始めるにあたって

実習は、自分の価値観を揺さぶられ、緊張の連続であり、強烈に印象に残る体験である。実習をより充実した内容にするために、疑問に思ったり感じたりしたこと等を、現場の**スーパーバイザー**の指導を受けながら、自分自身が考え、机上の学習と現場での体験を結び付けていくことが大切である。また、スーパーバイザー以外の現場の精神保健福祉士と積極的に話をすることも貴重な体験である。そのような体験を通して、実習生自身のソーシャルワーカー像が具体化されるであろう。

そして精神保健福祉士の現場実習は、面接の技術や支援の手法を学ぶことが主眼ではないことも改めて確認したい。精神保健福祉士としてのかかわりの原則、つまりクライエントを「精神障害者」ではなく、1人の「○○さん」として理解すること（個別化）、クライエントの「今、ここで」の立場や気持ちを受け入れ、共感ができること、充分にかかわること、クライエントが生活の主体者であることやコミュニティの視点等を体験的に理解することが大切である。そのためにはクライエントとかかわり、その

スーパーバイザー
supervisor

人が暮らしてきた歴史や家族史、社会関係の経験、それらをどのように感じているのか、これからの希望等を丁寧に聴くことが必要である。

　実習課題の1つとして、「ケース（事例）研究」を課題とする場合もある。まずはクライエントとかかわること、その上で過去のケースワーク記録や担当者からの情報収集を行い、実習生自身がアセスメントをし、支援計画を立てることが必要である。実習は、これからの仕事の模擬体験である。より多くのことを体験し、研鑽を積むことが専門職には必要である。実習中も臆することなく、さまざまな体験をしてほしい。

▌理解を深めるための参考文献

● ラップ，C. A. & ゴスチャ，R. J. 著／田中英樹監訳『ストレングスモデル──リカバリー志向の精神保健福祉サービス（第3版）』金剛出版，2014.
ストレングスモデルの考え方や概念を、実践的にわかりやすく、事例を交えて論じている。

● 蔭山正子編『精神障がい者の家族への暴力というSOS──家族・支援者のためのガイドブック』明石書店，2016.
精神障がい者の家族への暴力に関する研究結果がまとめられている。精神保健福祉士として、暴力の実態を知ると共に本人、家族への支援のあり方を考えることができる。

● 呉秀三・樫田五郎著／金川英雄現代語訳・解説『精神病者私宅監置の実況』医学書院，2012.
近代日本における精神障害者や家族の置かれていた状況を、写真や解説によりリアルに感じ学ぶことができる。

表5-2-1　精神科病院における実習プログラム例

	実習内容	実習の目標
1日目（午前）	**オリエンテーション・病院内見学、関係部署への挨拶** • 実習課題とプログラム、指導体制等の確認 • 病院の概要（歴史、機能、役割、特徴等）の理解 • 精神保健福祉士の配置や業務に関する理解	• 実習の課題、計画、内容、日程等の再確認 • 医療機関のもつ機能や役割の理解 • 医療機関の精神保健福祉士の役割や業務内容の理解 • 実習が円滑に行えるように施設見学や挨拶を行い、準備する
（午後）	**急性期治療病棟（閉鎖）** • 急性期治療病棟の機能、役割、特徴、急性期治療病棟の精神保健福祉士の業務、役割等についての理解 • 多職種との連携を観察 • 患者とのコミュニケーション	• 急性期治療病棟、担当精神保健福祉士の機能、役割等について理解する • 病棟に慣れ、患者に挨拶をする • 閉鎖病棟、行動の制限等について精神保健福祉法を体験と共に理解を深める
2日目 3日目 4日目	**急性期治療病棟** • 病棟（看護師）申し送りに同席し、患者の病状について知る • 患者から入院の経過や今後の希望等を直接聞く • 精神保健福祉士の面接に陪席 • 退院後生活環境相談員の業務の理解（個別面接やケースカンファレンスへの陪席等） • 家族心理教育グループに陪席	• 入院患者の状況や気持ちの理解 • 精神疾患の理解 • 急性期治療病棟（閉鎖、非自発的入院、行動の制限など）の特徴を学ぶ • 医療保護入院における、退院後生活環境相談員の役割について理解する • 急性期治療病棟における精神保健福祉士の役割、かかわりの理解を深める • 自分自身の態度や言動に着目する • スーパービジョン • 家族の思いを聞き、家族支援の理解を深める
5日目	**高齢者療養病棟（閉鎖）** • 超長期入院者の存在から、精神医療の歴史を理解する • 精神疾患をもつ高齢者の退院支援、地域の支援者との連携を理解する • 介護保険制度を理解する	• 精神科医療の歴史、超長期入院者の存在を知る • 高齢者の退院支援で利用する制度や地域との連携を理解する
6日目 7日目 8日目	• 養成校教員の巡回指導 **デイケア** • デイケアの機能と役割、精神保健福祉士の業務と役割の説明を受け、理解を深める • プログラムを通して精神科リハビリテーションについて学ぶ • 生活支援について理解する • メンバーとのコミュニケーション • グループ活動への参加 • 精神保健福祉士の面接に陪席 • スタッフミーティングに陪席し、多職種チームアプローチ、生活支援について学ぶ	• デイケアの役割について理解を深める • グループを用いた支援について理解を深める • メンバーとのかかわりを通して、メンバーの思いやおかれている状況等を理解する • デイケアでの他職種と精神保健福祉士とのかかわり方、役割、実務について理解をする • 生活支援について学習を深める • これまでの実習を振り返り、今後の実習計画や目的を再確認する • スーパービジョン
9日目	**外来業務** • 外来通院者や家族等からの精神保健福祉相談や受診、入院支援等についての業務の理解 • 精神保健福祉士の業務を観察し、可能な範囲で、インテーク面接や個人面接に陪席 • 非自発的受診・入院支援の実際を学ぶ	• 精神科医療機関での外来の役割、精神保健福祉士の支援を学ぶ • 家族相談・支援について理解する • 非自発的な受診・入院と権利擁護について学ぶ • 面接に陪席または観察することから、相談の進め方を学ぶ • 精神保健福祉法の理解を深める
10日目 11日目	**地域移行病棟（開放）** • 地域移行病棟の特徴、機能、役割、精神保健福祉士の配置や役割等の説明を受ける • 入院患者とコミュニケーション • 社会的入院者の生活史に触れる • 病棟外活動（地域の社会資源等の見学）へ同行 • グループ活動（SST）、ピアサポーターとの交流会などへの参加 • 地域移行支援者（コーディネーター）とのミーティングに同席	• 入院患者の現況や気持ちを理解し、その人の歴史にも目を向ける • 地域移行病棟における精神保健福祉士の視点やアプローチ、かかわりについて理解を深める • 退院促進の実際について理解を深めると共に、地域関係機関と医療機関との連携について、ソーシャルワーク実践から学ぶ • 自分自身の持ち味を活かし実習を深めていく
12日目	**実習のまとめ** • 関係部署への挨拶 • 実習の総括、スーパーバイザーとの振り返り、実習目標達成に向けて取り組んだことや新たな課題を整理 • 実習反省（報告）会	• 実習全体を通して感じたことや体験したこと、消化しきれていないことなどを指導者と共に振り返り、養成校での学習に繋げる • 自分が考えたことなどを言語化し発表する

精神科病棟での出会いから学ぶ

ソーシャルワーカーオフィス 葵　精神保健福祉士　三瓶芙美

精神科病棟実習での出会いは貴重である。実習生は、病棟で過ごす中で患者らと出会い、やり取りを交わし、かかわる機会が積み重ねられるうちに、やがて切なる想いに触れ、生身の個人として対峙する。「なぜ入院しているのだろう」「これからどうなるのだろう」等、疑問や知りたい関心も湧くだろう。アセスメントや個別支援計画立案の過程では、その患者の入院の経緯や生活史等の背景に触れ、患者本人の意向と周辺の状況との狭間で、自己実現に向けた支援とはどんなことだろうと考察する。また、病棟という閉鎖的な環境や制約の中で、患者がどんな想いで過ごしているのかに触れ、共に過ごす体験を経て、改めて権利擁護について考える機会にもなるだろう。

筆者自身、病棟実習でのAさんとの出会いは忘れられない。長期入院を経て退院準備期にあったAさんは「ここ（病院）にはもう居たくない。でも退院もしたくない。きっと退院したら、独りで死んでも誰も自分に関心ないだろうから」と語り、その想いに圧倒された。Aさんの不安や投げやりそうな気持ちが自分にも乗り移ったような気持ちがして、真意も分からず、返す言葉に詰まった。退院は非現実的なことのように思えた。

後日、数回目の退院準備の外泊に、指導者と同行した。役所での手続き、交通機関の利用練習、買い物等が予定されていた。交通量の多い大通りでは、一度で渡り切れず中央分離帯で信号待ちをすることになり、Aさんの目を通すと、いつもの街並みが違う世界のようでショックを受けた。指導者は、手続きや買い物等必要以上には手を貸さず、Aさんの力を引き出すよう見守り、自宅ではAさんから「お客さん」としてもてなされて振る舞う様子も印象的で、長きに渡る関係性からくる互いの信頼が感じられ、眩しく見えた。

「無事に帰ってくるだろうか」筆者の過度な心配をよそに、Aさんは翌日タクシーで颯爽と帰院した。Aさんの力も再発見し、筆者自身がAさんを「疾病」や「障害」のフィルターで心細く見つめていたことを自覚した。

指導者からは、疎遠な家族、地域資源の乏しさ等、長期入院の退院支援の難しさも学ぶ一方で、Aさんの病棟への不満の鬱積や、介護保険年齢に到達したことでサービス利用拡充のチャンスに繋がったこと等が、家に帰りたいAさんの退院を後押ししたと伺った。長期間入院したAさんの複雑な心境は、測り知れなかった。しかし、指導者らの地道なかかわりや存在が、Aさんの寂しさや地域生活への不安を大きく支えているのだということを肌で感じた。「また戻ってくるかもよ」とはにかむAさんは嬉しそうで、実習生だった筆者の前に、「長期入院者」ではなくあの家で暮らす「一人の人」として浮かび上がった。

出会い、向き合い、習い、自分ならどんな関わりができるだろうと考え続けた精神科病棟実習の日々であった。多くの出会いから気づきを得て、学びの種にしてほしい。

E. アルコール専門医療実習の目的と課題[1]

[1] アルコール専門医療実習の目的

　アルコール専門医療における精神保健福祉士の実習の目的は、アルコール医療の目的や治療体系、アルコール依存症者の特性や回復過程を理解し、必要な知識や援助方法を学習することを通じて、精神保健福祉士がアルコール医療において果たす役割を理解することにある。アルコール依存症からの回復には医療の対応が不可欠であるが、医療以外の回復環境も必要であり、精神保健福祉士は医療の役割とその限界を踏まえつつ、援助の全体の過程を通じて回復環境の調整に努めていく。ここではアルコール専門医療の実習の課題、それを具体化していく実習内容とその過程について述べる。

[2] アルコール専門医療の特徴

　アルコール専門医療は日本では1963（昭和38）年に国立療養所久里浜病院（現・久里浜医療センター）が専門病棟を開設したことが始まりである。久里浜医療センターは、2017（平成29）年に国が定めた「依存症対策全国拠点機関」に指定され、同時に都道府県での「依存症専門医療機関・治療拠点機関の設置」も定められた。

（1）アルコール専門医療の原則

　アルコール医療では、飲酒によって悪化した「身体状態の治療」と「離脱症状の管理」「断酒の動機付け」が中心である。またその治療は本人の自己選択が前提で、周囲からの強制によって開始されるものではない、という原則がある。治療を受けた結果「断酒」するか「節酒」するかは本人が決めなければならず、またその結果は本人が負うものである。医療や福祉はそれを側面から支援するという考えである。社会復帰が目標であるため、専門病棟では入院期間が限定され多くは3ヵ月ほどで退院となる。アルコールデイケアやアルコール専門外来も行われている。

（2）自助グループとの協働

　もう1つの特徴は、**自助グループ**との協働である。医療だけではなく「断酒会」や「**AA（アルコホーリクス・アノニマス）**」といった当事者の活動である「自助グループ」の存在が大きな役割を果たしてきており、歴史的にみてもアルコール医療の黎明期からの協働関係にある。これは「医療中心」「入院中心」であった精神科医療において先駆的な取組みであったと言える。現在の精神科医療では「当事者中心」という取組みは当たり前のことであるが、このような経過を見ると「アルコール依存症」の援助は精神科医療におけるいくつかの普遍的な特徴を備えて展開されてきた。

自助グループ
セルフヘルプ・グループ。アルコール依存症の場合、当事者がアルコール問題からの回復を目指している自助グループである。

断酒会
全日本断酒連盟。日本初のアルコール依存症者の自助グループ

AA（アルコホーリクス・アノニマス）
Alcoholics Anonymous
アメリカで1933年に活動が開始されたアルコール依存症者の自助グループ。

アルコール医療の特異性だけに捉われず、そこで行われている援助に見られるソーシャルワークの普遍性を見出すことも課題の１つとなる。

（3）アルコール専門医療のプログラム

アルコール専門医療の特徴の１つは「断酒の動機付け」を目的とした「**集団精神療法**」がプログラム化されて提供されていることである。プログラムの柱はアルコール依存症を理解するための「**心理社会教育プログラム**」と患者一人ひとりの「断酒の動機付け」を目的とした「**グループワーク**」の２つである。この２つのプログラムを中心に「作業療法」「運動療法」「個人精神療法」などがそれぞれの医療機関の方針によって組み合わされて提供されている。個人的な精神療法よりも同じ疾患をもつ患者同士の集団力動を活用することに特徴がある。また、入院の場合、入院中から自助グループへの参加もプログラムの１つとして取り入れ、当事者同士の関係作りを行っている。これは、退院後には専門医療機関への定期的な通院と自助グループへの参加を治療方針としているため、入院期間中に体験してもらうことが目的となっているからである。

（4）アルコール依存症者の特徴

精神障害には多くの**スティグマ**が付きまとうが、「アルコール依存症」に対しては「飲酒を止められない意志や性格の弱い人」「社会不適応者」という見方が一般的な捉え方である。アルコール専門医療で実習した学生は「依存症は本人の意志の問題ではなく、飲酒をコントロールできなくなる病気」であることを最初に学び、依存症者に対する捉え方を変えていくことになる。

アルコール依存症者の多くは飲酒による「**身体疾患**」を抱えており身体の治療を必要としている。また長年の飲酒によって社会生活への影響が深刻化していることも特徴である。家族関係も悪化し、職場や家庭内での役割を果たせなくなっている。また本人だけでなく飲酒による暴力などは子どもの成長に影響を与え深刻な問題となっている。収入も低下し、時には住まいや仕事を失っていることもある。生活全体が不安定な状態になっているのである。しかしこのような多問題にもかかわらず依存症者本人は「飲酒問題を認めない」という「**否認**」をしていることが特徴で、このため「断酒」することに抵抗していることが多い。特にこの否認という心理的な防衛機制は治療や援助の障害となっており、そのためにアルコール医療では「断酒への動機付け」が治療の課題となるのである。

このようにアルコール依存症者は身体・社会生活上の問題が深刻化し、飲酒問題の否認という心理状態などの問題が多様化していることが特徴である。そのためにアルコール医療では医師や看護職だけではなく、「ソー

集団精神療法
アルコール医療では個人療法よりも再発予防のプログラムで構成されている集団療法が一般的である

心理社会教育プログラム
アルコール依存症についての理解を深めるための教育的なプログラム

グループワーク
再発予防のプログラムとしては少人数を単位とした認知行動療法を行っている。

スティグマ
stigma
烙印。アルコール依存症は「意志の弱い人」「酒好きでだらしのない人」といった誤解や偏見が強い疾患である。

身体疾患
アルコール摂取による身体疾患は多種多様である。

子どもへの影響
アルコール問題をもつ家庭に育った子どもたちをアダルトチルドレンと名付け、彼らに対しては成長過程からの援助が必要とされている。

否認
アルコール依存症は別名、「否認の病気」と言われてきた。これは本人がアルコール問題を認めずに断酒への動機付けに頑なに抵抗する依存症者に特有の心理状態であるとみなされてきた。近年、否認は社会、家族、あるいは援助者のかかわりの結果としての認知の歪みという捉え方から、認知行動療法などによるかかわりの必要性が唱えられている。

シャルワーカー」や「作業療法士」「臨床心理士・公認心理師」など多職種連携で援助し、さらに社会復帰のためには「生活保護制度」や「児童相談所」「保健福祉センター」や「障害福祉サービス事業所」などの地域との連携や諸制度の活用も必要な課題である。

[3] アルコール専門医療での実習の課題

精神保健福祉士としてのアルコール専門医療での実習は以下の3段階によって構成される。

第1段階　事前学習

課題1　以下の基礎知識を事前に習得する。

①アルコール依存症の理解

②治療方法や社会資源

③アルコール依存症の家族の特徴

④アルコール依存症に対するスティグマ

⑤援助関係の基本を学ぶ

課題2　実習機関の特徴や役割を理解する。

①実習機関の治療方針とアルコール医療に対する基本理念の概要を把握

②実習機関におけるソーシャルワーカーの位置づけ

③実習機関の地域との関係や地域性

・学習方法

これらは実習前の打ち合わせや指導、事前学習会などでの講義や文献講読、レポート作成などによって行われる。指導者は医療機関の治療方針や具体的内容に関する説明と同時にその限界も説明する。また特に、依存症者との援助関係の作り方には具体的な指導が必要である。指導者は以下の点を指導することが求められる。

①個人の人格を尊重した接し方をする

依存症者として理解する以前に個別の生活史や価値観を持っている人として接することを意識したかかわりをする。

②適度な援助関係の距離を保つ

個人情報の開示の限界や接触を求められた際の距離の取り方、実習生としての限界を明確に伝える。交流はあくまでも実習期間内とすることを確認する。

このように事前学習はある程度念入りにすることが大切である。

課題1　アルコールの治療プログラムを理解する。

①治療に関する医療の価値観や方針

　治療体系の理解と同時に治療初期と終了期の違いを把握する。

②断酒の動機付けについて理解する

　動機付けに対する基本的理解を図る。変化への意欲をもたらすかかわりについて理解する。

・**学習方法**

　実際にプログラムを体験する。本人のプログラムだけでなく家族プログラムにも参加する。

課題2　依存症者個人の生活困難を理解する。

　精神保健福祉士の役割を把握するために、患者個人の抱えている社会生活上の問題を知る。同時に活用されている社会資源や諸制度、サービスなどを把握する。

・**学習方法**

　面接陪席や**カルテ**あるいは精神保健福祉士の**記録**を参考にする。また本人から直接聞き取る。

課題3　チーム医療の実際を理解する。

　医療機関内の連携などについて理解する。

・**学習方法**

　カンファレンス参加や精神保健福祉士と他職種との打ち合わせへの陪席により、精神保健福祉士がチームの中でどのような役割や視点をもっているのかを捉える。

課題4　家族支援の実際と精神保健福祉士の役割を理解する。

・**学習方法**

　家族面接の陪席や家族会参加の際、そこに参加している家族の発言を聞き取り、家族の置かれている状況や家族の不安を理解する。アルコール家族に関する文献の紹介などをして知識を得るよう働きかける。

課題5　医療と自助グループの連携について理解する。

　医療機関がどのような方法で自助グループとの連携をしているか、その具体的な方法を把握する。

・**学習方法**

　地域の自助グループに参加し、医療機関との関係を把握する。事前学習として自助グループに関する文献などを読み参加する。

カルテ、記録
実習機関によってはカルテなどの記録を実習生には開示していないこともある。指導者は実習生が取り組みやすい工夫をすることも求められる。患者本人や実習指導者から聞き取るという方法や、面接陪席から理解することも必要となる。

第3段階　振り返り

課題1　アルコール依存症についての理解を確認する。

　事前学習と現場実習からアルコール依存症について学んだこと、特に実習前とその後の実習生のアルコール依存症についての理解や捉え方の変化について話し合う。依存症に関する認識や理解が適切かどうかの確認をする。

課題2　アルコール依存症者の生活問題と精神保健福祉士の役割を確認する。

　現場実習を通じて把握した依存症者の多様な問題を適切に理解しているか、またそれらに対する精神保健福祉士の役割をどのように捉えたかを確認する。

　実習で学生自身がアルコール依存症への偏見や思い込みに気づいたことと、それをどのように修正してきたのかは、実習の成果の重要なものである。学生が「治療してもなかなか治らない病気」といった理解をしている場合に指導者が配慮すべき点は、「短期的な成果が上がらない援助」に対する否定的な捉え方を再度話し合うことである。生活問題は長期的なかかわりを必要としており、専門医療はその一部にすぎない点を理解させ、精神保健福祉士の役割は「生活問題」への援助であることを再確認する。

　また、実習後の学習課題として「日常的に見られるアルコール問題」に関心を寄せ、参考文献を読んで実習体験を再考するように提案する。

注)
(1)　本稿は、藤田さかえ「第3章2節E. アルコール専門病棟実習の目的と課題」河合美子編『精神保健福祉援助演習（第2版）』弘文堂，2018，pp.63-68 を元に改稿した。

▌理解を深めるための参考文献

●エンメルカンプ，P. & ヴェーデル，E. 著／小林桜児・松本俊彦訳『アルコール・薬物依存臨床ガイド―エビデンスにもとづく理論と治療』金剛出版，2010.
　アルコール・薬物依存症の再発予防の最新プログラムについてわかりやすく具体的に述べている最新版の参考文献である。今後、依存症の治療プログラムは、このような介入モデルとなることが予想されるため、講読すると参考になる。
●山本由紀・長坂和則『対人援助職のためのアディクションアプローチ―依存する心の理解と生きづらさの支援』中央法規出版，2015.
　アディクション全般にわたり、ソーシャルワークの視点を軸に書かれている。

正式名称は「認知症施策推進5ヵ年計画」。2012（平成24）年6月に厚生労働省認知症施策検討プロジェクトが公表した「今後の認知症施策の方向性について」では①標準的な認知症ケアパスの作成・普及、②早期診断・早期対応、③地域での生活を支える医療サービスの構築、④地域での生活を支える介護サービスの構築、⑤地域での日常生活・家族支援の強化、⑥若年性認知症施策の強化、⑦医療・介護サービスを担う人材の育成が示され、これに基づき、同年11月に策定された。

新オレンジプラン
正式名称は「認知症施策推進総合戦略」。2015（平成27）年1月にオレンジプランが改訂され、策定された。このプランでは①認知症への理解を深めるための普及・啓発の推進、②若年性認知症施策の強化、③認知症の人の介護者への支援、④認知症の人を含む高齢者にやさしい地域づくりの推進、⑤認知症の予防法、診断法、治療法、リハビリテーションモデル、介護モデル等の研究開発およびその成果の普及の推進、⑥認知症の人やその家族の視点の重視が掲げられている。

認知症施策推進大綱
2019（令和元）年6月に内閣主導で策定された認知症国家プラン。認知症の人や家族の視点を重視しながら共生と予防を車の両輪として施策を推進するとされ、従来のプランより「予防」に焦点が当たっている点が特徴といわれている。

認知症の人の日常生活・社会生活における意思決定支援ガイドライン
日常生活や社会生活等に

F. 認知症治療病棟における実習

[1] 精神保健福祉士の視点と役割

認知症治療病棟とは、幻覚妄想や興奮・攻撃性などの精神症状の悪化をきたし、在宅・施設介護が困難になった認知症の人を受け入れ、医師、看護師、作業療法士、公認心理師等の**多職種チーム**が薬物治療や**生活機能回復訓練**などの専門医療や適切なサポートを提供し、地域での安定した暮らしが継続できることを目指す病棟である。その中で精神保健福祉士は、入院相談、入院時面接、療養上の援助、家族支援、退院支援など入り口から出口までのかかわりを展開する。長期療養を目的とする病棟ではなく、おおむね2〜3ヵ月での退院を目標として、診療報酬上も長期化すれば減算する設定となっている。そのため精神保健福祉士に期待される主要な役割は退院支援である。しかし、家族の受け入れ拒否や適切な退院先がないと言った理由で長期化する場合も、病院の地域性、立地条件、経営方針、治療方針などで長期入院が常態化する場合もあり、地域支援者との認識のずれや組織方針、医師等との方向性の違いなどで葛藤を抱えることも多い。2012（平成24）年以降、**オレンジプラン**、**新オレンジプラン**、**認知症施策推進大綱**という3つの認知症国家プランが立て続けに策定されてきた。いずれも「認知症になっても本人の意思が尊重されること」「できるかぎり住み慣れた環境で暮らすこと」が政策の柱となっている。この文脈の中で理解すれば、認知症治療病棟における精神保健福祉士の役割や目指すべきところに迷いの余地はないことが明らかであろう。

他の精神保健福祉分野との差異は、相談やケースワークの対象として家族の比重が非常に高いという点である。日常の病棟での会話やグループ活動などを通じてのかかわりはあっても、治療の方向性や退院先の選定などは家族の意思を反映せざるを得ない状況がある。認知症の人に自己決定の能力がないとは言えないが、認知症という病気の特性上、そしてそれに起因する生活上の困難性から自己決定を問うのは非常に困難な場合がある。しかし精神保健福祉士が自らの存在の根拠とする「クライエントの自己決定の原則」は認知症の人であっても例外ではない。あらゆる場面を利用し、本人との直接対話を心がけ、情報を共有し、自己決定を保障していく工夫や努力が必要となる。2018（平成30）年、厚生労働省が公表した「**認知症の人の日常生活・社会生活における意思決定支援ガイドライン**」は精神保健福祉士にとっても非常に有用であろう。他の精神保健医療福祉分野とは、疾病の特性、利用する法制度、サービス内容、関係機関など異なることも多いが、ソーシャルワークの基本は何ら変わることはないと強調して

おきたい。

入院から退院までの相談の流れは、本人・家族を中心として医師、看護師などの院内スタッフや特別養護老人ホーム（以下、特養）、老人保健施設（以下、老健）などの介護保険施設関係者、居宅介護事業所はじめ介護保険関連の在宅の事業所、地域包括支援センター、保健センターなどの関係機関を対象として実施される。

[2] 認知症治療病棟における実習の留意点

認知症の人や家族にかかわる実習は、「認知症」という疾患の特徴やそれによって起こる生活上の困難を充分に理解しておかなければならない。以下にその留意点を整理しておく。

(1) 高齢者特有の脆弱性を理解する

認知症疾患に関する基本的な知識の習得はいうまでもない。その前提に立ち、高齢者は心身のバランスを崩しやすく、ささいな病気やけがから重篤な状態に陥ったり、環境や人間関係の変化で心身の変調を来たすことで認知症が急激に進行したりするなど、高齢者に特有の心身の脆弱性があることを理解しておく。

(2) 歴史性・全体性・個別性を理解する

認知症の高齢者は長年にわたり社会生活を営んできた。それぞれの人生にそれぞれのドラマがあり、家族や友人など人とのかかわり方も十人十色であろう。職場や地域社会での役割も年代によって変化があり、また人生を時代や社会状況の影響によって大きく左右された人もいるであろう。認知症という目の前の事象にとらわれすぎず、認知症の人のもつ歴史性、全体性そして何より個別性を理解する姿勢が必要である。

(3) 関係法を理解する

他の精神障害者に対する援助方法と大きく相違するのは、利用する社会資源や連携する関係機関である。**精神保健福祉法、障害者総合支援法**などのほかに、**介護保険法、高齢者虐待防止法、老人福祉法、高齢者医療確保法**などが必須の知識として求められる。

(4) 家族への支援

認知症の人を支える家族への支援は精神保健福祉士の大きな役割である。家族といっても同居・別居の別があり、介護者が配偶者、子、きょうだい、時には孫であったりもする。単身独居の老人が認知症になったため突然かかわらざるを得なくなったいとこや甥姪といった親戚もいる。家族とのかかわりもその人の生活史やこれまでその人が家族と結んできた関係性に左右されている。本人とその家族それぞれのもつ背景を考慮し、家族の思い

おいて認知症の人の意思が適切に反映された生活が送れるよう、認知症の人の意思決定にかかわる人が、認知症の人の意思をできるかぎり丁寧に汲み取るために、認知症の人の意思決定を支援する標準的なプロセスや留意点を記載したものである。

精神保健福祉法
正式名称は「精神保健及び精神障害者福祉に関する法律」。

障害者総合支援法
正式名称は「障害者の日常生活及び社会生活を総合的に支援するための法律」。

高齢者虐待防止法
正式名称は「高齢者虐待の防止、高齢者の養護者に対する支援等に関する法律」。

高齢者医療確保法
正式名称は「高齢者の医療の確保に関する法律」。旧老人保健法。

99

や介護負担に配慮した家族支援が必要となる。

(5) 若年性認知症の支援

　認知症治療病棟には40歳未満でまだ介護保険の対象でさえない人や40歳代、50歳代の働きざかりの**若年性認知症**の人も入院する。現役世代の発病には特有の社会的問題が存在し、家族が直面する経済的、社会的、精神的な打撃もきわめて大きい。日本においても谷間の障害として近年ようやく認知されるようになっているが、この若年性認知症の支援においては介護保険、障害福祉サービス双方に精通した精神保健福祉士の役割が欠かせないことを理解する。

［3］実習の目的

①認知症の人が認知症という病と、そこから派生する生活の困難さやさまざまな障害と戦いながら必死で生きている人であることを理解する。

②認知症の人ばかりでなく、彼らを支える家族や親族の思いを受け止め、それぞれが持つ事情を配慮し、その上で精神保健福祉士の果たすべき役割について学ぶ。

③精神保健福祉士として必要な知識や技術を習得し、医療、介護、リハビリテーションなどの関連分野についても理解を深める。

④他職種の専門性や役割を理解し、チーム医療の中での精神保健福祉士の視点や立場などの専門性について学ぶ。

⑤認知症の人とのかかわりを通して、実習生自身が自らの生を問い、人生や人間を深く洞察する機会とする。

［4］実習の目標

①認知症の人が入院に至った経過を理解する。

②生活歴や背景、家族とのかかわりを聴く中から、その人が生きてきた軌跡をイメージすることができる。

③認知症の人とその家族の生活への援助課題を具体的に考えることができる。

④具体的な援助方法や社会資源、連携の仕方を理解する。

⑤認知症治療病棟における**チーム医療**の必要性とその中における精神保健福祉士の立場と役割について考えることができる。

［5］実習プログラム

(1) オリエンテーション

　実習施設の概要、役割を知る。実習を行う病院の歴史、運営方針、理念

を知る。実習にあたっての心構えや注意事項、実習予定表をもとにスケジュールの確認をする。

(2) 精神保健福祉援助技術の習得

　精神保健福祉士の主要業務である相談について以下に詳述する。しかし実習生が体験として相談業務を担当することは、相談の性格上実質的には無理であろう。実習指導者の面接に陪席することで、援助技術の習得を図れるよう相談のポイント、視点などを整理しておく。

①電話相談

　主として受診・入院相談が多い。BPSDや虐待事例など緊急に対応する必要がある場合を判断し、院内関係者との調整と地域の関連機関との連携により**危機介入**を図る。介護者の不安や不満の**傾聴**、介護方法の問い合わせや関係機関の紹介などの支援を行う。

②インテーク（受理面接、初回面接）

　入院相談に関しては、認知症の人本人の心身の状態、ADL、入院が必要になった精神症状、社会的条件（家族の介護力、地域・近隣の様子、現在の介護サービス利用状況など）を聴取し、入院システムの説明、病棟見学・案内などを行う。かかりつけ医や**ケアマネジャー**などからの情報収集・連絡調整も必要となる。認知症の入院の場合、本人の意思確認は必要であるが、その意思が問えない場合または強制的にでも入院治療が必要な場合は、家族には施設入所や一般病院への入院とは違うこと、入院に際しては家族等のうちいずれかの同意が必要であること、精神保健福祉法上の入院であることや入院手続きについて前もって説明しておく。逆に精神科病院のもつ負のイメージが強く、身体拘束や薬漬けなどを心配する場合には、正確な情報を伝え、できる限り不安を除くよう説明する。

　入院相談の経過の中で、最終的には在宅介護を選択する家族もいる。その場合は関係機関との連絡調整などで、家族の介護負担の軽減を図り、認知症の人と家族の生活の質を保障できるように配慮する。

③入院時面接（入院時面接表の記入）

　入院費用や各種手続きの説明、非自発的入院への同意の意味や**精神医療審査会**などの権利擁護に関する法律や制度の確認、退院後生活環境相談員として選任されたこと、およびその役割の説明、入院診療計画書の退院に向けた取組欄への記載、生活状況・家族状況・生活史の聴取。面接の留意点は、たとえ言語的かかわりが困難な人であってもまず本人に聴き、すべての情報を伝えること。家族間に経済的問題や扶養・介護をめぐる離齟がないかどうかを観察しながら、家族が今後の介護をどう考えているかを確認し、入院時から退院後の生活を視野に入れることを志向すること。生活

BPSD
Behavioral and
Psychological Symptoms
of Dementia
暴力やせん妄など、認知症に伴う行動および心理症状。

危機介入
crisis intervention

ADL
Activities of Daily
Living
日常生活動作。

ケアマネジャー
care manager
介護支援専門員。

精神医療審査会
精神保健福祉法12条に規定され、都道府県知事の下に置かれた行政組織で、入院患者の人権に配慮し、入院継続の要否や処遇の適否等を公正かつ専門的に審査する機関。

101

状況の聴取にあたっては、その認知症特有の不自由さが、日々の暮らしの中でどのような形で現れたのか、何を不安に思っているのか、一人ひとり違う暮らしのペースやこだわりは何かなどを具体的な言葉で語ってもらうこと。生活史についてはどのような場で暮らし、どのような人生を送ってきたのか、どんな人たちとどのような関係を結んできたのかを聴き取ること。いま目の前にいるその人の生きてきた背景を知り、他のスタッフとこれらの情報を共有することで、かかわりやケアに活かせることを理解する。

④家族支援

家族のさまざまな不安や葛藤（周囲の無理解、非協力による孤立感）、今後の介護に対する心配（介護そのものに要する身体的精神的負担や経済的負担）、治療やケアに対する不信、不満（情報不足や知識不足）、**成年後見制度**や経済的問題その他の相談事に対し、まずは家族の思いを受け止め、介護者としての家族というかかわりだけでなく、苦悩する当事者としての家族をサポートする視点が必要になる。

⑤退院支援

医療機関は認知症の人が生活する場ではなく、急性期の症状緩和・改善にその役割を限定すべきという認識を院内スタッフ、地域の関係機関、家族に改めて明確にすること。そのため入院の当初から地域とのつながりが切れないような工夫が必要である。また退院後が在宅復帰でも施設入所でも、院内スタッフと地域の関係者との情報交換、情報提供の場を設定し連携の要となることが求められている。

特に施設入所になった場合、本人の意思を最大限尊重し、施設見学、入所手続きなどが本人不在とならないよう留意する。

⑥各種会議

毎日病棟で行われている申し送り、認知症クリニカルパスに沿って実施される時系列のカンファレンス、個別の患者の**アセスメント**を行い、治療や看護の方針を考える事例検討、退院後のケアをめぐって院内外の関係者が集うケア会議など多様であるが、それらに参加することで、患者の状況、背景がよくわかってくる。また他職種、他機関の視点や援助方法、その限界も見えてくる。その中で精神保健福祉士の役割を再確認することができる。

⑦記録その他

コンサルテーション、スーパービジョンなどを体験し、ソーシャルワーカーの記録の記述方法とカルテや看護サマリーなどの読み方を学ぶ。生活歴、疾患、治療内容について理解を深め、病気や障害の個別性や特性を学習する。また、2013（平成25）年の精神保健福祉法改正に伴い、退院支

成年後見制度
精神上の障害によって判断力が不十分な人の財産管理と身上監護に関する民法の制度で、任意後見制度と法定後見制度があり、後者は本人の判断能力の不十分さの程度に応じ、補助、保佐、後見の3類型がある。

アセスメント
assessment

コンサルテーション
consultation

スーパービジョン
supervision

援委員会の議事録、定期病状報告の退院に向けた取組欄への記載などが精神保健福祉士に義務づけられた。その記載の意義や方法を学ぶ。

(3) グループ活動の学習

生活機能回復訓練、回想法、音楽療法など各種療法の学習、行事への参加を通して患者のさまざまな活動について具体的に理解する。

(4) 介護技術実習

入浴、食事、排せつなどの**介助**を体験することで、認知症の人と直接触れ合い、コミュニケーションを図る。

(3)、(4)では特に多職種チームの一員としての精神保健福祉士の役割と他の職種とのかかわり、協働のあり方を学ぶ。

(5) 関係機関の見学

特養、老健、**訪問看護ステーション**などの施設が併設されている、あるいは近隣にあれば、見学し、治療病棟の役割を明確化し、連携の仕方を具体的に理解する。

(6) 実習評価

実習記録などを基に実習の反省とまとめを行い、実習生自身の洞察を促し、評価を行う。

実習中に感じた不安や疑問などを率直に表現し、スーパーバイザーなどと振り返る場を持ち、認知症の人やその人をめぐる人たちとのかかわりを通じて得た考察を深め、思いを熟成する機会を大切にしてほしい。

生活機能回復訓練
認知症治療病棟において義務づけられている、精神症状の軽減、生活機能の回復を目的にしたプログラム。食事、排せつ、入浴などの日常生活レベルの個人的リハビリテーションやレクリエーションやグループワークなどの手法を使っての指導、援助がある。

回想法
高齢者のなつかしく楽しい思い出を意図的に引き出すよう働きかけ、自らの人生の意味や価値を肯定的に認めることで、精神的な安定や記憶力の改善を図る心理療法の1つである。

音楽療法
音楽を聴いたり、楽器を弾いたり、歌を歌ったりなど音楽の力を利用して、心身を健康に導いていく治療法。

▐ 理解を深めるための参考文献

● 池田学『認知症―専門医が語る診断・治療・ケア』中公新書，2010.
　認知症を精神医学の視点から学ぶ入門テキストの決定版。アルツハイマー型認知症、レビー小体型認知症、血管性認知症など原因疾患別医療のポイントがわかる。

● 筧裕介『認知症世界の歩き方』ライツ社，2021.
　「認知症のあるひとが生きている世界」を実際に見られるように、当事者へのインタビューを元につくられた「本人の視点」で認知症を知ることができる。

● ニコ・ニコルソン＆佐藤眞一『マンガ　認知症』ちくま新書，2020.
　認知症の人と介護する家族の心の中を、マンガでわかりやすく解説。介護に苦悩する漫画家と臨床死生学・老年行動学の研究者との共著。

相談面接―「受容と共感」だけが援助か

精神保健福祉士　藤田さかえ

　実習生を引き受けるようになって感じることは、大学の実習指導が少しずつ実践を意識した内容に取り組んでいる、ということである。演習などで面接やグループワークの体験学習をし、ロールプレイなどで模擬的な面接を学習している。これは大変望ましい教育現場の取り組みだと感じられる。しかし同時にある戸惑いも経験するようになった。それは実習の振り返りで、私の面接に陪席した学生に感想や質問を聞くときに起こる。

　ある学生は「面接ではいろいろと質問しないで、相手の話を傾聴すると思っていましたが、ワーカーさんはたくさん質問するのですね」といささか戸惑ったような表情で言った。別の学生は「中学卒の人に学歴を聞いてしまうと失礼になるのでは」と聞いてきた。どうやら授業で教えられた面接の印象をもとに言っているようで、こういった学生の感想は珍しいことではないように思う。彼らの中では面接とは「**受容と共感**」という二語で占められているようにも思えるのである。面接では「そうですか……。大変でしたね」「あなたのお気持はよくわかります。おつらかったでしょうね」とワーカーが繰り返すのだと予想していたのだろう。また、学歴について質問した学生は、「クライエントは中卒であることを恥ずかしく思っているようなのに。どうしてワーカーさんは学歴を確認するのだろう、相手が傷つかないのでしょうか」、言いかえれば「相手が気にすることは明らかにせず、痛みを共感するはずなのに」と、面接に対する自分の考えとの食い違いに戸惑っている。

　このような面接に対する理解のあり方は地域のボランティアの方々の研修でも感じる

が、「受容と共感」だけで面接や援助ができるソーシャルワーカーに私自身は出会ったことがない。渡部律子は著書の中で、面接に活用する13の言語技術を挙げており、先の2つだけではない多様なスキルの組み合わせと、面接場面における「傾聴」ということについても詳しく述べている[※]。学生達は、援助そのものの目的と手段を混同して捉え、面接の目的が「相手を理解し共感すること」にとどまり、その先にある「クライエントの具体的な問題解決の援助」まで至っていないように思われる。面接とは、ソーシャルワーク実践の1つの方法で、自分自身の問題解決に行きづまり具体的な解決を求めてやってくる方々とワーカーとの間に取り交わされる時間、場、言語表現を介した援助方法なのである。それを身につけるためには面接そのものを意識化したプロセスとしていくスキルが求められている。そして忘れてならないのは「具体的な問題解決」を相互に見つけていくことである。ある実習生が日誌に次のような感想を書いていた。「患者さんと親しみを示すつもりで普段、友人と話しているように会話をしたら、相手はとても混乱したような表情をされました。面接は普段とは違うやり取りをしなければならないのだということに気づきました」。

　「専門的方法としての面接」に向けてささやかな一歩を踏み出したこの実習生に応援したい気持ちになったことを覚えている。

※渡部律子『高齢者援助における相談面接の理論と実際』医歯薬出版, 1999, pp.157-190.

3. 精神科診療所における実習

　日本でも、病院での入院医療から地域医療（コミュニティ・トリートメント）とケアの時代になり、精神科診療所の数は増加傾向にあり、併設するデイケアは、再発や再入院防止と地域の福祉サービスを含めた社会資源とをつなぐ役割を担っている。こうした地域の診療所での実習の意義はソーシャルワークを実践する精神保健福祉士の養成にとって深い。

A. 精神科診療所の役割

　1980年代の精神保健法により「入院中心の精神科医療から地域ケアへ」という地域精神医療の大きな流れが生まれた。そして外来精神科医療にも医療費がより多く配分されるようになると、**精神科診療所**が全国的に増加するようになった。このように精神科診療所は、精神疾患を抱える人が従来の入院中心の精神科医療から、むしろ地域で治療やケアを受けながら生活をしていけることを可能にするために発展してきたといえる。

　精神科診療所の役割としては、第1に、病院の入院治療に代わる地域に開かれた第一次予防を実践する通院治療拠点であるということだ。精神科診療所において早期発見・早期治療が有効に実施されれば精神科医療の悲劇とされる「**措置入院**」も減少させることができる。第2に、必要に応じて精神科診療所から医師の指示のもと、看護師や精神保健福祉士などが地域や家庭を訪問（アウトリーチ）することで、看護や社会復帰の支援などを行うことができ、症状悪化や入院防止が期待できるという点である。京都の**ACT-K**などはそのよい例である。第3に、精神科診療所の精神保健福祉士が外来通院の患者に対し、地域で生活していくために必要な障害年金や生活保護の受給等の福祉相談を受けもち、利用できる福祉機関を紹介する窓口的な役割も担っているといえる。精神疾患にかかるとまずは医療機関に駆け込むが、なかなか福祉の社会資源を利用することを知らなかったりする。しかし、地域にある街の診療所の精神保健福祉士から社会福祉的資源の意義や存在を知らされることで、初めて利用するに至るケースは多い。

　このように精神科診療所は単なる医療機関にとどまらず、社会福祉相談の窓口的な役割も担っていることを忘れてはならない。したがって、地域

第一次予防
カプラン（Caplan, Gerald）の地域精神保健活動を第一次予防（健康増進や疾病予防）、第二次予防（早期発見・早期治療）、第三次予防（リハビリテーションや社会復帰）の3段階に分類した。

ACT-K
京都の高木俊介院長の精神科診療所で実施している、包括型生活支援プログラム。重度の精神障害がある場合も地域で生活できることを実現している。

105

の精神科診療所は、精神疾患を抱える人にとって包括的に再発を防止する第一線の機関といえる。

B. 精神科診療所における精神保健福祉士

[1] 生活障害への対応

　精神保健福祉士は治療者ではなく、福祉と精神科リハビリテーションの専門家の役割を担っている。では、医療機関である精神科診療所では精神保健福祉士はどのように必要とされるだろうか。

　精神疾患は他の疾患と比べて症状からの弊害だけではなく、日常生活にいっそうの障害をもたらすものである（症状と障害の併存）。たとえば、統合失調症による幻聴で日常生活を送ることが不安になり、通院や買い物にも支障を来したりする。服薬を守っても、薬の副作用のために決められた時間に起床できず、仕事を始めることが困難になったりもする。このように生活障害が併存することが疾患にも悪影響を及ぼし、症状の安定や軽減を困難にする。精神疾患の症状と併存している生活障害を軽減するために、精神科診療所の精神保健福祉士には、医療従事者の実施する治療と並行させながら生活上の問題に取り組み、環境調整を行うことが求められる。それと同時に、精神保健福祉士は精神科医や看護師と密に連携し、情報を共有し、必要に応じて地域の他機関と連携をとり、活用できる社会資源の調整役になることも求められる。このようにして精神保健福祉士は、医師や看護師などの医療従事者と当事者とのコミュニケーションが円滑に進むよう橋渡しを行ったり、地域の社会資源の橋渡しを行う。

[2] 相談援助とその他の業務

　従来から精神保健福祉士は外来の患者や家族に医療・福祉相談を実施している。それは通院患者の**インテーク面接**から始まり、家族を含めた受診相談、入院時の病院の紹介、地域の社会資源の利用相談などを含んでいる。

　具体的な相談方法として、カウンセラーのように相談室の椅子に座ってクライエントを待っているようなイメージを浮かべるかもしれないが、実際はそうではない。地域の生活場面に出向いて相談を受けることも多く、相談室での援助から地域の生活場面での相談援助へと、より動的な支援となっている。これに加えて電話相談やインターネットや電子メールを使った相談サービスも増加している。

　また、**精神科デイケアの施設基準**において精神保健福祉士は、デイケアスタッフとしての仕事や**訪問看護・指導**においても不可欠の存在となって

精神科デイケアの施設基準
精神デイケアには、大きさ、利用定員や専門職の配置などの基準がある。

106

いる。

[3] 連携の要として

　精神保健福祉士は、精神科診療所においては精神科医や看護師と、そしてデイケアにおいては臨床心理技術者（臨床心理士や公認心理師など）などの他職種と、コミュニケーションが円滑に実現するための要の役割を期待されている。同時に社会資源を提供する地域の機関との連携の担い手としての役割も求められている。

　このように精神保健福祉士は多職種との連携や地域の社会資源サービスとの**連結（リンケージ）**によって得られる多岐にわたる情報を上手に管理し運用する役割も担っている。そしてその際には個人情報保護や人権に注意しながら、他職種との情報共有をいかに行うかという課題を解決していくことも求められている。

連結
linkage
ニーズを満たす資源に利用者をしっかりと結びつけること。

C. 精神科診療所デイケアの概要

[1] 歴史

　精神科デイケアは、第二次世界大戦直後の 1946 年頃に、イギリスの**ビエラ**や**カナダ**の**キャメロン**がほぼ同時期に始めた治療形態である。どちらもデイホスピタルという構造において入院治療に代わる密度の濃い身体的・精神的治療を、自宅から通院する患者に実施したものが始まりである。特にビエラは、精神科病院に代わる地域での治療機関と考え、入院の回避・予防を目的とし、また運営方式は**治療共同体**を名乗っていた。

　日本は**加藤正明**がアメリカで精神衛生センターのデイケア活動に出会い、1958（昭和 33）年に国立精神衛生研究所（千葉県市川市）で実験的に始めたのが最初と言われている。1974（昭和 49）年に精神科デイケアが医療保険制度に導入され、1988（昭和 63）年の診療報酬改定により、これまで病院に設置されていた精神科デイケアが地域の診療所にも認められ、1990 年代に入って急速に増えていった。

　また、デイケアを実施する精神科病院では、病院の外来部門に併設されることが多く、入院患者にとっては、退院してデイケアに通いたいというイメージが具体的につかみやすい。病院のデイケアの役割は、長期に入院していた患者さんの視点を入院治療から外来治療に変え、病院と地域の橋渡しをすることである。そして、精神科診療所デイケアは、それまでの病院で実施していた「治療」と「ケア」の両方の役割を受け持つことで、地域精神医療の重要な拠点としての役割を担っている。さらに精神科診療所

ビエラ
Bierer, Joshua
1901-1984

キャメロン
Cameron, Donald Ewen
1901-1967

治療共同体
Therapeutic Community

は、比較的郊外にある病院とは異なって立地もよく、通院しやすいことで早期発見・早期治療、再発の防止に役立つといえる。

［2］施設基準

精神科デイケアは、医療保険制度のもとで実施され、施設基準が設けられている。

小規模デイケア
定員は30名。

大規模デイケア
定員は50名ないし、70名である。

たとえば、デイケアには、大別して**小規模デイケア**と**大規模デイケア**の2種類がある。またデイケアの実施時間は6時間であり、午後4時から実施されるナイトケアは4時間である。そして両方の時間帯を合わせたデイナイトケアは10時間と決められている。また、2006（平成18）年から3時間だけのショートケアも実施されるようになった。職員の配置は、小規模デイケアの場合は、兼任可の精神科医1名と看護師1名、専任の作業療法士または精神保健福祉士または臨床心理技術者のうち1名とあり、合計3名以上が必要とされている。また、食事加算は現在は廃止されているので注意したい。

［3］内容

デイケアは、プログラムというグループ活動を単位として、1日の活動が決められて運営されている。プログラムは、**メンバー（通所者）**のニーズに沿って多様なものが用意されている。疾病や薬物療法、健康管理などの医療的な情報を提供するものや、SST、就労プログラムのほか、カラオケ、スポーツ、リラクゼーション、ダンス、生け花、茶道、料理など、日常生活にある活動も取り上げる。

メンバー
アメリカで始まったクラブハウスモデルで使用される運営主体者の意味が元。

また、こうしたプログラム活動の中で、スタッフとメンバーを交えたミーティングを行う。ミーティングでは、新規のプログラムや内容の見直し、行事についての話し合いがもたれたりする。朝のプログラム開始時や、終了時のミーティングなども、1日の生活のリズムを自覚したり、デイケアのメンバーとしての所属意識を高めたりすることに役立っている。必要に応じて、デイケアの中で生じた問題を解決するためのミーティングが行われる。

利用者はこのようなグループ活動（心理社会的活動）を通じ、集団の力動を得ながら成長する。その成長過程では、個人活動では体験できないグループならではの感情体験を伴う。そこにデイケアスタッフが寄り添いながら支援を行うことが不可欠となる。アメリカで始まったクラブハウスは心理社会的リハビリテーションに含まれる。精神科デイケアも心理社会的リハビリテーションに入ると言ってよい。

また、デイケアは個別の相談を受け付けている。デイケアで提供される
プログラムは全員参加を前提としているが、デイケアに通い始めてなかな
か集団の中に入れなかったり、あるいはプログラムに参加できるほど体調
が安定しなかったり、また緊急性の高い個人的な相談事を抱えている場合
などは、臨機応変にスタッフが個別相談を実施している。また通所できな
いメンバーとは電話相談を行っている。このようにデイケアは、グループ
の力動を用いた支援だけではなく、必要に応じて個別支援も実施している
ところである。

デイケアは、精神科医や看護師などの医療従事者と作業療法士や臨床心
理技術者そして精神保健福祉士などの多職種のスタッフで運営され、お互
いが連携しながらチームアプローチをとる。したがって医師の診療時間に
十分に話せなかった場合でも、臨床心理技術者や精神保健福祉士などがデ
イケアで補完的に話を聞くことができる。しかもスタッフが複数いるため、
メンバーが話しやすいスタッフを通して医療や生活面の相談を受け付ける
ことができる。それによってそのスタッフは同僚の看護師や精神保健福祉
士などと情報を共有し、それぞれの専門職から直接対応してもらえるよう
に依頼することもできる。したがって、多職種からなるデイケアスタッフ
に求められるのは、コミュニケーションが通い合うチームワークづくりで
あるといえる。そうすることで初めてメンバーを包括的に「生活者」とし
て支援することができる。

［4］ 機能

精神科デイケアの具体的な役割として「治療の場としての機能」「社会
復帰を目指すリハビリテーションの場としての機能」「居場所としての機
能」などをあわせもつことが求められている。これにより、多様な通所者
のニーズや病状に応え、入院をできるだけ防止する働きを担っている。特
にデイケアに通うことで、外出する機会を通じて、その街を知り、街に慣
れる機会を増やすことにつながる。また、デイケアで同じ仲間と接する機
会を提供し増やすことが、精神疾患の理解や受容を進めることにもつなが
る。そのような段階を経るうちに、デイケアが「安心していられる場」と
なり、改めて人生や生活の回復を目指すことができるようになる。そして、
第三次予防となる適切なリハビリテーションを行い、社会復帰の促進を図
る機会を提供する場となるのである。

一方で家族にとっても、患者がデイケアに参加してくれることで精神的
な負担を軽減することができる。このように互いに「安心できる環境」を
提供できるのもデイケアがさまざまな場との連携が可能だからである。

第三次予防
リハビリテーションや社
会復帰。

109

D. 精神科診療所デイケアの実際

デイケアのニーズはさまざまである。たとえば、急性期で症状の悪化をくい止め改善したい人、回復期で病状の一層の安定化を必要としている人、慢性期で再発防止段階にいる人、職業リハビリテーションを必要としている人など多岐にわたる。それと同時にデイケアは、「昼間の居場所」「仲間と交流する場所」「情報を提供・共有する場所」「家族によるストレスから逃れる場所」など多くの役割を担っている。

ナイトケアは、午後4時～8時（計4時間）に実施されるもので、昼間は就労したり、地域の別の施設を利用した後に、夕方から夜にかけて孤立しがちな生活を防ぐ場所として機能している。プログラムとして夕食をつくるところも多い。そしてでき上がった夕食をスタッフも交えて食べることによって、日本独特の家族のような団らんが生まれて、仲間意識が芽生え、「安心感」を共有できる場ができ上がる。そのことは、精神疾患の治療にも大いに効果がある。

デイナイトケアは合計10時間に及ぶもので、「部分入院（デイホスピタル）」とみなされたりもするが、退院直後や症状が不安定な場合は、医療従事者を中心としたケアを外来の通院で長時間受けることができることは、大きな利点といえる。

ショートケアは実施時間が3時間で、リハビリテーションがデイケア外の地域の社会資源でも行われる場合に有効である。たとえば、地域の就労支援プログラムと3時間実施のショートケアを上手に組み合わせて利用することで、ストレスをうまく回避しながら就労支援を実現することができる。ショートケアは、地域の他の社会復帰のための社会資源を複合的に利用できる機会を提供しているといえる。

またデイケアは、その**対象**とする精神疾患が、統合失調症をはじめとして躁うつ病やうつ病などの気分障害、摂食障害やパニック障害、人格障害、アルコール依存症や薬物依存症など多様化している。特にアルコール依存症や薬物依存症などを対象としたデイケアも増えている。そして最近では**発達障害**を対象にしたデイケアも存在するようになってきている。

最近では、うつ病や躁うつ病などの気分障害や適応障害などで就労を継続することが難しくなり、休職となった方々の職場復帰を支援する「**リワークプログラム（職場復帰プログラム）**」を専門に提供するデイケアも増えてきている。具体的な内容は、休職中の対象者がプログラムに継続的・規則的に通いながら、仕事に必要なデスクワーク業務をデイケアの中で模擬体験する場を提供するものである。そして会社の業務に欠かせない出社

時間の管理（遅刻や欠席の防止）や休憩の取り方（仕事中の服薬）、上司や同僚などとのコミュニケーションの練習も用意されている。このリワークプログラムは、復職を可能にするだけではなく、再発防止にも焦点を当てている。そしてリワークプログラムでは、デイケアの特色である集団の中で実施されることで、自然な人間関係の中で自分の対人関係の傾向に気づくことができる。そしてまた、当事者同士の支援（**ピアサポート**）の意義を、体験を通して理解することができる。

ピアサポート
peer support

E. 精神科診療所デイケアでの精神保健福祉士の役割

デイケアにおける精神保健福祉士には、まず**グループダイナミックス（集団力動）**を理解して、プログラムやデイケアのミーティングを運営・サポートすることが求められる。それによって、メンバー自身が対人関係に必要な技能に自信をつけたり、学習したりするのを側面から支援することができる。そして同時に孤立から孤独を感じる傾向の高かったメンバーには人の中にいることの安心感を少しでも多く共有してもらえるようにグループを一緒に運営することが大切になるといえる。

精神保健福祉士には、医師の指導の中で看護師などの他の医療従事者と関係を構築し、メンバーの病状の安定と社会性維持を意識したかかわりが必要とされる。そして病状が比較的安定したメンバーには社会性を成長させる機会を共に見出し、社会参加を促進するように他機関と連携しながら、側面からの支援を行う役割がある。

精神保健福祉士には、医療機関である精神科診療所やデイケアで「**生活者の視点**」をもってかかわることがその専門職としての独自性を維持するうえでも求められている。精神保健福祉士が医療従事者の価値観を尊重することは必要であるが、それに同調して「生活者の視点」を忘れて、せっかく就労の機会を得ようとしているメンバーに「病状の安定」ばかりを優先させた医学モデルの支援をしてはならない。病状の不安定さの中において本人の生活環境の見直せる点は見直し改善し、就労することのプラスの点を十分に提示して本人とともに就労につながる努力は続けなければならない。

グループダイナミックス
（集団力動）
group dynamics
集団において作用する諸力、たとえば、個人と個人、集団と個人、集団と集団などの間に生じる相互の力動的関係。

F. 精神科診療所およびデイケア実習のポイント

精神科診療所およびデイケア実習の目標設定で大切なことは、病院での実習より患者やデイケアのメンバーの顔がよく見える環境であることから、

来院する人との出会いや関係から、その人を理解することである。たとえば、地域に開かれた診療所のデイケアのメンバーが何を求めて通所して来ているのかを、一人ひとりのメンバーとの関係を築く中で理解することが大切である。何を求めて通所するかは、みな異なるものである。そして通所するメンバーのかかえている精神疾患や、その疾患の程度、生活の困り事も実に多様である。したがって、「精神障害をかかえる人」と一括りにせず、メンバー一人ひとりと丁寧な関係づくりをすることから始め、その人と生活で何に困っているのかを理解する姿勢が大事である。

　デイケアは、プログラムを中心にして運営されているので、個別支援の視点でメンバーをみることは難しいように見えるが、実習中において、個別支援がどのように行われているのかを学ぶことはできる。その際、実習担当のスタッフに、デイケアでの個別支援の実際を積極的にたずねてみることが必要である。

　また多くのデイケアのスタッフは白衣を着ておらず、普段着でメンバーと関係を築いている。すると、初めてデイケアに入る実習生は、専門家としてメンバーとの関係に引かなければならない境界をどの程度引いたらよいか、実習を重ねるにつれて大いに悩むことになる。自分のことを棚に上げて相手のことばかりを一方的に聞くわけにはいかなくなる。相手のことを知るには、自分のことも話さなければならないことがある。そして自分のことを話し過ぎたりすると、だれを支援するための実習なのか、わからなくなる。そこで大事なことは、自分と相手との境界について悩むことで、常に**境界**を意識する体験を積むということである。この体験をすることで、**サリバンのいう「関与しながらの観察」**が身につくといえる。

　デイケアのスタッフは、看護師であれ精神保健福祉士であれ、専門職の壁を越えてデイケアを運営する。プログラムを運営しながら、一緒に料理をしたりカラオケを楽しんだりする。専門職から離れているように見えるが、その活動の中でもそれぞれの専門的な視点でメンバーの様子をきちんと把握しているのである。精神保健福祉士の場合ならメンバー本人の健康状態を視野に入れながらも、「生活者の視点」を保ち、メンバー自身が自らのストレングスを伸ばし、主体的に回復のプロセスを歩めるように支援することが求められる。そうした点を含めて、精神保健福祉士のメンバーへのかかわりをよく観察し学んでいく姿勢が必要である。同時に精神保健福祉士とだけかかわるのではなく、積極的に看護師や臨床心理技術者など他の専門職ともかかわりをもって、多職種で1つのチームを組んで支援することの意義や難しさを、体験的に学ぶ姿勢が求められる。

　また、精神科診療所やデイケアでは、初めて来院する患者やメンバーに

インテーク（受理）面接を行っている。実習生にインテーク面接を行わせるところはまだ数は少ないが、実習オリエンテーションの際にインテーク面接を行わせてもらえるのか、あるいは陪席（そばで見学）が可能なのかを実習担当者にたずねてみることは必要である。もし、インテーク面接を行わせてもらえるならば、あらかじめ、インテーク面接で何をたずねるのかを十分に実習担当者から教えてもらい、練習を重ねてから臨むとよい。さらに精神科診療所では、外来の患者およびデイケアのメンバーに訪問看護・指導を行っている場合がある。その場合、同行させてもらえるかどうかを、実習担当者にぜひたずねてほしい。同行が可能ならば、スタッフの訪問のやり方、たとえば、訪問の際の会話などを積極的に学んでほしい。

　精神科診療所やデイケアは、地域の保健所や社会復帰を目的とした社会資源とも連携している。実習の際には、こうした他機関との連携の実際にも目を向け、可能であるならば、連携先を訪れて双方から学べるとよい。

　最後に、病院入院治療から地域治療の拠点である精神科診療所と併設されるデイケアの未来も現場のスタッフと考えてほしい。

注）

　　　ネット検索によるデータ取得日は，2022年5月30日.
(1)　公益社団法人日本精神保健福祉士協会編「精神保健福祉士のための退院後生活環境相談員ガイドライン（ver.1)」公益社団法人日本精神保健福祉士協会ウェブサイト，退院後生活環境相談員研修資料―退院後生活環境相談員の業務と視点を見直そう（2019年3月発行、2020年6月改訂)，p.2.
(2)　厚生労働省「精神保健医療福祉の現状」厚生労働省ウェブサイト，第1回精神障害者にも対応した地域包括ケアシステムの構築に関わる検討会（令和2年3月18日）参考資料，pp.2-3.
(3)　内閣府「障害者の状況」内閣府ウェブサイト『令和2年度　障害者白書』pp.239-245.
(4)　「精神保健福祉士業務指針」委員会編『精神保健福祉士業務指針（第3版)』公益社団法人日本精神保健福祉士協会，2020，pp.14-15，p.80.
(5)　精神保健医療福祉に関する資料ウェブサイト「令和2年度630調査」.
(6)　「精神保健福祉士業務指針」作成委員会編『精神保健福祉士業務指針及び業務分類（第2版)』公益社団法人日本精神保健福祉士協会，2014，p.108.

▌理解を深めるための参考文献
●日本デイケア学会編『新・精神科デイケアQ＆A』中央法規出版，2016.
　精神科デイケアについての歴史や仕組み、デイケアの実際と運営など現場の視点も十分に踏まえて解説された実践の書の改訂版。
●窪田彰編『多機能型精神科診療所による地域づくり―チームアプローチによる包括的ケアシステム』金剛出版，2016.
　精神科診療とデイケアの今後どうあるべきかを考える良書。
●東畑開人『居るのはつらいよ―ケアとセラピーについての覚書』医学書院，2019.
　「居る」支援の意義を著者自身のデイケア体験からわかりやすく理解できる。第19回大佛次郎論壇賞受賞作品。

デイケアでコミュニケーションを学ぶ

医療法人社団 自立会 さいとうクリニック　山際千秋

「メンバーさんとどんな話をして良いかわからない」とデイケアの実習にくる学生から質問されることがある。実際、私も実習生だった頃、同じことを思っていた。デイケアでは特に利用者（以降：メンバー）と一緒に過ごす時間が長い分、自分のコミュニケーションに直面せざるを得なくなる。これは「実習あるある」ではないだろうか。

当院デイケアの実習は、朝の職員ミーティングと夕方の振り返り、記録のまとめ以外は常にメンバーと同じ空間で過ごすことになる。どんな背景を持っているかもわからないメンバーに、どう声掛けして話を広げていいかわからず、様子を見ているだけになってしまっている学生もいる。私自身も、自分から話しかけることが苦手で、はじめは苦労した。まだ関係性もできていない経験のない新人から、病気のことや家庭のことなど聞かれたくないだろうなと考えると、いつも当たり障りない天気の話や、とりあえず目についたものの話になってしまう。自分のコミュニケーション能力の低さに落ち込むことも多くあった。

デイケアの強みのひとつは、すぐそばでメンバーの変化に気づけることである。毎日のようにメンバーとかかわるにつれて、その人の好きなものや得意なものが知れるようになる。プログラムなどを通して自然と話も広がる。メンバーがデイルームに入ってくるとき、いつもより元気がないなと気づくことができるようになる。もちろん声の掛け方など

は考える必要があるが、気づいたころには自然と深いかかわりになっている気がする。

しかし、短い実習期間で深い話ができるほどの関係性は持てなくて当たり前である。「どんな話をしたら良いかわからないから話しかけない」では、ただでさえ短い実習期間がもったいない。言葉だけでなく、相手の表情や見た目からも疑問を持ちながらかかわってみる。「昨日と同じ服だけど、昨日お風呂入れなかったのかな。調子悪かったのかな。」など非言語的な特徴からも得る情報があるかもしれない。自分からの発信が難しいと感じたら、デイケアのプログラムに一緒に参加して、メンバー目線で職員の接し方を体験してみる。自分が支援者として接するようになってからではなかなか感じ取れない感情も、ぜひ実習の間で体験していただきたい。

私はデイケアでメンバーとかかわりながら、私自身がコミュニケーションを学んでいるように感じている。支援者、メンバー問わず、話が続く人や自分が話していて心地いいと思える人の良いところを真似るようにして、日々練習しているところである。

実習中のコミュニケーションで大切なことは、「幅広いジャンルに興味を持つこと」「疑問を持って相手に接すること」「話が続く人を真似してみること」だと思う。そうすると実習中の会話が、もう少しでも自然に続くようになるのではないか。

第6章 障害福祉サービス事業所における実習

本章では、地域の事業所で実習を行うにあたって必要とされる知識を学びながら、実習で学ぶべきポイントについて理解を深める。就労支援、居住支援、地域活動支援センターと、各事業の特徴を把握して、実習課題の検討に役立ててほしい。

1

障害者総合支援法に基づく障害福祉サービス等の概要や相談支援事業と障害福祉サービスとの関連について理解を深めるとともに、地域に対する事前学習のポイントを学ぶ。

2

就労支援機関での実習では、①精神障害者にとって働くことはどのような意味があるのか、②精神保健福祉士として就労支援機関でどのようにソーシャルワーク実践を行っているのか、理解を深めてもらいたい。

3

居住支援の事業を理解し、生活の主体として地域で生きる当事者の暮らしとは何かを問いながら、社会の変化が暮らしに及ぼす影響について学ぶ。

4

地域活動支援センターの成り立ちと法的根拠を理解し、実習プログラムの展開時期に沿って、学習すべきポイントを学ぶ。

1. 障害者総合支援法と障害福祉サービス

A. 障害福祉サービス提供システム

障害福祉サービスは、障害のある人が、自らが希望する生活を実現するために利用するサービスの1つであり、2013（平成25）年4月に施行された**障害者総合支援法**に規定されている。障害者総合支援法に規定されたサービスは、自立支援給付として個別に支給決定される障害福祉サービスや計画相談支援、地域相談支援（地域移行支援・地域定着支援）と、各基礎自治体の地域特性に基づいて創意工夫され、利用者に対して柔軟に提供される地域生活支援事業に大別される（**図6-1-1**）。そのなかで、精神障害者に対してサービスを提供する事業所が精神保健福祉士の実習施設の対象となる。

障害者総合支援法
正式名称は「障害者の日常生活及び社会生活を総合的に支援するための法律」。

図 6-1-1　障害者総合支援法の給付・事業

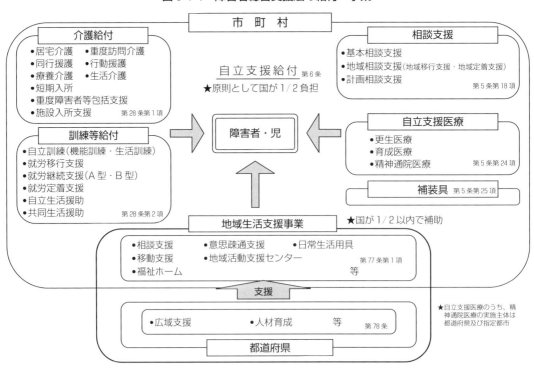

資料：厚生労働省
出典）内閣府ウェブサイト「令和元年版　障害者白書」p.91 の図表 3-2.

障害福祉サービスは、介護給付と訓練等給付に分かれている。介護給付は利用者の地域生活を支えるサービスであり、居宅介護（ホームヘルプ）や**生活介護**、**同行援護**などが含まれる。また、訓練等給付は利用者が希望する生活を実現するために必要な訓練の機会を提供するサービスであり、就労移行支援、**自立訓練**、共同生活援助などが含まれる。

次項では、精神保健福祉士のソーシャルワーク実習において、比較的多くの学生が実習を行う事業所として、就労支援サービスと居住支援サービス、地域活動支援センターを取り上げ、解説を加える。

B. 施設・事業体系と障害福祉サービス事業所の理解

[1] 就労支援サービス

就労支援サービスには、就労移行支援、就労継続支援A型、就労継続支援B型、就労定着支援が含まれる。障害者総合支援法の前法である障害者自立支援法の制定時より、施策の方向性として障害者の就労支援の強化が打ち出された。それに伴い、就労移行支援、就労継続支援A型、就労継続支援B型の3類型が創設され、就労支援サービスの整備が進められた。また、2018（平成30）年4月の障害者総合支援法の改正に伴い、就労定着支援がサービスに加わることとなった。他方、国は障害者雇用対策においても、企業に対して従業員の一定割合（＝**法定雇用率**）以上の障害者を雇用することを義務づけるとともに、対象となる企業の拡大や、法定雇用率の引き上げ、障害者の短時間労働への対応等を進めてきた。その結果、就労支援サービス等から一般就労への移行者数は2019（令和元）年度に2万1,919人となり、2003（平成15）年度の1,288人と比べて大きく増加している[1]。なお、障害者雇用促進法の改正により、2018年4月から精神障害者も雇用義務化の対象となっている。就労支援サービスの事業概要については、後述**表6-2-1**を参照してほしい。

事業目的や対象、事業実施主体の持つ理念、そして事業実施地域の地域特性等に基づき、それぞれの事業で提供される支援プログラムや活動内容は多種多様である。また、複数の事業を一体的に提供する多機能型事業所も多く存在する。

[2] 居住支援サービス

居住支援サービスは、障害者の地域生活の根幹である「住まい」に対する支援であり、共同生活援助（グループホーム）、自立生活援助、住宅入居等支援事業（居住サポート事業）が対象となる。

生活介護
常に介護を必要とする人に、昼間、入浴、排せつ、食事の介護等を行うとともに、創作的活動または生産活動の機会を提供するサービス

同行援護
移動に著しい困難を有する視覚障害のある人が外出する際、本人に同行し、移動に必要な情報の提供や、移動の援護、排せつ、食事等の介護のほか、本人が外出する際に必要な援助を提供するサービス。

自立訓練
自立した日常生活または社会生活ができるよう、一定期間、身体機能または生活能力の向上のために必要な訓練を行うサービス。

法定雇用率
2022（令和4）年6月末時点で、民間企業（従業員43.5人以上の企業が対象）：2.3％、国、地方公共団体など：2.6％、都道府県などの教育委員会：2.5％となっている。

表6-2-1
➡ p.126
本章2節B．[2] 参照。

117

共同生活援助（グループホーム）は、障害者が地域で共同生活を営む住まいの場であり、世話人等により相談、入浴、排せつまたは食事の介護、その他の日常生活上の援助が行われる。使用する住居に応じて、賃貸住宅の一部または一棟を活用したアパートタイプと、一軒家やファミリー向けマンションを活用したシェアハウスタイプに大別される。また、入居者に対する介護サービス提供の方法により、①**介護サービス包括型**、②**外部サービス利用型**、③**日中サービス支援型**の３類型に分かれている。さらに、グループホームを出て民間賃貸住宅等での単身生活を目指す障害者に対して、グループホーム近隣のアパート等におけるサテライト型住居を活用した支援も実施されている。精神障害者の地域移行を促進する観点から、東京都ではグループホームからの単身生活への移行を図るための支援を行う通過型グループホームの制度を独自に設けており、単身生活への移行に当たっては、「概ね３年間で単身生活へ移行できるよう取り組む」とされている。

自立生活援助は、2018（平成30）年の障害者総合支援法の改正に伴い、新設されたサービスであり、一人暮らしに必要な理解力・生活力等を補うため、定期的な居宅訪問や随時の対応により日常生活における課題を把握し、必要な支援を提供するものである。主たるサービスの対象者として、「障害者支援施設やグループホーム、精神科病院等から地域での一人暮らしに移行した障害者等で、理解力や生活力等に不安がある者」と規定されており、精神科病院からの地域移行や、グループホームからアパート生活への移行を念頭に、定期的な巡回訪問または随時通報を受けて行う訪問（アウトリーチ）によって必要な助言や関係機関等との連絡調整などの支援を行い、暮らしの安心・安全を確保していくサービスである。

住宅入居等支援事業（居住サポート事業）は、民間賃貸住宅（アパート、一戸建て等）および公営住宅への入居を希望しているが保証人がいない等の理由により入居が困難な障害者に対し、入居に必要な調整等に係る支援を行うとともに、家主等への相談・助言を通じて障害者の地域生活を支援する、とされており、市町村が実施する地域生活支援事業に位置づけられている。障害者総合支援法において、民間賃貸住宅の住まいの確保に関する唯一のサービスである。

［3］地域活動支援センター

創作的活動または生産活動の機会の提供、社会との交流の促進を行う施設であり、市町村地域生活支援事業における必須事業として位置づけられている。上記の「基礎的事業」に加え、「地域活動支援センター機能強化事

業」として、事業内容や利用者数に応じてⅠ型〜Ⅲ型に類型化されている。

　地域活動支援センターⅠ型は、精神保健福祉士等の専門職員を配置し、医療・福祉および地域の社会基盤との連携強化のための調整、地域住民ボランティア育成、障害に対する理解促進を図るための普及啓発等の事業を実施するとされており、障害者に対する直接支援のみならず、地域に対する働きかけや普及啓発なども業務に含まれている。また、Ⅰ型の特徴として、フリースペース（オープンスペース）と呼ばれる利用者が自由に過ごせる場の提供や、食事プログラムやミーティング、当事者活動等のプログラムを行っている事業所が多い。利用定員は１日あたりおおむね20名以上となっている。1999（平成11）年の**精神保健福祉法**の改正により、精神障害者社会復帰施設の１つとして法定化された精神障害者地域生活支援センターの多くが、障害者自立支援法制定時にⅠ型へ移行した。

　地域活動支援センターⅡ型は、雇用・就労が困難な在宅障害者に対し、機能訓練、社会適応訓練、入浴等のサービスを実施するとされており、利用定員は１日あたりおおむね15名以上となっている。

　地域活動支援センターⅢ型は、障害者自立支援法の制定以前から活動を続けていた共同作業所や小規模作業所と呼ばれた法定外の作業所が、障害者自立支援法下で引き続き運営しやすいように設定された類型であり、利用定員は１日あたりおおむね10名以上となっている。

精神保健福祉法
正式名称は「精神保健及び精神障害者福祉に関する法律」。

C. 相談支援事業と各事業の関連

［1］相談支援

　障害者に対する相談支援は、個別給付で実施される計画相談支援、地域相談支援と、地域生活支援事業で実施される障害者相談支援事業に大別される。

　計画相談支援は市町村から指定を受けた「指定特定相談支援事業者」が障害福祉サービスを利用する障害者に対して、**相談支援専門員**によるサービス等利用計画の作成（サービス利用支援）や、支給決定されたサービス等の利用状況のモニタリング（継続サービス利用支援）、サービス事業者等との連絡調整などを通じて、障害者の地域生活を支えるサービスである。

　地域相談支援は地域移行支援と地域定着支援で構成されており、いずれも都道府県・指定都市・中核市から指定を受けた「指定一般相談支援事業者」が提供する。地域移行支援は障害者支援施設等及び精神科病院に入所・入院している障害者に対して、住居の確保や障害福祉サービスの体験利用・体験宿泊のサポートなど地域生活へ移行するための支援を行うサー

相談支援専門員
障害児・者が自ら望む自立した地域生活の実現に向けて、本人の立場に立ちつつ、個別生活支援と地域づくりを両輪とした相談支援を実践するソーシャルワーク専門職。

ビスであり、地域定着支援は、居宅において単身で生活している障害者等を対象に常時の連絡体制を確保し、緊急時には訪問や同行、電話などにより必要な支援を提供することで、障害者の地域生活が継続できるよう支えるサービスである。

　地域生活支援事業における障害者相談支援事業は、市町村地域生活支援事業の必須事業とされている。福祉サービスの利用援助（情報提供、相談等）、社会資源を活用するための支援（各種支援施策に関する助言・指導）、社会生活力を高めるための支援、ピアカウンセリング、権利擁護のために必要な援助、専門機関の紹介等が含まれており、サービスの利用に関する相談だけでなく、障害者の地域生活に関連するさまざまな相談に対応する。実施主体は市町村であるが、多くの自治体では指定特定相談支援事業者または指定一般相談支援事業者への委託によって事業が実施されている。

　さらに、地域の相談支援の拠点として基幹相談支援センターの整備が進められている。基幹相談支援センターの役割として「総合相談・専門相談」「権利擁護・虐待防止」「地域移行・地域定着」「地域の相談支援体制の強化の取組」の4点が挙げられており、3障害を含めた総合的な相談支援を実施するとともに、指定特定・一般相談支援事業所への助言や専門的指導を通じたバックアップ、相談支援専門員の人材育成、成年後見制度利用支援事業の実施や虐待防止に関する取組み、地域移行の促進のための精神科病院に対する働きかけ等が業務として位置づけられている。

［2］相談支援事業と障害福祉サービスとの関連

　2012（平成24）年4月から、相談支援の充実として、計画相談支援と地域相談支援が整備され、計画相談支援の対象が原則として障害福祉サービスを申請した障害者等へと大幅に拡大されることとなった。このため、障害者が障害者総合支援法に規定された障害福祉サービスおよび、地域相談支援を利用する際は、原則として指定特定相談支援事業所に所属する相談支援専門員による**サービス等利用計画案**に基づき市町村が支給決定する。

　サービス等利用計画は、障害者の生活全体を考慮し、希望する生活の実現のための複数のニーズに対応した計画であると同時に、支援に関わる複数のサービス事業所が担う役割が記載されており、チームによる一体的なサービスの提供を意識した総合的な計画である。他方、障害福祉サービス事業所の**サービス管理責任者**は、個別支援計画を作成する。これは、各事業所が専門的なサービスを提供する上で、利用者のニーズを充足させるために達成すべき目標や支援内容が記載されており、個別・具体的な計画である。

サービス等利用計画案
サービスを利用する本人や家族が作成することもできる（セルフプラン）。また、市町村の支給決定後にサービス担当者会議を開催したうえで、障害福祉サービス事業者等からの意見を踏まえ、サービス等利用計画を作成する。

サービス管理責任者
障害福祉サービスを提供している事業所ごとに、配置を義務づけられた責任者。個別支援計画に基づく支援プロセスの管理や他のサービス提供職員に対する指導的役割を担う。

　図6-1-2は、支援プロセスにおける相談支援事業者とサービス提供事業者の関係を図示化したものである。サービス事業者は、サービス等利用計画の内容を踏まえて個別支援計画を作成する。一方で、サービス提供開始後に、相談支援事業者とサービス提供事業者は、一定期間ごとにモニタリングを行い、計画通りにサービスが提供されているか、それによって利用者のニーズが充足されているかを確認する。サービス事業者の提供するサービスに修正や変更の必要が生じた場合、サービス担当者会議を経て、サービス等利用計画や個別支援計画の修正が図られる。つまり、相談支援事業者とサービス提供事業者は一方的な関係ではなく、両者が作成する計画も、相互に影響しつつ、必要に応じて変更・修正されていくものである。

図6-1-2　相談支援事業者とサービス提供事業者の関係

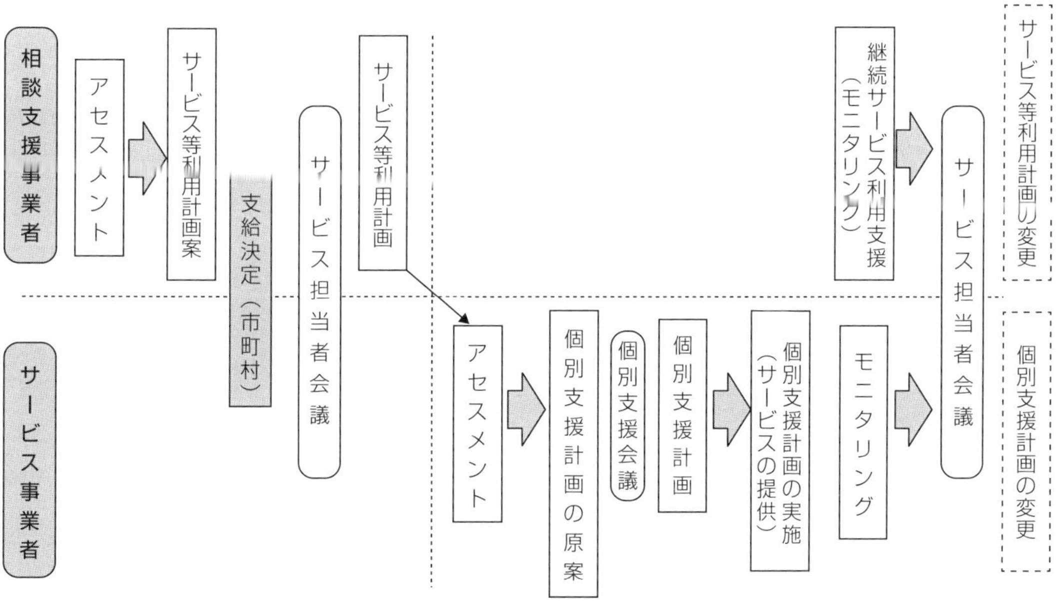

出典）宇野洋太・内山登紀夫・川島慶子・鈴木さとみ「障害児相談支援の現状―スタンダード事例と課題事例における相談支援の機能に着目して」厚生労働省科学研究成果データベース，令和2年度厚生労働科学研究費補助金　障害者政策総合研究事業「障害児相談支援における基礎的知識の可視化のための研究」分担研究報告書，p.62の図1.

D. 地域実習の事前学習における留意点

[1] 実習先に対する事前学習

　実習先のサービス事業所は、事業所や母体となる法人が持つ理念や歴史的背景、事業実施地域の特性等を踏まえたうえで、サービスを提供している。そのため、実習前の事前学習として、法人の理念や歴史、法人が提供

する実習先事業所以外のサービスに対する理解も求められる。多くの実習先はホームページを持っているため、事前に確認することができる。また、パンフレットや利用案内、機関誌等の配布物を発行している実習先も多い。できる限り事前に入手して理解を深めることが求められる。

［2］ 地域に対する事前学習

　実習先事業所の地域の特徴について事前に調べておくことも大切である。事前学習の方法として、事業所が活動する自治体で作成された**障害福祉計画**に目を通す方法が挙げられる。障害福祉計画には障害福祉サービス、相談支援および地域生活支援事業の提供体制の確保に係る目標に関する事項が記載されているため、当該地域の社会資源の実情や、目標の把握が可能となる。障害福祉計画は、多くの自治体では、ウェブサイト上で公開しており、閲覧することができる。

　また、（自立支援）**協議会**は、地域の障害当事者や家族、支援者や行政機関職員等が集まり、個別の相談支援の事例を通じて明らかになった地域の課題を共有し、その課題を踏まえて、地域のサービス基盤の整備を進めていく役割を担っている。多くの自治体では、協議会の活動内容や活動報告、議事録をホームページ上で公開している。地域の協議会の活動内容や、議事録を確認することで、当該地域における障害福祉に関する地域課題や、その解消に向けた取組み状況について、理解を深めることが可能となる。

　さらに「地域で安心して暮らせる精神保健医療福祉体制」の構築に向けて、地域でどのような取組みが行われているかも見ておきたい[(2)]。2017（平成29）年度から国は「精神障害にも対応した地域包括ケアシステムの構築推進（構築支援）事業」として、自治体への補助（委託）事業を始めた（図6-1-3）。なかでも「保健・医療・福祉関係者による協議の場の設置」は必須になっている。前述の相談支援、自治体の各福祉計画、協議会との関連についても理解を深めておきたい。精神保健医療福祉上のニーズを有する人を中心に、実習先の事業所がどのような役割を担っているのか、地域の実情と課題を学ぶための視点を養っていこう。

障害福祉計画
障害者総合支援法87条1項の規定に基づき、障害福祉サービス等の提供体制および自立支援給付等の円滑な実施を確保することを目的として、都道府県および市区町村で策定される行動計画。

協議会
障害者総合支援法89条の3に地方公共団体の努力義務として規定されている。2項に「関係機関等が相互の連絡を図ることにより、地域における障害者等への支援体制に関する課題について情報を共有し、関係機関等の連携の緊密化を図るとともに、地域の実情に応じた体制の整備について協議を行う」とある。

図 6-1-3　精神障害にも対応した地域包括ケアシステムの構築（イメージ）

○　精神障害の有無や程度にかかわらず、誰もが安心して自分らしく暮らすことができるよう、医療、障害福祉・介護、住まい、社会参加（就労など）、地域の助け合い、普及啓発（教育など）が包括的に確保された精神障害にも対応した地域包括ケアシステムの構築を目指す必要があり、同システムは地域共生社会の実現に向かっていく上では欠かせないものである。
○　このような精神障害にも対応した地域包括ケアシステムの構築にあたっては、計画的に地域の基盤を整備するとともに、市町村や障害福祉・介護事業者が、精神障害の有無や程度によらず地域生活に関する相談に対応できるように、市町村ごとの保健・医療・福祉関係者等による協議の場を通じて、精神科医療機関、その他の医療機関、地域援助事業者、当事者・ピアサポーター、家族、居住支援関係者などとの重層的な連携による支援体制を構築していくことが必要。

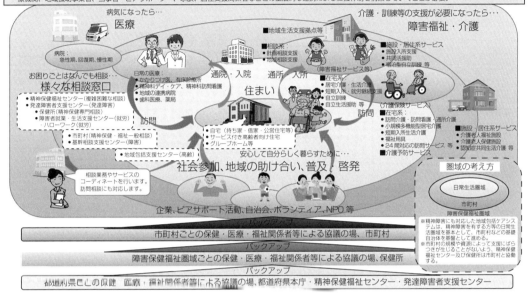

出典）厚生労働省ウェブサイト「精神障害にも対応した地域包括ケアシステムの構築について」.

注)

　ネット検索によるデータ取得日は，2022 年 7 月 3 日.

(1)　厚生労働省社会・援護局障害保健福祉部障害福祉課「障害者の就労支援について」厚生労働省ウェブサイト，112 回社会保障審議会障害者部会（令和 3 年 6 月 21 日）資料 5，2021.

(2)　2021（令和 3）年 3 月に「精神障害にも対応した地域包括ケアシステムの構築に係る検討会」報告書、2022（令和 4）年 6 月に「地域で安心して暮らせる精神保健医療福祉体制の実現に向けた検討会」報告書がとりまとめられる等、検討が重ねられている。

2. 就労支援

A. 就労支援機関で実習をする前に─精神障害者と自立

　精神障害者が「自立したい」と語るとき、学生諸氏は「自立」をどのように捉えるだろうか。われわれが一般的に「自立」を考えるときに、自らの力で働いて給料を得て生活していくことを想像するのではないか。それを**「経済的自立」**という。

　そもそも精神障害者という概念は複雑で、一口には言えない。2022（令和 4）年 3 月時点での日本の精神障害者数は、419.3 万人であり、その統計は**精神保健福祉法**の精神障害者の定義により、「統合失調症、精神作用物質による急性中毒またはその依存症、知的障害、精神病質その他の精神疾患を有する者をいう」とされている[1]。

　この精神障害者の統計数は、言うなれば精神科に通院中もしくは入院中の人びとを指す。しかし、419.3 万人すべてが障害福祉サービスの対象や就労支援を必要としているわけではない。たとえば、うつ病の疾患で精神科に通院中であっても、服薬治療と精神療法で仕事を続けている人たちもこの 419.3 万人の中に相当数いる。これらの人たちは経済的自立を果たしている場合が多い。そう考えたときに、精神保健福祉士のソーシャルワーク実習において就労支援に関連する施設で出会う精神障害者とはどのような人たちなのかを考えてみよう。

　先に述べた「自立」は、「日常的自立」「社会的自立」「経済的自立」に大別される。**「日常的自立」**は、いわゆる ADL といわれる日常動作の自立である。われわれがソーシャルワーク実習で出会う精神障害者の多くは「日常的自立」はできている。では「社会的自立」はどうか。

　「社会的自立」とは、「社会の一員として意義ある自己実現と社会参加を果たそうとする努力」であり、「自らの判断と決定により主体的に生き、その行動について自ら責任を負うこと」と言われている[2]。

　精神障害は、精神疾患の病状の変化とそれに伴う生活上の困難さが併存する。精神疾患の病状悪化に伴い生活のしづらさ（精神障害）が増していく。これらは、精神障害者本人の疾患や障害、生きてきた道程などさまざまな要因が多重的にある場合も多い。また、精神科医療における社会的入院等による弊害などもあろう。多くの精神障害者は、「社会的自立」を精

精神保健福祉法
正式名称は「精神保健及び精神障害者福祉に関する法律」。

神科医療や精神保健、障害福祉サービスの利用、また地域のさまざまな社会資源（フォーマル、インフォーマル含む）を活用しながら果たそうとしている。

そして、先に述べた「経済的自立」とは、本人の力によって働いて生活できるだけの収入を得ることを指す。

精神保健福祉士を目指す学生の多くは、ソーシャルワーク実習として精神科医療機関と障害福祉サービス等の地域の支援機関の2ヵ所で実習を行う。そこには、施設内就労を通して自分らしく生活したい、自己実現をしたいと願う利用者がいる。一方で、先に述べた「経済的自立」に近づくため、一般の会社を目指す利用者もいよう。精神保健福祉士のソーシャルワーク実習では、さまざまな目的を持ちながら就労支援施設を利用している一人ひとりの精神障害者が「どのような暮らしを希望しているのか」「どのような将来像があるのか」「今何を大切にしているのか」といった視点を常に持ち続けながら、実習に臨んでもらいたい。

B. 就労に関する実習施設

[1] 就労支援施設の歴史概観

精神保健福祉士のソーシャルワーク実習における就労支援施設は、**障害者総合支援法**における障害福祉サービスが多い。その他に障害者雇用促進法の障害者就業・生活支援センターや広域障害者職業センター、地域障害者職業センターなどもソーシャルワーク実習の実習施設となるが、やはり障害者総合支援法の就労支援施設での実習が多い。

現在の障害福祉サービスは、2006（平成18）年に施行された障害者自立支援法から始まり、現在の障害者総合支援法まで続いている。障害者自立支援法施行以前は、精神障害者の働く場は主として精神障害者共同作業所であったが、これは法的根拠がない施設であり都道府県等の自治体裁量による少額の補助金によって運営されていた。そのため、共同作業所内での仕事は内職作業や自主製品作りなど利用者により細々と運営されていた。その他、精神保健福祉法において精神障害者通所及び入所授産施設、精神障害者小規模通所授産施設、精神障害者福祉工場が働く場としてあったが、これらは全国的にも少数であり精神障害者の働く場は限られていた。その後、障害者自立支援法の施行により精神障害者共同作業所と共に三障害共通の障害福祉サービスに再編されていった。

障害福祉サービス事業所等の実習で、精神障害のある利用者同士や支援者が「利用者」ではなく、「メンバー」という呼称を用いているところが

障害者総合支援法
正式名称は「障害者の日常生活及び社会生活を総合的に支援するための法律」。

多い。アメリカで発展してきたクラブハウスでは、専門職等のスタッフと精神障害者であるメンバーが対等な関係でクラブハウスを運営する責任を持ち、意思決定に参加するものとされている。日本においても、精神障害者共同作業所が中心であった時代から「メンバー」という呼称が使用され、個々のメンバーとスタッフが対等な関係で事業所を運営していくという意味合いが込められている。実習中は、当たり前のように使われる用語であっても、それがどのような意味をもっているのかといったことにも敏感であってほしい。

［2］障害者総合支援法における就労系障害福祉サービスの体系

　ソーシャルワーク実習における就労支援施設は、障害者総合支援法による障害福祉サービス事業所が多いため、以下に同法の4事業を示す（**表6-2-1**）。

表6-2-1　障害者の就労支援施策の状況

事業名	事業概要	主たる利用者像（精神保健福祉士領域に特化）
就労移行支援事業	通常の事業所に雇用される事が可能と見込まれるものに対して、施設内訓練や職場訓練の提供、求職活動、③職場の開拓、④職場定着等を行う。（標準利用期間：2年）	就労を希望する者であって、単独で就労することが困難であるため、就労に必要な知識及び技術の習得若しくは就労先の紹介その他の支援が必要な者
就労継続支援A型事業所	通常の事業所に雇用される事が困難であり、雇用契約の締結等による就労の機会の提供や、就労訓練等を行う。（利用期間：制限なし）	①就労移行支援事業所を利用したが、企業等の就労に結びつかなかった者、②特別支援学校を卒業して就職活動を行ったが、企業等の雇用に結びつかなかった者、③企業等を離職した者等就労経験のある者で、現に雇用関係がない者
就労継続支援B型事業所	通常の事業所に雇用されることが困難であり、雇用契約に基づく就労が困難である者に対して、就労の機会の提供や、就労訓練等を行う。（利用期間：制限なし） 月額3000円以上の工賃が利用者に支払われること。	①就労経験がある者であって、年齢や体力の面で一般企業に雇用されることが困難となった者、②50歳以上に達している者又は障害基礎年金1級受給者、③上記に該当しない者であって、就労移行支援事業者等によるアセスメントにより就労面に係る課題等の把握が行われている本事業の利用希望者
就労定着支援事業	生活介護、自立訓練、就労移行支援又は就労移行支援を利用して通常の事業所に新たに雇用された障害者の就労の継続を図るため、企業、障害福祉サービス事業者、医療機関等との連絡調整を行うとともに、雇用に伴い生じる日常生活又は社会生活を営む上での各般の問題に関する相談、指導及び助言等の必要な支援。（利用期間：3年）	就労移行支援等を利用した後、通常の事業所に新たに雇用された障害者であって、就労を継続している期間が6ヶ月を経過した障害者（病気や障害により通常の事業所を休職し、就労移行支線等を利用した後、復職した障害者であって、就労を継続している期間が6月を経過した障害者も含む）

出典）厚生労働省ウェブサイト「障害福祉サービスについて」および「障害者の就労支援対策の状況」をもとに筆者作成.

精神保健福祉士のソーシャルワーク実習では、就労継続支援B型事業所での実習が多い。**就労継続支援B型事業所**はさまざまな作業（事業所ではメンバーが行う仕事を作業と呼ぶことが多いため、以下「作業」と統一）が行われており、その中でも、内職作業（雑誌の付録等の封入作業、工業部品の解体等）が多く、その他リサイクルショップや喫茶店、菓子やパン屋などの製造販売、自主製品づくり等作業は多岐に渡る。これらの作業を通した賃金を給料ではなく工賃と呼ぶ。事業所での作業では、一般的な給与とは異なり、作業の出来高をメンバーの人数や働いた時間で分配するため、時給および月給は、一般の事業所と比べると非常に低い（**表6-2-2**参照）。国の取組みとして、工賃が向上するための創意工夫も求められているが、劇的に工賃が上がるということはこれまでない。

一方、**就労継続支援A型事業所**は雇用契約を結ぶ事業所として、最低賃金以上の工賃が支払われる必要があり、その作業の規模も大きい。たとえば、1日に100食近くの弁当製造と配達およびカフェの運営、レストランの運営、印刷業など仕事もプロフェッショナルな業務が求められる。

以下は、全国の障害を問わず就労継続支援事業A型・B型の工賃の時給と月給を示しているものである。精神障害者の場合、障害特性から病状の悪化や疲れやすさなどにより毎日通う事が難しい利用者も多い。そのため、精神障害者が主たる利用者である事業所では、平均工賃が低いところが少なくない。

表6-2-2　令和3年度平均工賃（賃金）

施設種別	月額平均工賃	時間額平均工賃	施設数（箇所）
就労継続支援B型事業所	16,507円	233円	14,393
就労継続支援A型事業所	81,645円	926円	4,010

出典）厚生労働省ウェブサイト「障害者の就労支援対策の状況」をもとに筆者作成.

就労移行支援事業では、前述した就労継続支援B型と多機能型として運営されているところも多く、B型と同様に作業を行いながらも、より一般就労を目標としたトレーニングとして実施されている。更に、一般就労に向けた準備性を高めるために、ビジネスマナー講座やパソコン教室、企業等での実習体験といった一般就労に向けた具体的な取組みがなされている。そして、支援者の同行のもと就職面接に臨む。ソーシャルワーク実習においても、実習生もスーツを着てメンバー本人と支援者と共に、ハローワーク主催の合同面接会に同行する機会もある。

就労定着支援は、2018（平成30）年度から始まった事業である。一般

就労を継続しているメンバーの会社訪問や相談支援が主であるため、ソーシャルワーク実習の学生が現場実習として学ぶ機会は少ない。

C. 就労系障害福祉サービスでの実習の狙いと具体的な学び

ソーシャルワーク実習は教育機関によって実習日数（時間）が異なるが、本項では14日間として、初期、中期、後期の3期に分けそれぞれに実習での具体的な学びと視点を以下に示した。

［1］ 実習初期（1日目〜5日目）における具体的な学びと視点
（1） 作業やプログラムへの参加
①事業所での作業やプログラムにメンバーと共に参加し、同じときを過ごす。

②作業やプログラムに漫然と参加するのではなく、それがメンバーにとって、どのような意味があるのかを考えながら参加する。

③作業やプログラムにおける支援者の役割や動きを観察する。

（2） メンバーや職員などとの基本的なコミュニケーションや付き合いを通した円滑な人間関係の形成
①作業中もしくは休憩中など、積極的にメンバーとコミュニケーションをとる。

②話題が豊富な人、話すのが苦手な人などさまざまなメンバーがいる。実習生にとって話しやすい人だけでなく、多くのメンバーから学びを得られるような話を聞く。

③作業やプログラム、またメンバーとのやりとりを通して、不明点や疑問等をそのままにせず、すぐに職員に尋ね理解を深める。

（3） メンバー理解と就労系サービス利用のニーズの理解
①メンバーを疾患や障害のある人としてだけでなく、生活者として理解する。

②メンバーの生活を伺い、事業所や地域生活での希望や楽しみ、ニーズなどを理解する。

③メンバーの地域生活にとって、事業所が持つ役割を考える。

［2］ 実習中期（6日目〜11日目）における具体的な学びと視点
（1） 就労系障害福祉サービスにおける精神保健福祉士としての専門性を理解する
①作業やプログラムを通してメンバーの自己決定の尊重や本人主体などがどのように展開されているか、またそれを支援者はどのように支えているかを理解する。

②個別支援計画を見せていただき、事業所の利用目標、メンバー本人の取組み、また支援者の役割や支援について理解を深める。

③個別面談に同席し、メンバーの事業所内や地域生活での困りごとや課題、その支援について学ぶ。

(2) メンバーを取り巻く環境や地域での多職種連携について理解する

①メンバーを取り巻くフォーマル・インフォーマルな社会資源を理解する。

②利用希望者等のケア会議に参加し、保健・医療・福祉の専門職の連携について学ぶ。

③メンバーの家族状況等を理解し、必要とされる支援について理解を深める。

[3] 実習終期（12日目～14日目）における具体的な学びと視点

(1) 支援の理解を深める

①メンバーの協力を得て模擬個人面談を実施し、個別支援計画の作成を行う。

②メンバー一人ひとりとの関係性を深め、実習初期で考えた「メンバーにとっての事業所や働く意味」を振り返り、再考する。

③就労系障害福祉サービスにおける精神保健福祉士の役割や専門性について考察する。

(2) 地域とのつながりや啓発について学ぶ

①自治会や祭りやバザー等の地域活動に参加し、ソーシャルインクルージョンについて考察する。

②事業所の実施しているソーシャルアクションを学ぶ。

(3) 施設運営や職業倫理について理解する

①就労に関連する施設運営だけでなく、苦情受付窓口の設置や虐待防止のための相談窓口設置等、福祉施設として求められる運営や管理について理解する。

②施設職員としての職業倫理について学び、組織の一員としての役割と責任を理解する。

(4) 実習のまとめ

①実習指導者により、これまでの実習の振り返りを行う。

②メンバーおよび職員に、実習で学んだことや今後の抱負などを伝え、お礼を伝える。

　この間、実習生は毎日実習終了後に実習指導者と1日の実習の振り返りを行い、作業やプログラム、メンバーの発言や生活状況等疑問や不明点について**スーパービジョン**を受ける。また、週に一度教員が実習先に訪問す

スーパービジョン
supervision

る、もしくは学生が帰校して、スーパービジョンを受ける。

D. よりよい実習にするために

[1] メンバーからの学び

　ソーシャルワーク実習では、さまざまな問題意識や疑問をもって日々の実習に臨んでほしい。たとえば、就労継続支援A型では、雇用契約を結んだ働き方であっても障害者総合支援法の障害福祉サービスの利用者であることから、施設利用料を支払うことになる。就労継続支援B型事業所の工賃は決して高いとは言えないが、メンバーはそれで満足できているのだろうか。また、A型、B型ともに、事業所の工賃だけで生活は可能なのか、それとも他に収入を得ているのか。さらに言えば、現在の仕事内容や働き方に満足しているのかなど、実習生諸氏が実習を続ける中で仮説を立て、それをぜひメンバーに尋ねてほしい。就労支援機関に限らず、ソーシャルワーク実習で重要なことは、実習生が積極的にメンバーから話を「聴く」を重ねることである。

[2] 支援者からの学び

　ソーシャルワーク実習では、メンバーとのかかわりだけでなく支援者である精神保健福祉士の役割や支援意識、また就労支援機関におけるソーシャルワークについて考察を深めたい。就労支援の場においても精神保健福祉士の価値や理念、倫理は重要視されなければいけない。就労支援の場において「権利擁護」や「本人主体」「自己決定の尊重」など、精神保健福祉士として大切な視点や実践が具体的にどのように行われているかを体感し、それを実習指導者との振り返りや実習ノート等で言語化することで、より理解を深めてもらいたい。

　就労支援機関での実習は、ともすると「ずっと作業をやっていた」「メンバーと仕事を一緒にできて楽しかった」といった表層的な感想で終わってしまう可能性もある。実習施設によっては、個別面談や個別支援計画の作成などに携わることができ、相談支援に触れることで「精神保健福祉士らしさ」を感じるかもしれない。しかし、日々の作業やメンバーとのかかわりの中にこそ、ソーシャルワークがあることを体感し、理解を深めてもらいたい。

注)

ネット検索によるデータ取得日は，2022年6月22日．

(1) 厚生労働省「第7次医療計画の指標に係る現状について」厚生労働省ウェブサイト，第4回 地域で安心して暮らせる精神保健医療福祉体制の実現に向けた検討会 参考資料1，2022，p.2．

(2) 厚生労働省ウェブサイト「自立の概念等について」第9回社会保障審議会福祉部会資料，2004．

▎理解を深めるための参考文献

● 池淵恵美『こころの回復を支える 精神障害リハビリテーション』医学書院，2019．
本書は，精神障害者のリハビリテーションをリカバリーの視点によって述べている。働くことに関しては人生の支援として、また多様な働き方の重要性を伝えてくれる1冊である。

● 社団法人日本社会福祉士会編『ソーシャルワーク視点に基づく就労支援実践ハンドブック』中央法規出版，2010．
障害者等への就労支援は法制度や支援方法について解説が多い中、本書はソーシャルワークにおける就労支援の基本的な視点や就労支援のプロセスを解説している。また、多領域にわたるソーシャルワークによる就労支援の事例が示されており、大変参考になるものである。

はたらくことで、暮らしは希望するものに近づいているか？

特定非営利活動法人 KITARU　代表理事　森新太郎

障害者雇用施策、就労支援サービスは、その時代とともに変化をし続けている。日本の障害者雇用は、障害者雇用促進法に基づく雇用がその大半を占め、企業での障害者採用の動機は、法定雇用率を達成するということに重きが置かれている。そして、就労支援を担う事業所は、地域に密着した相談支援を担う社会福祉法人のような団体のみならず、就労移行支援事業所を中心に、株式会社がビジネスで獲得したノウハウを活用して就労支援に取り組むようになった。就労を希望する障害者は、利用する事業所が増え、それが1つの利点となっているのではないだろうか。

なぜこのような話をするかというと、もともと就労支援は、障害者の「就労したい」というニーズに基づくサポートであった。それが今では、その枠組みが広がり、ニーズに対応するのみならず、社会のシステムとして求められていると感じるからである。例えば、障害者雇用に取り組む企業が増加することで、就労支援をビジネスチャンスの1つと捉え、企業のニーズにウェイトを置く就労支援のかたちがある。SDGs のように持続可能な開発目標として、就労支援は社会を維持するための仕組みとして捉える場合もある。また、法定雇用率の引き上げなどの政策、雇い入れる企業の文化や価値観、景気などの社会情勢、これらを受けつつ就労支援は展開されている。「はたらきたい」という個人の希望や想い、雇い入れることが求められる企業、持続可能な社会と、それぞれとの関連の中で就労支援に取り組む視点が必要となる。また、支援の評価軸は、就職率や職場定着率が中心に据えられ、社会の変化を意識しつつ、就職という結果が求められている。

このように就労支援に対する認識が広がる中で、ソーシャルワークを展開することが私たちソーシャルワーカーの取り組むべき方向性である。その時に欠かすことのできない視点が、「就労することによって、その方の暮らしは希望するものに近づいているか」ではないだろうか。私自身、就職という結果を叶えることも大切だと思いつつ、はたらくきっかけや動機、想いに向き合うことを大切にしたいと考えている。しかし同時に、それらが合致しない時もあり、常に迷いや戸惑いを抱えながら実践をしているというのが正直な気持ちである。就労支援を行う事業所での実習では、効果的な就労支援プログラムに視点がいきがちだが、就労を希望する障害者は、どのような就労を希望していて、就労を通じてどのような暮らしをイメージしているのだろうか。また、はたらく障害者はそれによって希望する暮らしに近づくことができているのか。改めて、そんな障害者のはたらきたいというニーズに着目をした実習をしてみてはどうだろうか。

3. 居住支援

A. 居住支援とは

　精神障害者の生活では「医（衣）・食・住」が基本的な要件といわれ、医療の重要性が強調される。武田によれば、福祉事業における生活支援では、その人らしい「生き方」で生きがいや幸せを感じられる場や機会を得られるよう、主に「くらし」を支援する。この「いのち」「くらし」「生き方」という「生活」を構成する三要素のどれが欠けても生活は成り立たず、「くらし」は「いのち」と「生き方」をつなぐ位置で双方に重なっていると考えている[1]。さらに武田は、グループホームは生きがいのある「生き方」を求めて、よりよく生きようとする「くらし」の場であり「いのち」と「生き方」をつなぐ場であると述べている[2]。

　居住支援を行うにあたり、支援者は「生活」とは何かという問いに直面する。利用者が「いのち」をつなぐために必要な服薬の拒否をした場合、本人の主体性を尊重しながらも「いのち」を守るためにはどうするのか。地域社会のなかにある居住支援施設に近隣から苦情が来た場合はどうするのか。共同住居タイプの居住支援施設で利用者同士のトラブルが起きた時にどうするのか。居住支援施設では、さまざまな課題に直面するたびに、利用者・職員・関係者が解決策を出し合い、地域での生活を続けていくための方法を模索してきた。

　24時間365日の生活を支える居住支援は、利用者の支援において、地域社会との関係性において、職員の労務管理においてなど、さまざまな課題に直面させられるのである。実習するにあたっては実習先の居住支援施設の実践を、実習生の五感を使って体験し、居住支援の過去・現在・未来を捉えてほしい。

B. 居住支援施設の歴史

　精神障害者を対象とした共同住居は、浅香山病院「あけぼの寮」（1965〔昭和40〕年）、大原神経科大みか病院（1966〔昭和41〕年）など精神科病院の社会復帰活動として始まり、その後、静岡県、神奈川県、東京都などの自治体で制度化されるようになった[3]。

　1987 (昭和 62) 年成立の**精神保健法**により、精神障害者社会復帰施設として**援護寮** (後の生活訓練施設) と**福祉ホーム**が初めて制度化された。援護寮は、精神障害のために家庭において日常生活を営むのに支障がある精神障害者を低額な料金で居室その他の設備を利用させ、必要な訓練を行うことにより、社会復帰を促進することを目的としている。福祉ホームは、現に住居を求めている精神障害者に対し、低額な料金で居室その他の設備を利用させ、日常生活に必要な便宜を提供することで社会復帰と自立の促進をすることを目的としている。なお、援護寮と福祉ホームは 2012 (平成 24) 年 3 月末日までに**障害者自立支援法**の事業に移行した。

　1993 (平成 5) 年、精神保健法の一部改正により**精神障害者地域生活援助事業 (グループホーム)** が法定化された。地域生活援助事業 (グループホーム) は、「精神障害者の社会復帰や自立の促進を図るため地域において共同生活を営むのに支障がない精神障害者につき共同の住居において食事の提供や相談その他の日常生活上の援助を行う事業」である。グループホームの利用対象者は、①日常生活で援助が必要な者、②一定の自活能力があり共同生活ができる者、③就労 (福祉的就労を含む) をしている者、④日常生活を維持する収入がある者とされていた。グループホームの定員はおおむね 5 ～ 6 人とされた。

　1999 (平成 11) 年、長期在院患者の療養体制整備事業として精神障害者福祉ホーム B 型が法定化された。

　2006 (平成 18) 年に障害者自立支援法が施行となり、障害福祉サービスの 1 つとしてグループホームは共同生活援助事業として位置づけられ、新たに**共同生活介護事業 (ケアホーム)** が新設された。ケアホームの利用者は、障害程度区分が 2 以上であり、日常生活を営む上で介護や支援が必要な者とされた。

　障害者自立支援法の**福祉ホーム**は**地域生活支援事業**とされた。また、長期に入院をしている精神障害者の地域生活への移行を図るための必要な支援の 1 つの選択肢として**退院支援施設**が新設され、精神病床転換型と精神病棟転換以外の 2 種類が、精神科病棟の内外に施設を設置できることとなった。

　2013 (平成 25) 年 4 月に**障害者総合支援法**が施行されたことにより、居住支援の制度も大きな変化があった。障害者総合支援法では、障害者の高齢化・重度化に対応して、介護が必要になっても、本人の希望によりグループホームを利用し続けることができるよう、**共同生活介護 (ケアホーム) を共同生活援助 (グループホーム) に一元化**した。一元化後のグループホームは、介護を必要とする者としない者が混在して利用することとな

り、介護を必要とする利用者の人数も一定ではないことから、すべての介護サービスをグループホームの職員が提供することは効率的ではない側面がある一方、障害者自立支援法下のケアホームのように、なじみの職員により介護が提供されることを望むニーズも少なくないと考えられた。そこで、グループホームが提供する支援を「基本サービス（日常生活援助等）」と「利用者の個々のニーズに対応した介護サービス」の2階建て構造とし、介護サービスの提供については、①グループホーム事業者が自ら行う（介護サービス包括型）か、②グループホーム事業者はアレンジメント（手配）のみ行い、外部の居宅介護事業所に委託するか（外部サービス利用型）のいずれかの形態を事業者が選択できる仕組みとなった。

　また、障害者総合支援法では、**サテライト型住居**の仕組みが創設された。サテライト型住居は、一人暮らしをしたいという利用者のニーズに応え、地域における多様な住まいの場を増やしていく観点から、グループホームの新たな支援形態の1つと位置づけられた。具体的には、グループホーム本体よりおおむね20分以内の距離にあるアパート等の単身用居室を、サテライトとしてグループホーム事業所が部屋を確保する。サテライト型住居利用者はグループホーム本体の食事や余暇活動、職員の定期的巡回等グループホームの機能や支援を利用する。**一定の利用期限（3年）**を設け、利用期間の長期化を避け、単身生活への移行を目指す。

　長期入院をしている精神障害者を対象とした、精神科病院敷地内のグループホームである地域移行支援型ホームは、対象者・職員の条件・ホームの構造などさまざまな条件を設けて実施する制度で、2015（平成27）年4月から2025年3月まで事業の運営が認められている。

　2018（平成30）年4月より、地域生活を支援するための自立生活援助と日中サービス支援型グループホームが創設された。**自立生活援助**の対象者は、障害者施設やグループホーム等を利用していた一人暮らしを希望する人である。サービスを行う自立生活援助事業所は、定期的に一人暮らしをしている利用者の居宅を訪問すると共に、電話やメールによる相談も受け、必要に応じて関係機関の調整等も行う。

　日中サービス支援型グループホームは、常時介護を要する利用者に対応するため、1日を通じての生活支援員または世話人の配置、夜間および深夜の時間帯を通じての夜間支援従事者の配置等、常時の支援体制を確保した上で、利用者のニーズに応じて介護サービスを事業者自ら提供する。

一定の利用期限（3年）
入居して3年を超える場合であっても、引き続きサテライト型住居を利用することにより単身生活への移行が見込まれる場合等については、市町村審査会による個別の判断により3年を超える利用を認める場合もありうる。

C. 居住支援施設における実習のポイント

［1］ 事前学習

（1）居住支援施設がある地域を知る

　事前学習として、実習する居住支援施設の地域性を理解することが重要である。まず、実習先の市町村のウェブサイトや広報紙をみて、人口、産業、地域の歴史、福祉行政の特色、交通網、福祉施設や機関の種類や数などを調べ、地域の状況を把握する。市町村には、さまざまな冊子やパンフレットがあるので、可能ならば入手してほしい。

（2）居住支援施設を運営している組織を知る

　多くの場合、居住支援施設は単体での運営ではなく、その他の事業を運営している組織に属している。たとえば、都道府県や市町村・医療法人・社会福祉法人・NPO法人などである。まずは、施設を運営している組織のウェブサイトを見て、組織の成り立ちや、事業展開、居住支援施設の概要を把握する。さらに、事前にその組織のパンフレットや活動報告などの冊子が入手できたら目を通し、疑問などをピックアップしておくとよい。

（3）実習先となった居住支援施設の法的根拠や設置基準を知る

　居住支援施設はどの法律に基づいて設置され、どのような基準で運営されているのか確認をする。実習先は、障害者総合支援法以前の法律で設置された施設なのか、スタートから障害者総合支援法の施設なのかなど、確認するとよい。また、利用者の定員、職員の配置基準、夜間支援体制サービス内容なども確認する。

［2］ 実習時

　以下に実習時のポイントを挙げるが、実習先の事情や実習計画によっては、実際にはできないものもあると思う。意識して視点を持つだけでも吸収できることはある。また、当初予定していたことが、利用者の状況や緊急の対応など実習先の都合によりできなくなることもある。そうした状況こそ、まさに現実である。できなくなったことを残念に思うのではなく、現に起きている事象に居合わせたことから学びを深めてほしい。利用者の個人情報にかかわる場合、詳細な事情を実習生が知ることができないかもしれない。それもまた学びであるといえる。

（1）食事を共にする

　食事は生活リズムをつくる基本である。また、**共同住居タイプの施設**の場合、利用者が一堂に会して食卓を囲むことが多く、その施設の雰囲気を感じることができる。職員のグループへのかかわり方や利用者個人へのか

共同住居タイプの施設
一戸建てやアパート等を改装して、世話人の支援を受けながら4〜6人で共同生活を行う。各自の個室はあり、玄関・風呂・トイレ・リビング等は共同で使用する形態で、食事の提供がある場合が多い。

136

かわり方も見ることができる。また、実習生が食事を共にすることで、利用者や職員との関係の構築にもなる。食事の後に服薬をする利用者もおり、服薬支援の状況を見ることができるかもしれない。また、使用している食器・メニューや味付けから、感じられることもたくさんあるはずである。

(2) 実習先の1日・1週間・1ヵ月・1年の流れを理解する

たとえば、食事の時間はいつか、門限はあるのか、定期的な面談やミーティングはあるのか、利用料の支払いはいつか、個別支援計画の更新はいつか、レクリエーションや季節の行事はあるのか、家族面談はあるのかなど、居住支援施設としての1日から1年の生活の流れをつかむことで、居住支援施設のサービスを時系列で理解できるので、確認してみよう。

(3) 交流室などの掲示物から入居者や施設を理解する

アパート型の施設の場合は交流室に、共同住居型の施設には居間などにさまざまな掲示物がある。施設からの利用者に対するお知らせや、行事の案内・報告などである。こうした掲示物からも施設の状況を読み取れるので、注意して見てほしい。

アパート型の施設
アパートやマンション等の集合住宅の全戸あるいはその中の数戸をグループホームとする。集合住宅内の1室が、交流室とされていることが多く、世話人や入居者とミーティングや食事会など交流する機会がある。世話人は各人の居室を訪問して支援を行う。

(4) 記録や施設で使用している書式から運営やサービスを理解する

可能であれば、業務日誌や利用者の記録などを読ませてもらうと、多くのことを学ぶことができる。しかし、プライバシーの保護などで実習生に見せていないところも少なくない。記録を見ることができない場合は、書式を見せてもらうか、コピーさせてもらえるとよいだろう。書式はその構成から学べることがたくさんある。書式には、業務日誌、体験宿泊関係書類、入居申込書、利用契約書、重要事項説明書、サービス等利用計画、個別支援計画書、ケース会議用書式、行事報告書などがある。

(5) 利用者の入居・退居の流れを理解する

利用年限のある施設では、入居や退居は定期的に行われる。また、原則利用年限がない施設でも、頻回ではないが入居・退居ということはあり、利用者の生活の節目に立ち会うという点で重要な場面といえる。どのような手続きでどのようなネットワークを活用して入居支援・退居支援を行っているかを確認してみよう。

利用年限のある施設・ない施設
通過型（おおむね3年）といわれる利用年限のある施設では、利用期限内に単身生活等への移行を目指し、必要な訓練や調整を行う。滞在型といわれる施設では、契約更新手続きはあるが、利用期間の定めはなく長期間の利用が可能となる。

(6) 支援体制を理解する

利用者の支援は、居住支援の職員だけではなく、医療・福祉・地域関係者など、フォーマル・インフォーマルな組織の人びとが状況に応じてかかわっている。可能な範囲で、職員にチーム支援の実際を聞いてみよう。

(7) 利用者の権利擁護のための取組みを理解する

居住支援施設の場合、利用者と職員が一対一の関係となる場面が多い。そのため、職員は支援だと思っていることも、利用者にとっては権利の侵

害となってしまう危険性もある。このようなことを解決するために、苦情解決窓口の設置など、各施設での取組みがあるので確認してみよう。

(8) 施設の安全管理体制について理解する

2015（平成27）年4月の消防法施行令の一部改正を受け、経過措置はあるものの2018（平成30）年3月末日までに、就寝施設があるすべての福祉施設において、自動火災報知設備が**設置義務**となった。スプリンクラーは、介助がなければ避難できないとされる障害支援区分4以上の者が概ね8割を超える福祉施設では、総床面積にかかわらず設置が義務付けられた。24時間365日の生活を支援するうえで、安心・安全の確保は最も重要といえる。実習先では、消防計画・危機管理体制・防災訓練などがどのようになっているのか、また、居室などの具体的な安全対策等を確認してみよう。

(9) 新型コロナウイルス感染症流行後の生活を理解する

2020（令和2）年1月に日本で最初の感染者が確認された後の、新型コロナウイルス感染症の流行は、世界的なパンデミックといわれた。感染予防には、マスクの着用や手洗いの励行と共に、三密（密閉空間・密集場所・密接場面）を避けることが求められた。グループホームという共同生活をする空間で、どのような対策がとられどのような困難・課題があったか話を聞いてみよう。また、まん延防止重点措置が解除されて以降、グループホームの生活はどのような変化があったのか確認してみよう。

［3］実習終了時

(1) 実習中の疑問をそのままにしないで表明する

どんなに素晴らしい施設でも、完璧なものはない。実習生として感じた疑問は実習の振り返り面接などで施設の担当者に伝えてほしい。施設の職員も利用者主体を守り権利侵害をしないよう日々努力をしているが、気づかないこともある。実習生という第三者からの疑問や意見は、施設の見落としていたことに気づく機会であり、施設が実習生を受け入れる動機の一つになっているのである。

(2) 実習先の組織を理解するためには十分な確認をする

実習先の組織について事前学習をしても、正しく理解することは案外難しいものである。実習が進むと、文字や図などでしか理解できなかった組織のことが、利用者や職員と触れ合うことで少しずつ実感を伴ってくるものである。実習ノートなどに実習先の施設や組織について記述する場合は、実習終盤に、自分が理解したことに間違いがないか、また、よく理解できなかった点などについて、職員とじかに話す機会をとってもらい確認する

自動火災報知設備の設置義務
2013（平成25）年2月の長崎県の認知高齢者のグループホームの火災や、新潟県のグループホームの火災という背景を踏まえ、消防法令が改正された。自動火災報知設備とは、火災による煙や熱を感知器が早期に自動的に感知して、警報ベルなどで、建物内の人たちに火災を知らせる設備である。

とよいだろう。

■理解を深めるための参考文献

- ●宮本秀樹『障害者グループホームと世話人―言葉と支援とが出会う風景の中で』生活書院，2016.

  社会福祉の現場でソーシャルワーカーとして仕事をしていた経験のある著者は、障害者を守る最後の砦が施設だと思っていた。修士論文の作成過程でグループホームの世話人の聞き取りを行った。主に知的障害者と関わっている世話人の言葉からは〈見ること〉が、主に精神障害者と関わっている世話人からは〈聴くこと〉が、言葉と援助が出会う風景の柱になったと記している。世話人の語る言葉には揺らぎや迷いが含まれ、グループホームにおいての世話人の役割とは何かを考えさせられる。

- ●平澤恵美『精神障害のある人への地域を基盤とした支援―クラブハウスモデルとグループホーム』ミネルヴァ書房，2019.

  なぜ日本では精神障害者の地域移行が進まないのかについて、地域移行を住むというグループホームの居住の視点でとらえ、参加をクラブハウスという活動の視点で捉えた。海外の事例を踏まえ、日本の地域を基盤とした支援について包括的に検討している。

その人らしい「生き方」を守るために

社会福祉法人まちのひ ATOM 　所長　金崎良子

　誰しも、自身の生活の場所は、安全で自分らしく自由に生活できる場所であってほしいと思うだろう。居住施設の支援者は、入居者の住まいがその人らしい生き方で安心して生活できる場所となり得るよう、入居者と共にさまざまな工夫を考え、実践している。食事の提供、金銭管理への支援、服薬支援、身辺の衛生管理支援、居室の維持管理等、どれも入居者の生活の価値観に直接触れる支援である。

　では、「その人らしい暮らし」を守るためにはどうしたら良いのだろうか。

　たとえば、物が溢れて雑然とし、掃除がしづらいAさんの居室は、「不衛生になってしまう」から物を減らし、整理整頓する支援をすれば良いのだろうか。

　Aさんが、「環境を変えたくない」と思っているならば、まず、その理由を理解することが大切だろう。Aさんは、どんな環境で今まで生活してきたのだろうか。手の届く範囲に必要なものが置いてあり、物が溢れている中で生活することが当たり前だったのなら、物の少ないすっきりした居室は快適さよりも落ち着かなさを感じたのかもしれない。もしかすると、グループホームで急に一人暮らしになり、とても寂しく、何もないベッドでは安心して眠れなかったのかもしれない。「こうすべき」という支援者の価値観からではなく、しっかりと話を聴いて、入居者の本当の気持ちや価値観を理解する支援が不可欠である。

　物に占領された窮屈そうな寝具が、Aさんにとって大好きなキャラクターグッズに囲まれた「安心して」就寝できる場所になっているのであれば、その思いを否定してはいけないだろう。しかし、掃除や洗濯がしづらい状態は不衛生であり、安全な住まいとは言えない。支援者は、Aさんから「何を大切にしたいのか」を聞き取り、「どうしたら、Aさんの大切にしたいことと安全な生活が守れるのか」を一緒に考えるのである。良い解決法が見つかるときもあれば、見つけられないこともある。時には、半年かけて入居者が納得できる範囲で少しずつ環境を変える支援を行い、その快適さを感じてもらいながら環境を整えることもある。

　上記のように、支援者のイメージする「安全で安心な生活」と利用者のそれとが合致しないことはよくある。食事や入浴、金銭管理などの価値観は、当然のことではあるが千差万別である。支援者が利用者の健康や安全を心配するような生活であっても、利用者本人にとっては、障害特性や生活歴から、今までしてきた当たり前の生活であることも少なくない。「その人らしい生き方」を尊重しながら「安全、安心な生活」をどうつくり支えていくのかはとても難しく、しかしとても大切な支援である。利用者の生活感と自身の生活感、居住支援の役割の間で葛藤し、ひとりよがりではない地域生活を提供する視点が大切なのではないだろうか。

4. 地域生活支援・地域活動支援

地域で暮らす精神障害者が日々通い、さまざまな活動をする場所が「地域活動支援センター」である。ここでは、地域の中でいきいきと生活するための活動拠点である「地域活動支援センター」での実習を取り上げる。

A. 地域活動支援センターとは

地域活動支援センターの運営・設置の法的根拠は**障害者総合支援法**にあり、その内容は 5 条 27 項で以下のように定義されている。

「地域活動支援センター」とは、障害者等を通わせ、創作的活動または生産活動の機会の提供、社会との交流の促進その他の厚生労働省令で定める便宜を供与する施設をいう。

また、同法 77 条では、地域活動支援センターは、「**市町村の地域生活支援事業**」に位置づけられており、各市町村で、地域の特性を活かしながら事業展開をすることとしている。

市町村地域生活支援事業では、地域活動支援センター事業実施要綱の中で、基礎的事業のほかに機能強化を設け、3 つの類型に分類し、それぞれの内容に合わせた国庫補助を行っている。以下、Ⅰ型～Ⅲ型の 3 つの類型を紹介する[3]。

(1) **地域活動支援センターⅠ型**
- 専門職員（精神保健福祉士など）を配置し、医療・福祉および地域の社会基盤との連携強化のための調整、地域住民ボランティア育成、障害に対する理解促進を図るための普及啓発などの事業を実施する。なお、相談支援事業をあわせて実施または委託・指定を受けていることを要件とする。
- **基礎的事業**による職員の他 1 名以上を配置し、うち 2 名以上を常勤とする。
- 1 日当たりの実利用人員がおおむね 20 名以上。

(2) **地域活動支援センターⅡ型**
- 地域において雇用・就労が困難な在宅障害者に対し、機能訓練、社会適応訓練、入浴などのサービスを実施する。
- 基礎的事業による職員の他 1 名以上を配置し、うち 1 名以上を常勤とす

障害者総合支援法
正式名称は「障害者の日常生活及び社会生活を総合的に支援するための法律」。

る。
- 1日当たりの実利用人員がおおむね15名以上。

(3) 地域活動支援センターⅢ型

- 地域の障害者のための援護対策として地域の障害者団体などが実施する通所による援護事業の実績をおおむね5年以上有し、安定的な運営が図られている。このほか、就労継続支援B型などの自立支援給付に基づく事業所に併設して実施することも可能である。
- 基礎的事業による職員のうち1名以上を常勤とする。

　地域活動支援センターは、現行の障害者総合支援法施行以前には、精神保健福祉法上の「**精神障害者地域生活支援センター**」として運営したものや、小規模作業所・共同作業所として運営したものなど、その前身はさまざまである。地域活動支援センターでの実習を始めるにあたっては、実習先の施設がどの類型にあたるのか、現行法以前の事業形態はどのようなものであったのか、事業所の成り立ちや、その市町村の状況や特色など、事前に調査しておくことが実習中の学びを深めることにつながる。

　本節では、筆者がかつて精神保健福祉士として勤務していた地域活動支援センターⅠ型（旧精神保健福祉法上の精神障害者地域生活支援センター）での実習指導の内容をもとに、実習中の留意点や学習課題、押さえておいてもらいたいポイントなどを紹介する。

B. 地域活動支援センターでの学習課題

　学生によって、学習課題はさまざまであるかと思うが、おおむね、以下のような内容が挙げられる。

①地域で生活している精神障害者と接し、精神障害者である以前に、地域で暮らす「生活者」として全体的に捉える視点を学ぶ。その上で生活の様子を個別的に理解し、精神障害により、**生活のしづらさや不利益を被っている**実情を学習し、問題点と課題を考察する。

②精神保健福祉士としての相談支援、日常生活支援の取組みとそのあり方を学ぶ。

③地域住民との関係づくりや住民主体の地域づくりの現状と今後の課題を学ぶ。

④地域活動支援センターの機能と役割を学ぶ。

⑤地域活動支援センターにおける精神保健福祉士の業務と役割を学ぶ。

⑥実習を通して、精神保健福祉士としての自己の資質について振り返り、

自己覚知の機会をもつ。

C. 地域活動支援センターでの実習上の留意点

　地域活動支援センターにおける実習では、以下の点について留意し、実習に臨んでほしい。

①地域活動支援センターは施設を利用する精神障害者（以下、利用者）の多様なニーズを受け止める機関である。職員は臨機応変な対応を求められ、突発的な出来事に迅速に対応しなければならない場合もある。そのため、実習プログラムどおりに実習が進まない時がある。その時はその状況を憂慮せず、現状を受け止め、活動全体を理解するように努める。

②意欲的に実習に取り組むために、積極的に利用者と会話をし、活動に参加することが望ましいが、それが歓迎される状況かどうか判断の必要な場合もあるため、事前またはその場で職員に確認した上で参加する。

③利用者の疾病や障害を学習することに重点を置くのではなく、利用者を地域で暮らしている「生活者」として捉える視点をもつ。

④利用者の個人情報や、地域活動支援センターの重要事項について、秘密保持を厳守する。

⑤活動時間が夜間になる場合や、曜日により異なる場合、地域活動や啓発活動などで土曜・日曜になる場合もある。実習先にあわせた実習プログラムになることを理解しておく。

D. 実習プログラムと内容

[1] オリエンテーション

　実習機関によっては、実習開始前であったり、実習初日であったりとさまざまだが、はじめにオリエンテーションを行う。オリエンテーションでは、地域活動支援センターの開設経過、事業目的・理念、活動内容・プログラム、法人内の関係施設の概要、地域の特性や関係機関との連携、社会資源の状況などについての具体的な説明がある。

　オリエンテーションでは、実習先の概要を指導者から一方的に聞くだけではなく、実習生が事前に（あるいはオリエンテーション時に）提出した実習計画をもとに、実習目標の再確認を行う。実習生が実習中に学びたいと考えていることと、実際に指導者が実習先で提供できる内容とのすり合わせをする、いわば実習生と指導者との最初の共同作業である。

　このオリエンテーションで、具体的な実習プログラムが組まれることに

なる。より充実した実習を行うには、オリエンテーションでの実習目標の再確認がとても大切になる。実習生は、オリエンテーションに臨む際には、自分の学びたいことをしっかりと主張できるように準備する必要がある（**表4-4-1**）。

表4-4-1　地域活動支援センターにおける実習プログラム（例）

	前　半	後　半
1 日目	オリエンテーション	FS でのコミュニケーション
2 日目	FS でのコミュニケーション	
3 日目	食事づくりに参加	プログラム（SST）に参加
4 日目	市内就労継続支援B型事業所1日体験	
5 日目	FS でのコミュニケーション	地域交流事業会合に出席
6 日目	プログラム（生活教室）に参加	実習担当教員による巡回指導
7 日目	市内就労移行支援事業所1日体験	
8 日目	相談支援事業・訪問に同行	電話・面接相談に陪席
9 日目	ピアサポート事業に参加	地域移行支援事業会議出席
10 日目	自立支援協議会部会に出席	法人内（GH）半日体験
11 日目	市内家族会例会に出席	ケース研究
12 日目	ケース研究	実習全体の振り返り

注）FS＝フリースペース、GH＝グループホーム

［2］実習開始〜導入期

　初日〜3日目は導入期として、主に**フリースペース**での利用者とのコミュニケーションを中心に実習を行う。利用者との談話、コミュニケーションを通して、利用者を「精神障害者」ではなく、**「生活者」として捉える視点**を学んでもらいたい。これまで筆者が指導してきた実習生の記録には、「どこに障害があるのかわからない」「実際に話してみたら、私たちと変わらないと思った」などの感想が見られた。こうした素直で率直な「驚きや感想」を表現することはとても大切であり、自分が感じた心の動きを言語化することが、その後の考えるきっかけとなり深い考察につながっていくことになる。

　また、利用者とのコミュニケーションの中で、話しやすい利用者とそうでない利用者とが出てくることもあるだろう。その時に、なぜ自分がその人と話しやすいのか、あるいは苦手なのかといった、自分自身の対人関係のもち方や、人と話すときの癖、考え方の特徴、行動特性などを振り返り、

自己覚知につなげてもらいたい。

[3] 実習中盤

一通り利用者とのコミュニケーションを図り、センターの雰囲気にも慣れてきたところで、近隣の就労支援事業所やグループホームなどに体験実習に行くことがある。これには、各事業所の機能・役割を知るという目的ももちろんあるが、利用者の別の顔を知ることにより、利用者を生活者として捉える視点をさらに広げてもらうという狙いがある。

導入期でコミュニケーションをとった利用者が、就労支援事業所ではまったく違う顔をしていたことに驚く実習生も少なくない。実習生は、同じ利用者とさまざまな場面で出会うことにより、彼らを「生活者」として捉えていく視点を深化させていくのである。

中盤での教員の巡回指導は、振り返りの好機である。実習前半で学んだことの振り返りをし、実習目標と照らし合わせながら、後半の実習目標の再確認や再調整ができる。実習生はこの機会を上手に生かし、前半で感じた疑問点や後半に向けての不安などを、きちんと話せるようにしておくとよい。

[4] 実習後半

実習後半では、それまで利用者個人に向けていた関心をもう少し広げて、**地域活動支援センターの機能と役割**、センターが地域の中でどのような役割を担っているのかなどを学んでいく。

実習生は、さまざまな事業・プログラム・会議などに参加・陪席しながら、その中で精神保健福祉士がどのようにかかわり、動き、活動しているのかを知り、考察を深める。

以下に、実際の地域活動支援センターの機能や役割を、いくつかの項目にまとめ、実習生に学んでもらいたいポイントを挙げる。

(1) 相談支援

フリースペースでの日常生活場面相談から、構造化された面接室での相談や電話相談、サービス等利用計画作成とそれに付随する同行や訪問など、実習中はさまざまな相談場面に立ち会うことがあるだろう。精神保健福祉士がどのように利用者と向き合い相談支援を進めているか、面談・同行・訪問などの機会に、考察を深めてもらいたい。

(2) 計画相談支援

地域活動支援センターでは、**特定相談支援事業**の指定を受け、**サービス等利用計画**の作成を行っているところもある。利用者が地域の中で生き生

きと生活をしていくために、計画相談の担当スタッフ（相談支援専門員）はケアマネジメントの手法を用いながらサービス等利用計画を作成している。「利用者が希望する生活とはどのようものなのか」「利用者の将来の夢を実現するにはどうすればいいのか」、利用者と共に寄り添い計画を考えていくプロセスでは、**エンパワメント**や**ストレングス**の視点が大切であることは言うまでもない。実習中に計画相談について学ぶ機会があるならば、その施設で使用している計画相談の書式やアセスメントシートなどを拝借し、実習中にかかわりをもった利用者の生活について考えてみるとよいだろう。

エンパワメント
empowerment

(3) 地域相談支援

地域活動支援センターによっては、一般相談支援事業の指定を受け、地域移行支援や地域定着支援を行っているところもある。精神障害者の**社会的入院**の解消に向けた国の動きなどの施策については、事前学習でおさえておきたい事項である。社会的入院により未だ地域で暮らすことのできない多くの精神障害者がいることを把握しておくとともに、社会的入院解消に向けて地域活動支援センターがどのような活動をしているのかを実際の場面に同行しながら学んでもらいたい。地域移行支援では、**アウトリーチ**の視点や、**ピアサポーター**の活躍なども忘れてはならない。

アウトリーチ
out reach

ピアサポーター
peer supporter

(4) 生活支援

地域活動支援センターでは、食事提供や入浴・洗濯といった具体的な生活支援を行っている。また、さまざまなプログラムが用意されており、利用者はそれらに参加しながら、自分らしい生活を送っている。実習生は、食事づくりやセンター内のプログラムやイベントに参加することによって、利用者とのかかわりを深めながら、支援センターの機能・役割について考える。

(5) 地域交流・普及啓発

地域における精神保健福祉の普及啓発も、地域活動支援センターの大きな役割の1つである。地域連携会議や地域の祭りやイベントに参加した際には、精神保健福祉士が、どのように地域住民に働きかけているのか、**ソーシャル・アクション**、**ソーシャル・インクルージョン**などのキーワードを念頭に置きながら参加する。

ソーシャル・アクション
social action
社会活動。

ソーシャル・インクルージョン
social inclusion
社会的包摂。

[5] 実習終了～まとめ

実習の終盤では、今まで学んできたことを振り返り、もう一度利用者とのかかわりに目を向けてみる。信頼関係ができている利用者がいるのなら、その利用者について、実際にケース研究をしてみるのもよいだろう。一人

の生活者である彼（彼女）は、この地域で暮らす一市民として、どのような暮らしを求め、どんなことを将来の夢としてもっているのか。その夢を実現するために、地域活動支援センターは何ができるのか、また精神保健福祉士として何ができるのかについても考えられるとよいだろう。

注）

ネット検索によるデータの取得日は，2022年5月31日.

(1) 武田廣一「障害者の居住福祉」全国精神障害者家族会連合会・全国精神障害者地域生活支援協議会編『精神障害者グループホーム設置・運営ハンドブック』中央法規出版，2005，pp.10-18，p.12.

(2) 日本精神保健福祉士協会・日本精神保健福祉学会監修『精神保健福祉用語辞典』中央法規出版，2004，pp.116-117.

(3) 厚生労働省社会・援護局「地域生活支援事業の実施について（平成18年8月1日障発第0801002号　改正令和4年3月30日）」2022，pp.25-26.

■ 理解を深めるための参考文献

● 森谷康文・杉本豊和・ゆうゆう編集部編『精神障害のある人と家族のための生活・医療・福祉制度のすべてQ＆A（第11版）』萌文社，2018.
総合支援法（自立支援法）前の生活支援センターや共同作業所がどのような役割を持ち、新法成立でどのように変わっていったのかをわかりやすく解説している。

● 精神保健医療福祉白書編集委員会編『精神保健医療福祉白書2018/2019─多様性と包括性の構築』中央法規出版，2018.
地域活動支援センターの現状や課題についてまとめてあるほか、精神保健医療福祉全般の近年の動向について概観できる。

● 公益社団法人日本精神保健福祉士協会監修／田村綾子編／上田幸輝ほか著『ソーシャルワークプロセスにおける思考過程』精神保健福祉士の実践知に学ぶソーシャルワーク1，中央法規出版，2017.
実際の面談場面の事例の逐語に対比して、その時考える支援者の思考過程を可視化したもの。実際に目の前のクライエントとかかわる際に、支援者はどのように思考し、行動に移していくかを考えるための参考となる1冊。

地域活動支援センター利用者の声

元 さるびあ生活支援センター　精神保健福祉士　小川純子

「オープンスペースでぽつんと座ったまま、口もきかず挨拶もしない実習生がいるけど、利用者の観察でもしているの？」

これは地域活動支援センターの利用者の声である。なぜこのような状況が生まれてしまうのだろうか。

地域活動支援センター（以下、センターという）は、障害者総合支援法に位置づけられた通所型の施設である。地域で生活を送っている精神障害者の日常生活の支援や相談、地域交流活動のために設置された支援拠点である。各センターでは工夫して、施設内の空間にそれぞれの機能を持たせており、地域の特性に合わせた運営を行っている。

センターには相談室のほかにオープンスペースなどが設置されている所が多い。ここは利用者の交流の場所でソファやテレビ、キッチンなどがあり、一見したところは家の中の茶の間や、ちょっとした喫茶店のような雰囲気である。そのような場所で、ずっとだれとも交流せず、ただいるだけの実習生に、利用者が違和感を持つのは当然のことだろう。

センターでの実習目標は、精神障害をもつ人々がどのように地域で暮らし、その課題は何か、そしてサポートがどのように行われているのか、などを理解することが中心となる。さらに、実習の中で利用者の方々との多彩なかかわりを経験することで、自分がどんな人間なのかと考える機会にもなっている。

さて冒頭の状況について、この実習生はどんな気持ちでオープンスペースにいたのだろうか。これはよくある状況だが、多いのは、「何か言うことが利用者に影響を与えてしまうのではないかと緊張して、何もしゃべることができなくなってしまった」「傾聴を心がけなければいけないと思い、問いかけられるまで待っていた」「迷惑になるのではないかと思い、積極的に話しかける勇気がなかった」などである。このことに対し利用者の方々から、以下のような声を寄せていただいた。「センターは地域で生活をしている回復者が多い。挨拶は普通に必要なことでしょ」「オープンスペースは小さな社会。社会の中で行われる普通の会話でいい」「精神障害者も一人の人間ですからね」「人としての普通のやりとりができることが必要でしょ」などである。

精神疾患は青年期以降に発病することが多いので、子どもの頃や学生時代の楽しい思い出を持っている方がたくさんいる。また社会経験を積んでいる方も多く、さまざまな専門的な知識を持っておられる方もいる。利用者の方々からは「実習では肩の力を抜いて自分の趣味や得意なことを話してくれるといい」「自然なコミュニケーションができるように、あいさつや雑談などで自分自身や利用者に対して"心をほぐす技"を身につけておいてほしい」という声が多かった。実習先では、緊張しすぎることなく、自然体で利用者の方々と向き合ってほしいものである。

第7章 行政機関における実習

精神科医療や障害福祉サービスに関する施策の立案や法施行業務など行政機関の担う役割は、大変重要である。本章では、行政機関の担う役割と機能について、精神保健福祉センターや保健所、市町村を中心にその業務内容を把握する。また、行政機関において配属実習を行う意義を理解するとともに、精神保健福祉士が実践する精神障害者支援と精神保健福祉業務の基本的な枠組みについて学ぶ。

1

行政機関として位置づけられる精神保健福祉センターと保健所を中心に各機関の歴史と関連法規、組織や主要業務を理解する。

2

各機関の現状と課題を整理し地域精神保健福祉活動を実践していくうえで行政機関の担う役割や機能について理解する。

3

具体的な実習内容を大まかに解説し効果的な実習に向け学ぶべきポイントを理解する。

1. 精神保健福祉センターにおける実習

A. 精神保健福祉センターの役割と機能

　精神保健福祉センター（以下、センターという）は、精神保健福祉法6条に規定され、全国の都道府県および指定都市に設置される精神保健福祉に関する技術的中核機関である。現在、全国には69ヵ所（都道府県49ヵ所、指定都市20ヵ所）のセンターがある[1]。

　センターは、1965（昭和40）年精神衛生法改正時に保健所が地域精神保健行政の第一線機関として位置づけられたことに伴い、その保健所の指導援助を行う各都道府県の精神保健の技術的中核機関として設置された。法の改正に伴い、1987（昭和62）年の精神保健法では「精神保健センター」、1995（平成7）年の**精神保健福祉法**では、「精神保健福祉センター」とそれぞれ改称された。また、2002（平成14）年の改正では、**法施行業務**である**通院医療費公費負担**および**精神障害者保健福祉手帳**の審査判定業務、精神医療審査会の事務局業務といった役割が追加されたことに伴い、センターは**公の機関**から**行政機関**に位置づけられた。また、名称の弾力化が進められ、一部のセンターでは「こころの健康センター」などの名称が使われるとともに、すべての都道府県（指定都市）への設置が義務づけられた。

　2003（平成15）年、**医療観察法**[1]において、センターは**地域処遇**に関する機関間の相互連携の役割を担うこととなり、さらに、2006（平成18）年施行された**障害者自立支援法**では専門的および技術的なものに対する助言・支援などの役割が明記された。

　センターの業務は、精神保健福祉に関する知識の普及、精神保健福祉に関する調査研究、精神保健福祉に関する複雑困難な相談指導を規定している。また、**精神保健福祉センター運営要領**（2006〔平成18〕年改正。以下、運営要領という）[1]によれば、センターの目標は、地域住民の精神的健康の保持増進、精神障害の予防、適切な精神医療の推進から、社会復帰の促進、自立と社会経済活動への参加の促進のための援助に至るまで広範囲にわたっている。この目標達成のため、センターでは9本柱といわれる次に掲げる業務を行っている。①企画立案（主管課などに対する精神保健福祉施策への提言など）、②技術指導および技術援助（保健所や市町村業務へ

精神保健福祉法
正式名称は「精神保健及び精神障害者福祉に関する法律」。

通院医療費公費負担
精神障害者通院医療費公費負担制度（2006〔平成18〕年4月廃止）。現行は自立支援医療（精神通院医療を含む）。

公の機関、公共機関
公共的な機関全体を総称した概念。その範囲は、教育、交通、医療、金融、政府関係機関など幅広い。

行政機関
政策の執行や行政の事務に関する政府機関の一部門、国および地方公共団体の行政事務を行う機関。

医療観察法
正式名称は「心神喪失等の状態で重大な他害行為を行った者の医療及び観察等に関する法律」。

の支援活動など）や、③教育研修（専門職や**精神保健福祉ボランティア**など一般市民を対象とした研修など）、④普及啓発（精神科医療や精神障害者に対する正しい知識の啓発活動）、⑤調査研究（精神保健福祉対策などに役立つ調査研究活動）、⑥精神保健福祉相談（一般の精神保健福祉相談だけでなく、アルコールや薬物、思春期、高齢者を対象とした認知症の専門相談などの特定相談も含む）、⑦組織育成（断酒会や**アルコホーリクス・アノニマス（AA）**などの当事者活動、**精神障害者家族会**などの組織育成支援）、⑧精神医療審査会の審査にかかわる事務、⑨自立支援医療（精神通院医療）および精神障害者保健福祉手帳の審査判定などである。さらに、⑩その他、診療機能やリハビリテーション機能を有すること（**精神科デイケア**や社会復帰施設を併設するなど）が望ましいとされている。さらに近年では、医療観察法による地域処遇を行うための機関相互の連携や支援に関する業務、**精神科救急医療システム**における精神科救急情報センターの機能など、センターは特にその地域特性から必要とされる多様な業務を役割として担っている。

アルコホーリクス・アノニマス
AA：Alcoholics Anonymous
「無名のアルコール依存症者たち」を意味する。匿名のアルコール依存症者たちによる自助グループ。

B. 精神保健福祉センターの現状と課題

[1] 精神保健福祉センターの現状

　運営要領によれば、センターの組織は、原則として「総務」「地域精神保健福祉」「教育研修」「調査研究」「精神保健福祉相談」などの部門により構成されるが、診療や薬剤部、精神科デイケア部門など各センターによって、その組織構成や組織名称はさまざまである。職員構成は、精神科医師（**精神保健指定医**など）のほか、精神保健福祉士、臨床心理技術者、保健師、看護師、作業療法士、その他の事務職員など、センター業務を行うに必要な職員が複数配置される。なお、職員のなかに**精神保健福祉相談員**を配置すること、所長には精神保健福祉に造詣の深い医師を充てることが望ましいとされる。

精神保健福祉相談員
本章コラム（p.163）を参照。

　センター規模は、都立中部総合センター、都立多摩総合センター、埼玉県センター、大阪府立センターなど、大規模なセンターがある一方、岩手県センター、福井県センターなど、小規模なセンターもあり、全国的な格差は大きい。

　実際の業務内容を見ると、現在業務量においては「精神保健福祉相談」のほか、法律に規定される「自立支援医療の判定業務」「精神障害者保健福祉手帳の判定業務」「精神医療審査会業務」などの業務、「他の関係機関に対する技術協力」「普及啓発事業」「自殺予防対策」など近年の社会問題

に関連した新たな業務が上位を占める。一方いままでセンターの主要な業務と考えられてきた「調査研究や教育研修」などの比重が低くなっている。さらに、一部のセンターでは、運営要領にあるすべての業務（いわゆる9本柱の業務）を行うのではなく、たとえば、群馬県などのように精神科救急情報センターに特化した事業展開を行うセンターもある。このようにセンターは、規模や組織、予算、構成する職種・マンパワー、実施している事業内容と業務量（**法施行業務を除く**）などにおいて、各センターで相当異なっており、全国すべてのセンターが同様ではないことを知っておく必要がある[2]。

[2] 精神保健福祉センターの課題

センターの今日的な課題を見てみると、自殺予防対策やひきこもり支援などが挙げられる。

2020（令和2）年の日本の自殺者数は2万1,081人であり、2010（平成22）年以降10年連続で減少しているものの、年間2万人を超えており、日本の自殺率の高さは世界的に見て非常に高い水準にある。日本では2006（平成18）年**自殺対策基本法**、翌年の自殺総合対策大綱[1]に基づき、自殺予防対策の総合的な取組み（自死遺族支援や多重債務問題支援など）が行政や民間団体、専門職団体などとの連携の中、一丸となって、全国で実践されてきた。この喫緊の課題に対し、全国のセンターでは2008（平成20）年から「自殺予防・全国精神保健福祉センター共同キャンペーン」[3]を**全国精神保健福祉センター長会**の啓発活動の一環として実施し、さらに、一部のセンターでは、自殺を未然に防ぐ**危機介入**として、統一ダイヤルの電話相談を設置し自殺関連相談として実施を継続している。

ひきこもり支援では、全国に26万世帯にいると推計されるひきこもりの人たちに対し、全国センター内に「ひきこもり地域支援センター」を設置するなど、都道府県内の各保健所や市町村など関係機関との連携を通じて支援を行っていくこととしている[4][5]。

センターは、いままで保健所が担う精神障害者支援を中心とする地域精神保健福祉活動を実効的に後方支援する機関として位置づけられてきた。しかし、近年では、いままでにない大きな社会的な変動や危機（東日本大震災や原発事故など）を背景として、**災害被害者支援、心的外傷後ストレス障害（PTSD）対策、自殺予防対策や思春期危機への対応、児童虐待やいじめ対策、犯罪被害者支援**など、広く一般市民を対象とした心の健康問題への対応が増加しており、心の健康に関する総合的な専門機関としてさらなる役割が期待されている。

C. 実習プログラム

　業務が多岐にわたるセンターでの実習は、利用者などへの直接的な援助の割合が精神科医療機関や地域施設などに比して低く、個別援助技術（ケースワーク）や集団援助技術（グループワーク）の機会が少ない面がある。しかし一方では、間接的ではあるが、新しい情報を基にした精神保健福祉対策への企画立案や新たな制度創設が可能となるなど、多面的な視点からの援助技術や政策提言の過程を知ることが可能となる。つまり、センターの実習には、他の実習機関では経験することができない業務や実習プログラムが数多くあることを理解する必要がある。センターの実習内容は、その多くが講義やさまざまな会議、研修会、イベント、講座などの参加となることもあるが、実践現場と行政の中間に位置する、その都道府県および指定都市唯一のセンターでの実習の意義は非常に大きい（**表7-1-1**）。

表7-1-1　精神保健福祉センターの実習プログラム（4週間）例

1週目	・オリエンテーション（実習に関する注意事項の確認）。 ・挨拶（センター職員・関係部門）。 ・センターの概要および施設の説明（講義形式）。 ・精神保健福祉行政の現状と課題（講義形式）。 ・各部門の業務概要（講義形式）。 ・各自の実習目標設定。
2週目	・面接相談の実際。 ・インテークおよび診療の実際（陪席）。 ・電話相談の実際。 ・精神科デイケアへの参加（所外活動含む）。 ・記録の書き方や支援計画の作成。 ・事例検討会（ケースカンファレンス）参加。
3週目	・精神保健福祉担当者会議の準備および参加。 ・障害者福祉サービス事業所等職員研修への参加。 ・こころの健康フェアなど、イベントの計画準備と参加。 ・セルフヘルプグループ（家族会、断酒会や薬物依存者の会）への参加。 ・精神保健福祉ボランティア講座参加。 ・精神医療審査会の準備と見学（法施行業務）。 ・自立支援医療および保健福祉手帳にかかわる事務処理（法施行業務）。 ・医療観察法関連会議などへの参加見学。
4週目	・地域施設や市町村への技術協力（出張支援）。 ・実習中に学んだ事柄や気づいた点の整理。 ・実習の総括（達成度の確認）と振り返り。

※毎日、実習指導者との打ち合わせを忘れない。
※実習ノートの記録は丁寧にわかりやすく記載する。
※疑問点は早期に確認し、理解するよう努める。

D. 実習にあたって

　センターの実習では、その多様なプログラムを通じて、特に精神保健福祉行政の実際を把握することが可能となる。日本の精神保健福祉行政を背景に、その地域で生活する精神障害者が利用できる諸制度を理解し、精神科医療機関や社会復帰に向けた施設の状況を知ることは、精神障害者への適切な医療提供や地域生活支援には不可欠なものである。また、同時にセンターが行政機関である以上、センター業務の多くに根拠法令があることを知ることは、各都道府県および指定都市の精神障害者支援の枠組みを把握することにつながる。

　一方、センターは地域の精神保健福祉分野の専門的中核機関であることから、全国の精神保健福祉に関するさまざまな新しい情報が届く場所となる。実習期間中は、可能な限り新たな情報に触れながらセンター業務を学んでいく姿勢が必要であり、豊富な情報を把握しつつ関連する文献を読み、実習指導者やさまざまな他職種とのディスカッションを積極的に進めることが実習効果をより高める[6]。

　なお、センター業務には難解な法律用語や表現が多く見られることから、センター実習にあたって、最低限、精神保健福祉法6条、および運営要領などには事前に目を通し、センターの定義や設置目的、業務と役割について事前学習をしておくことが、実習をより有益なものとする。

2. 保健所における実習

A. 保健所の役割と機能

　保健所は、地域住民の健康や衛生環境の保持増進を図る公的機関であり、1994（平成6）年の**地域保健法**により地域保健対策の広域的、専門的、技術的推進のための拠点として位置づけられ、都道府県、指定都市および中核市、地域保健法施行令に定められた政令市、特別区に設置されている。

　保健所業務は、環境衛生、食品衛生、感染症対策、母子保健、成人保健、精神保健福祉、防疫、衛生統計などがあり、保健所に配置される職員は、医師、歯科医師、獣医師、臨床検査技師、放射線技師、管理栄養士、保健師、看護師、精神保健福祉士（精神科ソーシャルワーカー）などの多職種

で構成される。なお、保健所には精神保健福祉士などの**精神保健福祉相談員**を置くことができることとなっている[7]。

保健所の精神衛生業務は、1965（昭和40）年の精神衛生法改正時に、地域における精神衛生行政の第一線機関として位置づけられたことに始まる。保健所は、各都道府県の精神衛生の技術的中核機関とされる精神衛生センターとともに相談から訪問活動、保健所デイケア、地域の作業所や精神障害者家族会の育成支援などに取り組んできた。また、この法改正時に精神衛生相談員（現在の精神保健福祉相談員）が規定され、保健所精神衛生活動は精神衛生相談員を中心に実践された。具体的な精神衛生業務内容については1966（昭和41）年「**保健所における精神衛生業務運営要領**」に規定されたが、その後の精神保健法への改正や1993（平成5）年の**障害者基本法**、1994（平成6）年の地域保健法、1995（平成7）年の精神保健福祉法の成立を受け、旧要領は1996（平成8）年「**保健所及び市町村における精神保健福祉業務運営要領**」[1]に改正された。新要領では保健所業務は、①広域的視点による企画調整、②普及啓発、③研修、④組織育成、⑤相談、⑥訪問指導、⑦社会復帰および社会参加への支援、⑧入院および通院医療関係事務、⑨ケース記録の整理および秘密の保持、⑩市町村への支援協力および連携などが規定された。

2002（平成14）年の地域保健法の改正以降、精神保健福祉業務の中でも身近な障害福祉サービスについては、できるだけ市町村が行うこととなり、保健所のもつ機能は、広域的かつ専門的、技術的な支援を担う役割に移行することとなった。さらに2006（平成18）年4月から**障害者自立支援法**が施行され、保健所精神保健福祉業務は大きく変化してきている[6][8]。

なお、その後、2013（平成25）年、障害者自立支援法は「共生社会の実現」など法の基本理念を定め、障害者の範囲を見直した**障害者総合支援法**となった。

障害者総合支援法
正式名称は「障害者の日常生活及び社会生活を総合的に支援するための法律」。

B. 保健所の主な業務

［1］ 精神保健福祉相談

精神保健福祉相談窓口を随時設置し、面接・電話相談を実施している。統合失調症や神経症、気分障害のほか、アルコールや薬物依存、思春期や認知症高齢者に関する受療相談、社会復帰に向けた相談対応をも行う。月に1～2回の定例の相談日（**精神科嘱託医**による）も開催する。保健所の精神保健福祉相談の利点の1つは、来所しやすいことである。保健所は健康であるなしにかかわらず、誰もが利用する公衆衛生の公共機関であるこ

とから、精神科医療機関よりも相談に行きやすく、ハードルが高い精神科
医療につなげる相談窓口としてはとても有効である。

［2］訪問指導

　家族などの要請から対象者の自宅を訪問し、**受療援助**（受診勧奨）や社
会復帰支援、生活指導などを行う。在宅精神障害者の生活支援を中心とす
る定期的な訪問や病状の悪化に伴う危機介入など緊急対応が求められる場
合もあり、必要に応じて嘱託医や保健師などの他職種が同行する。

［3］法施行業務

　法施行業務とは、精神保健福祉法に規定される申請、通報、届出業務を
指す。これには、**一般人の申請**（22 条）、**警察官通報**（23 条）、**検察官通
報**（24 条）などがある。申請や通報があると精神保健福祉相談員など担
当者は、事前調査の上、精神保健指定医による診察の依頼、診察時の立ち
会い、**措置入院**（**行政処分**）決定時には、告知と受け入れ医療機関との調
整、移送業務などがある。これらは、待ったなしの業務であり他の業務に
優先して行う。法施行業務では、迅速な対応が求められることから、特に
警察、消防、精神科医療機関との緊密な連携が不可欠となる。

［4］保健所デイケア（ソーシャルクラブ）

　保健所デイケアは、在宅精神障害者の居場所づくりと仲間づくり、社会
参加と生活圏の拡大などを目的としたグループ活動（ソーシャルクラブ）
である。1975（昭和 50）年「**精神障害者社会復帰相談指導事業**」が開始
され、全国の保健所に展開された。月に 1 回〜週 1 回程度と開催頻度はま
ちまちだが、在宅精神障害者を対象とし、料理教室やスポーツ、文化活動、
レクリエーション活動などのプログラムを通じ、生活リズムの改善や対人
関係能力の改善などを図り、社会適応能力を身につけ、社会復帰を目的と
している。担当スタッフには、相談員や保健師、栄養士などのほかに精神
保健福祉ボランティアなどの参加が期待される。なお、この事業は治療目
的の精神科デイケア（メディカルサービス）とは異なるソーシャルサービ
スである。

［5］精神障害者家族会

　精神障害者家族会は、同じ悩みや不安を抱える家族同士が支え合い、学
び合う場として、重要な役割をもつ。保健所には組織育成としての**セルフ
ヘルプ・グループ**の視点に立った支援が求められる。家族の高齢化に伴う

セルフヘルプ・グループ
self-help group

「親亡き後の問題」だけでなく、入院制度と家族の役割など、家族会の抱える課題も多く、保健所の積極的な支援が今後も必要である。

［6］事例検討会（ケースカンファレンス）

　事例検討会とは、保健所がかかわる精神障害者支援の処遇に関し、相談員や保健師、精神科嘱託医など精神保健福祉業務担当者による定期的な会議である。事例は、生活支援や受療援助でかかわった在宅精神障害者であるが、その具体的な処遇内容や今後の処遇計画などについて検討を重ね、処遇方法や方針の修正や各関係機関との連絡調整も行う。近年では**医療観察法**の**地域処遇**に関した事案も、事例検討の対象となってきている。

［7］その他（地域精神保健福祉関係機関会議）

　地域精神保健福祉関係機関会議は、各保健所管内における精神保健福祉業務に関する問題や課題について定期的に意見交換、連携調整をする場である。管内各市町村障害福祉担当課・福祉事務所のほか、精神科医療機関や警察、消防、福祉事務所などが参画し、地域精神保健福祉活動を推進していく重要な会議となっている。なお、各保健所で会議の名称は異なる。

C. 保健所の現状と課題

　全国保健所長会によれば2022（令和4）年4月現在、全国の保健所は、468ヵ所（都道府県352ヵ所、指定都市26ヵ所、中核市62ヵ所、保健所政令市5ヵ所、特別区23ヵ所）である。全国の保健所を見ると、広域な管轄をもつ保健所と都市部に位置する保健所では、その性質、役割や機能に地域間格差がある[9]。

　近年、保健所の相談支援は、精神保健福祉領域の相談対応のみではなく、児童や高齢者の虐待に関連する福祉的問題や生活保護や母子保健に関する相談まで幅広く行われている。全国保健所長会が2007（平成19）年度に行った「保健所の充実強化に関する提言」の精神保健福祉領域では①予防対策では、「うつ病・自殺予防対策」「ひきこもり支援」、②母子関係では「児童虐待対策」、③医療では「精神科救急と危機介入」「精神科医療の質の向上」「回復者の退院促進」、④地域ケアでは、「地域生活支援の体制の整備」（退院促進・社会復帰に加え、地域生活支援ネットワークを形成）、「障害者自立支援法に基づく支援」が提起されている[10]。

　現在、保健所は日々、地域における危機介入や法施行業務など、処遇困難事例への医療面での対応が数多く求められる。中でも、喫緊の課題とな

っている長期入院者の退院促進および地域移行支援、自殺予防対策の拡充、精神障害者に対する社会的偏見や誤解の払拭に係る啓発活動などの新たな課題に積極的にかかわっていかなくてはならず、そのための管内市町村や各関係機関との重層的な相互支援のネットワーク形成が不可欠である[5]。

D. 実習プログラム

前述したように保健所の業務は、環境衛生や食品衛生などに代表されるように広く公衆衛生にかかわる業務が多く、精神保健福祉業務はその一部である。その業務は多岐にわたり、その業務の一つひとつが対象者個人のプライバシーにかかわる大変重要な事項である。特に法施行業務や危機介入では、緊急時の混乱状態の中でのその対応が求められることも少なくなく、業務の責任性、適切な公務執行の観点から考えても、実習生が業務すべてにかかわることは難しい。しかしながら、保健所の精神保健福祉業務は、受療援助から退院後の地域生活支援まで幅広く、そこに勤務する相談員の担う役割機能を学ぶことは、学生にとって大変貴重な経験となる。

保健所の実習は、行政機関という性質上、限られた範囲の実践になる可能性もあるが、適切な精神科医療の提供、地域生活支援における他機関との連携、多職種連携、さらには、地域責任性を有する保健所を理解する大変よい機会となる[11] (**表7-2-1**)。

E. 実習にあたって

保健所の精神保健福祉業務担当は、主に専任の相談員や保健師が担うがその配置実態は充分であるとはいえない。中には相談員未配置の保健所があるなどばらつきがあり、実習生への適切な対応ができないとする保健所も少なくない。また、保健所では当事者と直接かかわる場面が少なく、精神保健福祉士のソーシャルワーク実習を行う施設として、プログラムを組むのが難しい面があることを理解しておくことが大切である。

行政機関におけるソーシャルワーク実習では、精神科病院や地域の障害福祉サービス事業所などの他の実習施設と異なり、実施機関に直接依頼するのではなく、受け入れの手続きを各自治体で定めてある場合が多い。そのため、実習依頼の際には保健所などの担当者に確認した上で、各自治体の主管課などに問い合わせることが大切である。

配属実習では、法施行業務にかかわる法的手続きと入院形態、移送制度などの用語の理解が必要となるため、最低限、精神保健福祉法を中心とし

表7-2-1　保健所の実習プログラム（12日間）例

1日目	・オリエンテーション（実習に関する注意事項の確認）。 ・挨拶（保健所職員・関係部門）。 ・精神保健福祉担当課の業務および保健所の機能の説明（講義形式）。
2日目	・保健所精神保健福祉活動の現状と課題（講義形式）。 ・各自の実習目標設定。
3日目	・面接および電話相談の実際。
4日目	・保健所デイケア（料理教室）への参加。
5日目	・地域生活支援センター見学。
6日目	・事例検討会参加。 ・断酒会に参加（夜）。
7日目	・精神保健福祉相談日（嘱託医による相談）見学。
8日目	・精神保健福祉相談員の訪問に同行。
9日目	・医療観察法のCPA会議への参加。
10日目	・精神保健福祉ボランティア講座参加。
11日目	・自殺予防対策講座に参加。
12日目	・家族会支援（例会参加）。 ・実習中の学んだ事柄や気づいた点の整理。 ・実習の総括（達成度の確認）と振り返り。

※通報など緊急対応などもあり、実習の予定が変更になることがある。
※法施行業務の立ち会いなどの際には、実習学生であることを自覚し、実習指導者の指示に必ず従う。
※ケース記録などの閲覧が許可される場合もあるが、個人情報の取り扱いに充分に注意する（守秘義務）。

CPA会議
Care Program Approach meeting
入院処遇中の医療機関などで開催される対象者の処遇を検討する会議。

た事前学習はしておかなくてはならない。実習の前に、以下の文献（法律関係）などに目を通しておくことが実習をより理解しやすいものにする。

・『我が国の精神保健福祉―精神保健福祉ハンドブック（平成29年度版）』日本公衆衛生協会，2018.
・精神保健福祉研究会監修『精神保健福祉法詳解（四訂）』中央法規出版，2016.

3. 市町村における実習

A. 市町村の役割と機能

　1999（平成11）年の**精神保健福祉法改正**により、従来保健所が担ってきた精神障害者保健福祉手帳や通院医療費公費負担の申請窓口、社会復帰に関する相談援助業務の一部が2002（平成14）年度から市町村に業務移管された。これまでの地域精神保健福祉活動の多くは都道府県や保健所を中心に実施されてきたが、医療中心から地域中心に支援が拡大するにあたり、在宅精神障害者の身近な行政機関である市町村の役割が大きくなった。

　今まで保健所の主な業務として位置づけられてきた精神保健福祉業務は、2000（平成12）年「**保健所及び市町村における精神保健福祉業務について**」の通知により、在宅精神障害者に対する地域生活支援について市町村の役割が明確化されるとともに、障害者のより身近な行政機関である市町村に業務が移行した。その一方、在宅精神障害者に対する日常生活支援については、2006（平成18）年施行の**障害者自立支援法**により、障害によって異なっていた福祉サービスを一元化して行うなど、身体・知的障害者福祉に加えて精神障害者福祉に関する支援の主体としての市町村の役割がさらに拡大、変化してきた。

B. 市町村の精神保健福祉業務

　市町村における精神保健福祉業務については、前述した「**保健所及び市町村における精神保健福祉業務運営要領**」に規定されており、①企画調整、②普及啓発、③相談指導、④社会復帰および自立と社会参加への支援（障害者総合支援法の障害福祉サービスの実施、障害福祉サービス等の利用の調整等、市町村障害福祉計画の策定、各種社会資源の整備、精神障害者保健福祉手帳関係事務）、⑤入院および自立支援医療費（精神通院医療）関係事務、⑥ケース記録の整理および秘密の保持、⑦その他である。この運営要領にあるように、市町村の担う精神保健福祉業務は多岐にわたっている。

　全国の市町村は、政令指定都市、中核市、特例市やその他の市や町村など、その人口規模や財政状況によって、業務の実施体制（職種や職員数、

組織体制など）にも格差がある。また、特に実習を担当する部署は、市町村の障害支援担当課や保健指導担当課、市町村保健センターなどであり、実習指導者（精神保健福祉士等）の配置状況や具体的に行われる実習項目も大きく異なる。

C. 実習にあたって

　市町村の実習では、**精神保健福祉士**の業務を考えた場合、まず相談指導として、精神障害者の障害福祉サービス利用に関する相談を中心に取り扱うことになる。相談窓口の相談内容は幅広く、精神科医療に関する受療相談から社会復帰に向けた相談支援や就労支援、居住支援などに関する相談を担当するため、精神疾患に関わる基本的な知識、地域における精神科医療機関の情報、日常生活支援に関わる福祉サービスや制度に関する情報を理解しておくことが重要である。また、精神障害者の社会参加の実現と社会資源開発に向けた地域住民に対する啓発活動への関わりも大切である。中でも実習における個人のプライバシー保護と守秘義務の理解では、特に小さな自治体の場合、精神障害者保健福祉手帳の申請などでも精神科医療機関の利用状況や診断と治療内容などについて、利用者の側に立った個人情報の取扱いや人権上の配慮が求められる。

　市町村は行政機関であり、その業務はすべて法的根拠に基づいて行われていることを常に意識し、精神保健福祉法や障害者総合支援法などの関連法規には目を通しておくこと。また、地域特性や在宅精神障害者のニーズを的確に把握し、総合的かつ包括的な地域生活支援のあり方について、精神保健福祉士が担う特に関連分野の専門職との連携の具体的な実践活動を理解すること。精神障害者の置かれている現状と問題や課題に対する対応能力を学び習得できる配属実習にしていくことがとても重要である。

注）

　　　　　ネット検索によるデータ取得日は，2022 年 5 月 27 日.

(1) 日本公衆衛生協会編『我が国の精神保健福祉―精神保健福祉ハンドブック（平成27 年度版）』日本公衆衛生協会，2016，pp.329-366，pp.673-683，pp.675-678，pp.688-701，pp.843-844.

(2) 中島豊爾ほか「精神保健福祉センターに所属する精神保健福祉士の役割に関する研究」医療観察法による医療提供のあり方に関する研究　平成 18 年度 総括・分担研究報告書，2007，pp.311-338.

(3) 内閣府ウェブサイト「平成 21 年版 自殺対策白書」p.132.

(4) 精神保健福祉白書編集委員会編『精神保健福祉白書 2011 年版　岐路に立つ精神保健医療福祉―新たな構築をめざして』中央法規出版，2010，p.71.

(5) 精神保健福祉白書編集委員会編『精神保健福祉白書 2010 年版　流動化する障害福祉施策』中央法規出版，2009，p.58，p.59.

(6) 日本精神保健福祉士協会監修 / 牧野田恵美子・荒田寛・吉川公章編『実習生のための PSW 実習ハンドブック』へるす出版，2002，p.40，pp.104-106，pp.113-121.

(7) 金子晃一・伊藤哲寛・平田豊明・川副泰成編『精神保健福祉法（2002 年施行）―その理念と実務』星和書店，2002，p.87.

(8) 全国精神保健福祉相談員会編『精神保健福祉相談ハンドブック』中央法規出版，2006，p.40.

(9) 全国保健所長会ウェブサイト「保健所一覧」.

(10) 全国保健所長会「地域保健の充実強化に関する委員会」・地域保健総合推進事業「医療制度改革の推進に関する研究」『平成 19 年度 保健所の充実強化に関する提言（平成 20 年 3 月)』.

(11) 村田信男『地域精神保健―メンタルヘルスとリハビリテーション』医学書院，1993，pp.135-138.

▌理解を深めるための参考文献

●田中英樹・菱沼幹男『社会福祉士・精神保健福祉士になるには』なるには Books 61，ぺりかん社，2011.
　社会福祉士および精神保健福祉士になるために必要な基本的事項と実践現場で活躍している複数の方々のインタビューで構成されている。精神保健福祉士では医療現場、企業、精神保健福祉センターに勤務する精神保健福祉士の業務がわかりやすく紹介されている。

●全国精神保健福祉相談員会編『精神保健福祉相談ハンドブック』中央法規出版，2006.
　行政機関で行われる精神保健福祉相談を概観し、実施機関、相談形態、相談問題種別、相談記録の取り方や保管について、行政機関が担う精神保健福祉相談業務をわかりやすく解説している。

●大谷實『新版　精神保健福祉法講義』成文堂，2010（第 3 版，2017）.
　法律家である筆者が、精神科医療と法律学、人権擁護の観点から、法とは何かから始まり、精神保健福祉法の説明と解釈、具体的な運用まで、コンパクトにまとめわかりやすく解説している。

162

精神保健福祉相談員

順天堂大学 スポーツ健康科学部 客員教授 四方田清

精神衛生法改正（1965〔昭和40〕年）により、保健所が地域の精神保健行政の第一線機関と位置づけられ、精神衛生相談や在宅精神障害者や家族のための訪問事業を行う目的で精神衛生相談員制度が創設された。精神衛生相談員（以下、相談員）は、精神保健福祉業務に係る専任従事者（行政職）であり、国家資格成立以降、相談員の任命要件は精神保健福祉士有資格者となった。なお、相談員の名称は、法改正に伴い改称されてきた。

全国精神保健福祉相談員会が行った「相談員（専従者）の全国調査（1995〔平成7〕年）」によれば、相談員の全国配置状況は、47都道府県のうち、全保健所に配置24（一部配置保健所含む）、未配置23と約半数が未配置であり、一方、特別区・指定都市・保健所政令市（全31）では、全保健所に配置28（一部配置保健所含む）、未配置3と比較的配置されてきた。自治体別では、千葉県、埼玉県、神奈川県、新潟県、大阪府、愛知県、川崎市、横浜市、大阪市、名古屋市、神戸市、広島市などに専任の相談員が複数配置されているものの、他の未配置の自治体では保健師（一部精神衛生相談員資格取得講習会受講を条件に相談員として任命）などが、精神保健福祉業務を主に担っており、全国の配置格差は、なかなか解消されず現在もなお課題となっている。

保健所精神保健福祉業務は、精神保健福祉相談や訪問・受診援助、家族会や断酒会などの組織育成、啓発活動などのほか、法施行業務（申請、通報、届出業務）など多岐にわた

る。特に都市部の保健所では、警察官通報（23条）や受診勧奨、近隣苦情など危機介入や緊急対応が、求められることも少なくなく、緊急時に適切な精神科医療をいかに迅速に提供するか、警察や消防、精神科病院など関係機関との緊密な連携は不可欠である。また、法に規定される措置入院（29条）は「行政処分」であり、「指定医診察の立ち会い」（27条3項）から「告知業務」などの法の執行も相談員（事務吏員）の重要な役割の1つである。

さらに、行政庁（以下、本庁）に所属する相談員は、精神保健福祉の専門援助職としての役割だけでなく、行政職として一般行政事務（関連法規の理解と法解釈、行政システム・他領域の組織との調整、財政対応と当該予算執行、新たな法制度に向けた企画立案、議会対策）など、幅広い事務遂行能力も必要となってくる。いままでの本庁（主管課）では、立案される施策の多くが行政事務職員（事務屋）中心であったが、昭和50年代後半から相談員の精神保健福祉に関する専門性が評価され、千葉県や埼玉県など、各自治体の本庁への相談員の登用が始まった。現在では、各自治体の本庁や保健所に相談員が複数配置され、相談員が管理職ポストにも就き、専門的な視点から施策立案に直接関与することになった。精神障害のある当事者のさまざまなニーズを精神障害者施策に具体的に反映すること、まさにここに行政組織に所属する相談員（精神保健福祉士）の存在意義がある。

第8章 実習体験とスーパービジョン

実習生は、日々の実習体験を受け止め、振り返って考察し、言葉にするプロセスを繰り返す。このプロセスを促進する手助けとなるのが、実習指導者と実習担当教員のスーパービジョンである。実習生が安心して自分の感情や考えを言語化できる場を設定し、信頼関係を土台に行うスーパービジョンを学ぶ。

1

ソーシャルワーカーを目指す実習生として、現場実習のプログラムや実習指導者とのスーパービジョンをどのように活用すると自己洞察を深めることができるかを理解する。

2

現場の実習指導者によるスーパービジョンについて、実習準備・計画段階から実習中に至るまでの、スーパーバイザーとしての役割とスーパービジョン機能を理解する。

3

実習指導担当教員による現場実習期間を中心としたスーパービジョンの目的、内容、期待される効果について理解する。

1. 実習の体験

A. 実習生の体験

[1] 精神障害のある人とのコミュニケーションの体験

　精神保健福祉士の現場実習において、施設の種別を問わずほぼ全ての実習生が体験しているプログラムは、精神障害のある人との**コミュニケーション**である。これは、医療機関では「病棟実習」「デイケア実習」、その他の事業所では「フリースペースでの対話」「プログラム参加」など多様な形で提供される精神障害者と実習生のコミュニケーションの機会である。

　実習生は、このプログラムを自己の目標や課題と照らし合わせて活用することになるが、同じようにコミュニケーションをとっていても、実習生によって着目するポイントや試行する事柄には違いがある。

　たとえば「精神障害について理解を深めたい」なら、実習生は相手の障害部分に焦点を当てて会話や観察をするだろう。「利用者の希望や支援ニーズを理解したい」なら、傾聴に努めたり、質問させてもらったりしながら利用者の置かれている環境や状況を知ろうとし、そこから利用者の気持ちを共感的に理解しようとするだろう。

　このように、現場実習においては実際に精神保健医療福祉現場に身を置き、精神障害のある人と接触をもつ体験をしながら、自分の学習課題について実践的に考えることができる。これは学内ではできない学習である。

[2] 体験からの学習

　実習生の多くは「精神障害者とのコミュニケーション」について、目的に適っていて有意義だったという。一方、中には病棟やフリースペースに“放置”され、どうしてよいかわからなかったという声や、現場の精神保健福祉士がどのような仕事をしているのかわからなかったという声もある。

　これは、各実習生が、①どのような目標をもち実習中の行動に関するイメージづくりをしていたか、②実習施設の概要や地域特性などの事前学習をどの程度行っていたか、③精神保健福祉士の理念や業務に関する知識・技術をどの程度習得していたか、などとの関連で、同じ体験であってもプログラムの捉え方や学習への活用の仕方に違いが生じることを意味する。

　また、学生の事前学習の程度の影響とは別に、**実習スーパーバイザー**

（以下、実習指導者という）との関係形成の具合や、**実習スーパービジョ**ンの活用が充分であったかどうかも大きく影響すると考えられる。

以下に、実習を終えた学生の声を紹介する。

A さん　なかなか自分から動けず、受け身なことが多かったため、利用者さんとの関係をつくれず、また、一度苦手と感じた利用者さんにはおっかなびっくりの対応になってしまった。"クライエント主体"と授業で学んだが、いざ利用者さんと向き合うと、どうすればよいかわからなかった。

B さん　指導者から何度も問いかけられて、利用者さんとのかかわりを振り返るうちに、その方が言葉や態度で何を伝えようとしていたのか、どういう気持ちなのかを考えることができた。そこから、利用者さんへの働きかけを深めることができ、**信頼関係づくり**の入り口に立てた気がする。

A さんのように、実習先では緊張感や、何をしてよいかわからないことから、積極的に行動できなくなることはあり得る。しかし、どうしてよいかの突破口がつかめないまま実習日程を終えてしまうのはもったいない。「体験をもとに考察する」というプロセスをうまく歩むためには、緊張しながらも、主体的に行動する必要がある。

B さんのように実習指導者からの問いかけをヒントにして精神障害のある方の気持ちを考えたり、そこから新たな試みを展開したりしていくと、考察を深めることができ、一定の手応えを得ることができる。

このように、実習生は体験を振り返って考え、そこから出た答えを基にして再び行動を起こし、その結果を踏まえて考察を深める、という循環を繰り返すことによって学びを深めることができる。そのため、自分の思考や感情とも向き合う必要があり、そこでは実習指導者の支援が有意義である。

B. 自己理解と自己覚知

自分が遭遇した出来事や体験を振り返り、その時にどう感じたかを吟味し、言語化することは**自己理解**の第一歩となる。普段の生活や学内の授業でもその機会は得られるが、実習中には精神保健福祉の現場に固有の出来事や体験がある。それらに直面して衝撃を受けること、思考や感情を自分で整理できないことなども起こるかもしれない。そうした"混乱した自分"、これまでに感じたことのない気持ちなどをしっかりと味わい、じっくり吟味して言葉にしていく作業を行うことは、成長に必要なプロセスである。

さらに、これらの出来事や体験をする以前の自分の理解や考えと引き比べ、偏った認識や思いこみ、固定的な考え方や性格傾向などに気づき、新たな自分なりの理解や捉え方に発展させるプロセスが**自己覚知**に通じる。実習生の言葉で紹介すると、「精神障害者とは会話が通じないという偏見をもっていたことに気づいた」「長期入院患者を退院させるべきだと決めつけていた」「曖昧な応答をしていたのは、相手に嫌われたくないからだと気づいた」など、誤認や思いこみ、**自己の価値観**や**性格傾向**への気づきがある。

しかし、こうしたプロセスを歩むことには、得手不得手があり、また独力では限界があるので、実習スーパービジョンを活用することが望ましい。

C. スーパービジョンの機能

スーパービジョン
supervision

スーパーバイザー
supervisor

スーパーバイジー
supervisee

スーパービジョンとは、ソーシャルワークを実践する専門職同士の契約に基づき、一定程度の経験を有する先輩ソーシャルワーカー（スーパーバイザー）が、ソーシャルワーカーを目指す新人や後輩・学生（スーパーバイジー）の、現場での学びを手伝うプロセスのことをいう。ソーシャルワーク実習においては、個人対個人での契約は交わされないことが多いが、**事前訪問**や**オリエンテーション**によって、実習生の目標や希望を確認するところに始まり、実習指導者がプログラムを用意し、実習中に実習生が体験した事柄を基に考察を深めるプロセスを支援する形でスーパービジョンが行われる。

スーパービジョンは、一般的に３つの機能をもつといわれている。これをソーシャルワーク実習にあてはめると、以下のようになる。実習生はこれらを理解し、自分の学習課題の達成に向けて実習スーパービジョンを活用することが求められる。

［1］管理的機能

スーパーバイジーである実習生が、実習施設でソーシャルワーカーとして機能できるようにするための環境を整えることをいう。具体的には、職員と利用者に実習生受け入れに関する周知をしたり、休憩場所やロッカーの手配をしたりすることや、実習プログラムの作成など実習受け入れ施設にふさわしい環境整備として実習開始前に行われることも含む。

実習生には、①施設の果たす役割と、そこでの精神保健福祉士の役割、②施設の保健・医療・福祉に関するサービス内容とプログラム、③業務内容や同僚、チームを組む他の専門職との関係、④実習プログラムの内容と

指導の方針、⑤実習中に遵守すべき施設の規則や注意点などを理解させる
ような指導が行われる。

[2] 教育的機能

精神保健福祉士という専門職に必要な知識・技術・価値の伝達、学習の
動機付けの向上をサポートすることをいう。実習先では、実習指導者や他
のスタッフが提供する講話、参考書の紹介や研修への参加のすすめのほか、
精神保健福祉士の実務を観察する機会の提供やその解説などによって行わ
れる。

これは実習生が、①利用者のニーズを把握し、問題をアセスメントする
力、②面接などの援助技術に関する知識、技術、③ソーシャルワーカーと
しての倫理、人権意識、障害者観、④記録の書き方や保管方法に関する知
識、⑤社会資源に関する情報、他の専門職や他機関との連携のあり方に関
する具体的な知識、などを習得できるようにするための指導である。また、
実習生が課題に積極的に取り組むことができるよう支援する。

[3] 支持的機能

実習生の**自己洞察**の支援、不安や防衛などマイナスの感情を含む表現の
促進と**カタルシス**、励ましなどのことをいう。実習指導者は、実習生が安
心してよりよく自分と向き合い**自己覚知**を深めることができるように、実
習生のさまざまな思考や感情を受けとめながら、気持ちの整理を手伝う。
これは、**実習記録**の活用や、「**振り返り**」の時間を設けて行われる。

ここでは、①実習生自身の抱えている未解決な問題、②援助関係におけ
る利用者との距離の問題、③専門職になることへの不安や自信喪失、自分
は向いていないといった悩み、④事前に学習している知識や技術の再確認、
⑤実習生の価値観の特徴への気づき、⑥実習生の優れた点や努力への労い
や評価の提示などが行われる。また、実習生が安心感をもって実習を継続
し、失敗してもよいという保証や、繰り返し試行する機会の提供、実習生
自身のもつ課題や感情を受容し、それらと向き合えるように支援すること
も含まれる。

カタルシス
catharsis

D. 実習スーパービジョンの活用

実習指導者はさまざまな場面や方法を用いて、実習生が専門職としての
学びを深めるための支援を行う。実習生は、これらの機会を活用して実習
体験から考察を深め、自己の学習課題を追究することになる。

以下に、実習スーパービジョンの具体的な方法を紹介する。

[1] 実習プログラムの活用

　実習生は、実習先に精神保健福祉士として勤務しているわけではないので、専門職としての実務を行うことはできない。そこで**実習プログラム**という形で専門職として考えたり行動したりするための機会を意図的に用意してもらう必要がある。

　実習プログラムは、実習生が目的を達成するためにどのような体験をし、そこから何を考察することが課題であるかを指導者が検討しながら作成する。実習生は、実習施設の日課や行事自体を利用者と同じように体験するのではなく、それらの場面を自身の学習のために活用する。たとえば、調理実習のプログラムでも実習生は調理を練習するのではなく、調理作業を通して利用者との関係を築いたり、利用者の能力を把握したり、利用者同士が協調する様子や精神保健福祉士の支援方法を観察したり、実際の働きかけを行ったりする。

[2] 実習記録の活用

　実習記録には、①当日の実習課題（何をして、そこから何を学ぼうとしているか）、②実習体験（実習生が行ったこと、見学や観察した事柄など）、③体験からの考察（体験を、事前に学習していたことに照らして考えたこと）、④翌日以降への課題（実習目的の達成のために次にすべきことや、してみたいこと）を書き、疑問や整理のつかない感情なども記載する。

　記録を基に、指導者から実習生が考えるためのヒントが出され、精神保健福祉士としての実践を観察する機会や実習生が考えたことを基に再度試行できる機会が提供される。実習生がその時々の体験と考察をつぶさに書き記しておくことでスーパービジョンもよりよく機能する。

[3]「振り返り」の機会

　多くの場合、実習期間中に何回か自分の体験や思いを**言語化**する機会が用意されている。実習生は、実習指導者の助けを受けながら、自分の知識、理解、考え方を省み、学習してきたことを現場体験に引きつけて理解するための手掛かりをつかむことができる。そのために、悩みや不安も含めて率直に自分の思いや感情を表現し、実習指導者に受けとめてもらいながら、問いかけを受けてさらに考えるためのサポートを受ける。

［4］「実習総括」の実施

　実習期間中に、どの程度「振り返り」の機会が与えられるかは、実習施設や指導者の業務の都合によっても異なるが、実習終了時には「**実習総括**」の場面が提供される。これは、現場実習の全体を振り返る形で、当初用意した目的に照らして実習生が学べたこと、今後の学習課題とすることなどを整理するための貴重なスーパービジョンの機会である。

　ここでは主に、①実習生が体験したこと、②そこから学んだこと、③学ぶ過程で生じた自己の変化（理解や考察の深化、感情の変化など）、④新たに発見できた課題（養成校での**事後指導**の課題、精神保健福祉士として将来にわたって考え続けるべき課題）を整理する。重要なことは、ここで"正しい答え"を出そうとすることより、前述したように自己覚知を深め、自分の専門職としての成長に向けた課題を発見しようとする姿勢で臨むことである。また、この段階では言語化しきれず、未整理なままの課題については、養成校での事後学習に持ち帰ることができる。そのため、無理に整理しようとしすぎて考察が深まらないまま、まとめてしまうのではなく、未整理なことを今後の学習課題として記憶に留めておくことが望ましい。

▌理解を深めるための参考文献
● 相川章子・田村綾子・廣江仁『かかわりの途上で―こころの伴走者PSWが綴る19のショートストーリー』へるす出版，2009.
　3人の精神保健福祉士（PSW）が、「PSWとはどういう職業か」を読者に知ってもらうことを目的として、PSWとしての体験を紹介し、実践の中でのさまざまな思いを綴った短編集である。失敗や無念、喜びやこの仕事の醍醐味などが率直に書かれており、実習生の話も登場する。
● 田村綾子編『実習指導とスーパービジョンにおける思考過程』中央法規出版，2020.
　精神保健福祉士を目指す学生のさまざまな実習場面や、現任者のスーパービジョン事例を取り上げ、ソーシャルワーカーとしての着眼点や専門的思考について言語化している。実習中の振り返りやスーパービジョンの様子を具体的にイメージすることができる。

実習施設・機関との協働による精神保健福祉士の養成をめざして

山口県立大学社会福祉学部　教授　宮﨑まさ江

　巡回指導を通して、いつも思う。現場のきわめて多忙な業務のなかで、実習指導者の方は、学生と丁寧に向き合い、創意工夫による学びの場を提供してくださっている。日々の振り返りはもとより、たとえば、朝のミーティングでその日の実習目標を発表する機会を設けたり、訪問や地域連携会議等に同行する移動中に説明してくださる。また、実習記録や課題に対する指導時などの多種多様な場面で、「今、ここで」のスーパービジョンをしてくださっている。

　ソーシャルワーク実習において、実習指導担当教員として学生一人ひとりと向き合いながら悩み、考えることも多い。そのような時に、実習指導者の方と、個々の学びの状況や有する思い、関心、強みや課題などについて共有し、精神保健福祉士になっていくためには何が必要となるのかを話すことのできる巡回指導は、大変心強いものである。

　ソーシャルワーク実習が開始して初回の巡回指導時は、学生の健康状態はどうか、利用者の方や実習指導者をはじめとする職員の方との関係づくりやかかわりはどのようか、あれこれ想像し、緊張する。それなりに巡回指導を重ねていても、学生は毎回変わるので、今回はどうかとドキドキしながらの訪問となる。各々の実習施設・機関等で、現場にいる学生の活き活きとした表情を見ると、まずほっとする。学内とは異なった雰囲気のなかで前向きに取り組んでいる姿にふれると、そこ

には、実習指導者の方のかかわりの工夫や配慮があることが伝わってくる。あたたかなまなざしとともに専門職としてのロールモデルを示してくださることで、学生はのびのびと、自信と誇り、希望をもって日々成長に向かっている。この様子を目の当たりにすると、私は、事前指導時には学生の一側面しか見ていなかったと気づき、反省する。

　2019（令和元）年12月以降の新型コロナウイルス感染症（COVID-19）の影響を受けて、それまでのソーシャルワーク実習をあたりまえに実施することが難しくなった。「実践現場において教育が展開される『実習』は、学内での演習や学内実習では代替ができない教育方法である」ということを再認識しつつ、本学でもオンラインによる事前訪問や学内実習を実施した。初めての経験で悩んだが、どのように進めていけばよいのかを一緒に考え、支えてくださったのは、実習指導者の方であった。互いに一歩踏み込んで、試行錯誤しながら進めることができた経験は、大きな強みとなり、今後の糧となろう。

　精神保健福祉士の養成・育成の課題は、実習指導者の方の協力があってこそ解決していける。ソーシャルワーク実習が、有機的な連携・協働関係のもとに行われるように努めると同時に、学生のその後の人生に深く影響するであろうことを意識して、成長過程に寄り添い、支持できる教員でありたい。

2. 実習指導者によるスーパービジョン

　実習指導者によるスーパービジョンは、現場実習全般にわたり行われ、実習のプロセスに沿って展開される。その目的は実習生の現場での体験をサポートし、学びをバックアップすることである。現場実習施設におけるスーパービジョンでは、実習指導者は**スーパーバイザー**、実習生は**スーパーバイジー**と位置づけられる。ここでは、筆者の精神科医療機関での経験を基に、実習指導者によるスーパービジョンについて述べる。

A. 実習準備と計画

[1] 現場における実習スーパービジョン体制

　実習指導者によるスーパービジョンを述べるにあたり、まずは実習教育全体のスーパービジョン体制における、現場実習の位置づけを、実習生、実習指導者共に確認しておきたい（**図8-2-1**）。

図8-2-1　実習教育スーパービジョン体制

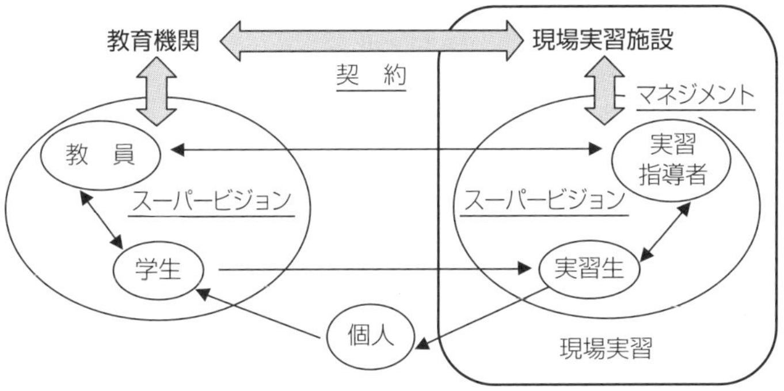

出典）日本医療社会事業協会監修／福山和女・田中千枝子編『新医療ソーシャルワーク実習―社会福祉士などの養成教育のために』川島書店，2008，p.8の図1を一部筆者改変.

（1）教育機関との契約

　実習指導者によるスーパービジョンは、教育機関と現場実習施設との実習契約に基づいて成立する。実習指導者は教育機関から委託を受けた組織の一員として、一定期間実習教育に携わることになる。よって、依頼元の教育機関がどのような教育理念をもち、実習生に現場実習で何を学んでほ

しいと考えているかを確認しておくことが必要である。そして、教育機関での**事前学習**から引き継ぎ、**事後学習**につなげるという実習教育の流れや、教育機関でも教員・学生間のスーパービジョンが並行して行われていることを把握し、実習教育全体において実習指導者が請け負う範囲を事前に確認しておく必要があるだろう。実習生も現場実習におけるスーパービジョンの位置づけや、自らの学習の流れを改めて確認しておきたい。

(2) 組織内マネジメント

現場実習施設での実習指導は実習指導者が一人で行うわけではない。プログラムの内容や状況により、他の精神保健福祉士（以下、MHSW という）や他部署、他職種の協力が不可欠となる。実習指導者は実習プログラムの中で、どの段階でどこの誰に何を頼むのか、実習計画を立てながら、依頼目的や内容を組織内で事前に担当者に伝えていく。

これら、組織内でのマネジメントはスーパービジョンを効果的に行うためにも重要となる。医療機関などでは日によって担当者が変わることもあるため、スーパーバイザーの役割を担う実習指導者を明確にしておく必要がある。実習生もスーパービジョンを受ける上で、日々の担当者と実習指導者の違いは確認しておくとよいだろう。

(3) 実習生の位置づけ

スーパービジョン体制を考える上でもう1つ重要な点は、組織内での実習生の位置づけである。実習生は個人として現場実習を行っているわけではない。教育機関の学生という立場で、実習科目を履修することにより、現場実習施設に実習生として出向いていくのである。

オリエンテーション時に実習指導者から誓約書などを通し、守秘義務などの**倫理綱領**の遵守についての説明があるだろう。なぜ専門職の倫理綱領に準じて、実習を行うのかについて考えてもらいたい。また、実習時間の設定、実習指導者への**報告・連絡・相談**などの義務も必須である。これは、実習期間中、実習生は一時的に組織の一員となることを意味する。

これらのやりとりは、実習生の位置付けだけでなく、現場で働くMHSW が1人の専門職であると同時に、組織の一員でもあるという位置づけを学ぶ絶好のスーパービジョンの機会となる。

一方、実習生であるからこそ見えること、感じること、考えられることは大切にしてもらいたい。利用者の立場、支援者の立場、実習生の立場とさまざまな視点から物事を見て考えることは、多面的な理解を促進するからである。

［2］ 実習プログラミングとスーパービジョン

　はじめて実習生と実習指導者が顔を合わせるのは、**事前訪問**もしくは**オリエンテーション**であることが多い。実習はそこから始まり、スーパービジョンも開始されている。ここでは、実習目標を明確にしながら、実習プログラムの調整やスーパービジョン計画の作成が行われる。

（1）実習生の特性を把握する

　筆者が勤務していた医療機関では、事前訪問時に実習指導者と実習生の面談を行っていた。その面談は**初回スーパービジョン**として位置づけられる。実習指導者は実習生の特性を把握することで、今後の実習指導の流れを考え、スーパービジョンの軸を確認していくのである。

　筆者がオリエンテーションでまず聞いていたことは、学校の授業の中で印象に残っていること、疑問に思っていることである。そして、施設見学等で印象に残ったことをあわせて聞いていく。それは、印象や疑問に残ったことの中に、実習生の率直な問題意識や関心事が隠れていることが多いからである。また、実習生が今まで培ってきた経験や感性を活かすことが、スーパービジョンにおいて大切であるとも考えていたからである。

（2）実習目標の明確化と仮説設定

　次に行うことは、実習生の関心の焦点が、実習目標に反映されているかの確認である。実習生が提示した目標から、どのような実習にするかをこのオリエンテーションの中で共に考えていく。

　実習目標を提示してもらう際、実習生に目標に対する現時点での自らの考えを聞いておく。たとえば「MHSWと他職種との連携について学びたい」ということであれば、実習開始前の時点で「MHSWと他職種はどのような連携を行っていると考えているか」などを必ず書きとめておいてもらうようにしていた。つまり、実習目標に対する仮説を自由な発想で設定してもらうのである。その仮説が実習体験を経ることでどのように変化していくのか、実習目標を軸に自らの思考プロセスを実感してもらいたいと考えてのことである。もちろん、実習体験を経る中で見つかった新たな問いも、大切に取り上げていく必要はある。

（3）実習プログラムの提示

　以上のようなやりとりを経て、実習プログラムの作成は実習目標や実習生の特性、ニーズに応じ、できるだけ実習目標や実習生のニーズに応えるかたちで作成していく。医療機関の場合、精神医療の全体像を理解するために、複数の病棟や部署を体験してもらうことが多い。また、1ヵ所で利用者と個別にじっくりとかかわってもらう場合もある。

　しかし、業務や組織特性上、実習生の希望に沿ったプログラムが作成で

きない場合も出てくる。その際、できないことをその理由とあわせて提示することは、重要なスーパービジョンとなる。実習プログラミングの限界を知ることは、組織・施設の限界を学ぶ機会となるからである。

　実習指導者は実習のプログラミングにあわせ、スーパービジョン計画を考えていくことが重要である。たとえば、筆者は**表8-2-1**のように考え、今はどの部分に焦点を当てているのかを念頭に置きながら、スーパービジョンを展開していた。

表8-2-1　スーパービジョン計画例

	焦点化の対象	観察	実践	理解
第一段階	• 利用者、家族 • 実習生自身	• 利用者や家族の様子、対人関係、実践の場 • プログラム	• 利用者とのかかわり • 実践現場の体感 • プログラム参加	• 利用者理解 • 実習生の自己理解 • 利用者との関係
第二段階	• 支援者（MHSW、他職種） • 業務内容	• MHSWと利用者のかかわり • MHSWの業務全般 • 他職種とのチーム	• 参与観察（もし自分がMHSWならどのように行動するかも考える）	• MHSWの業務行動、専門性 • 職業倫理と法的責務 • 他職種、他領域との連携
第三段階	• 実習機関組織 • コミュニティ	• 実習機関外の人（他機関の専門職、地域住民、ボランティアなど）	• 実習機関外の人や機関との交流や情報交換の場に参加する	• 機関や組織の特性 • コミュニティの特性

B. スーパーバイザーとしての役割

［1］スーパービジョンの意識化

　現場の実習指導者はMHSWとして日々の実践を行っている。「精神保健福祉士の倫理綱領」には、専門職としての責務にスーパービジョンと教育指導が挙げられている。つまり、MHSWは実践業務として、実習におけるスーパーバイザーの役割を担う必要があるといえる。実際、実習生を受け入れていれば、意識せずともスーパービジョンは行われているのである。このスーパービジョンを実習指導者にとっても、実習生にとっても意義があるものとするために意識化が必要となる。ここでは、スーパービジョンを機能別、形態別に整理していく。

（1）機能別にみる実習指導者によるスーパービジョン
①管理的スーパービジョン

　管理的スーパービジョンは事前準備やオリエンテーションで行われていることが多い。利用者のプライバシー保護についての説明や守秘義務の確認、実習中の留意事項などは、まさに管理的スーパービジョンの主たるも

管理的スーパービジョン
スーパーバイジー（実習生）の実践（実習）環境に関する整備、点検とともに、そこでの行為の確認など、管理的機能を中心としたスーパービジョン。

のである。その大前提は、支援現場の利用者を守ることである。一方、実習生の実習体験をバックアップし支援する意味でも重要となる。また、日々の実習で「何をしたか」「何をしようとしているか」の実習指導者による確認作業も管理的スーパービジョンにあたる[1]。時に、「してはならないこと」を伝えなければならないこともある。その場合、その理由について考える機会をもち、現場の状況やMHSWの立場を含め適切に伝えることで、効果的なスーパービジョンとなる。

②支持的スーパービジョン

実習生は慣れない環境、人とのかかわりなどにより、不安と戸惑いを感じながら実習を行っている。学生という立場では経験することのないような場や人間関係に身を置き、ストレスを感じていて当然である。よって、実習指導者は実習生に意識的に声かけを行い、不安や戸惑いについて確認する場と時間を定期的に設定する配慮が必要であろう。そして、安心して話せるスーパービジョン関係を作っていくことが、支持的スーパービジョンの基盤となる。実習生は多かれ少なかれ実習体験の中で自己と向き合う作業を行うことになる。この、実習生の自己点検作業の支援[2]で重要となるのが支持的機能である。

③教育的スーパービジョン

実習体験が積み重なってくると、実習体験と学問とのすり合わせが必要となる。まずは、実習生が教育機関で学んだことの中で、関心のある部分から入っていく工夫が必要である。教育的スーパービジョンとは、新たな知識や技術を教えるだけではなく、今まで実習生が教育機関で学問として得てきた知識、技術などを、実習体験に結びつけたり、観察したMHSWの業務の中に見出し意識化してもらったりすることである。そして、専門用語で覚えていたことを、実習体験を通して自分のことばで咀嚼できるよう促すことである。これらは、実習中盤から終盤にかけて重要となる機能である。

（2）形態別にみる実習指導者によるスーパービジョン

①個別スーパービジョン

個別スーパービジョンは、実習生と実習指導者が一対一で時間を設定して行う。通常、日々の振り返りや、中間のまとめなどがこの個別スーパービジョンに位置付けられる。振り返りをスーパービジョンとして活用するためにも、今後の実習に生かしていくプロセスを意識し、確認することが必要である。時には実習目標の確認や、次の日の行動の予測を立て、日々の実習計画を考えていくこともスーパービジョンとしては重要となる。

支持的スーパービジョン
スーパーバイジー（実習生）のストレスなど心理的影響について、支持的にサポートしていく機能を中心としたスーパービジョン。

教育的スーパービジョン
実践で必要となる専門職の専門性（価値・知識・技術）について、教育的に伝達していく機能を中心としたスーパービジョン。

②ライブスーパービジョン

　ライブスーパービジョンとは、実際の場面を通してその場でスーパービジョンを行う形態である。実習指導においてライブスーパービジョンは極めて一般的に行われている[3]にもかかわらず、意識化されていないことが多い。面接や会議の陪席、プログラムに参加しながら実習指導者の動きを観察することにより、実習生はMHSWの振る舞いをライブで目のあたりにする。また、実習生の言動に対して、その場で指導者が助言や介入を行うこともできる。これらの体験は、現場でなければできない最も効果的なスーパービジョンである。

③実習記録によるスーパービジョン

　記録を通して実習生は体験や思考を言語化し文章に表す作業を行う。この作業はまさに**セルフスーパービジョン**に当たる。特に自らの体験を考察として記録するためには、体験を振り返り客観的な視点をあわせもつ必要がある。このセルフスーパービジョンを促進し支えるのが、実習指導者によるコメントである。この実習記録の内容は個別スーパービジョンにおけるコミュニケーションツールとしても活用できる。その際、記載された事実関係の確認は必須である。事実に基づいた考察こそ実践の記録では必要だからである。

[2] スーパービジョンの心得

(1) 実習生への対応

　実習生の大半は青年前期の年代であり、自己アイデンティティがゆらぐ不安定な時期である。この時期の出会いや体験はよくも悪くも、後の人生を左右する経験になり得る。具体的な実習体験を通し、自らの傾向に気づき考えることは、今後専門職として自己覚知を深めていくことを学ぶ意味でも重要である。

　実習指導者のスーパービジョンでは、実習生が自分の傾向に気づいた具体的なエピソードに焦点を当て、話し合っていく。しかし、実習生自身の課題については、実習生が自ら気づいたこと、自分と向き合うきっかけをつかんだことを評価するまでにとどめておいたほうがよいのではないかと考える。そして、その部分については、事後教育の中で時間をかけて考えてもらうよう、教育機関の教員に引き継ぐことが重要である。

　実習指導者によるスーパービジョンで最も気をつけなければならないのは、実習生自身の気づきの前に、実習指導者主導で**自己覚知**を深めようとすることである。そうすると、実習生の混乱を招く危険性があることは覚えておかなければならない。実習指導者は対人援助職であるがゆえに、実

習生一個人としての課題が見えてくることがあるだろう。しかし、当然のことであるが、実習生はクライエントではない[4]のである。

(2) 実習指導者の姿勢

　実習指導者によるスーパービジョンとして、その枠組みを中心に述べてきたが、安全で安心なバックアップ体制のもとで、実習生と実習指導者が柔軟な**スーパービジョン関係**を築いていくことは何より大切である。

　スーパービジョン関係の形成においては、実習指導者の実習生への姿勢が問われる。実習生のペースに合わせ、丁寧に寄り添い見守りながら待つ姿勢。実習生の視点を尊重しながら、実習指導者が自らの実践と向き合い、共に考え対話していく姿勢[5]。その中で、時に実習生ならではの視点から思わぬ気づきが得られることもある。また実習指導者が自らの実践を振り返ることにもなる。

　日々奮闘しながら現場で実践を行っている MHSW であるからこそ、実習生の視点も活用しながら共に学んでいく姿勢が重要となる。そして、これらの姿勢が、実習指導者であるスーパーバイザーにとって自身の日々の実践が意義あるものだと考える機会ともなる。

　このような柔軟なスーパービジョン関係を基盤に、スーパービジョンの機能や方法を意識し、適宜組み合わせ適用することで、実習指導者によるスーパービジョンは効果的で充実したものになっていくと考えている。

注）

(1)　福山和女編『スーパービジョンとコンサルテーション—理論と実際（改訂版）』FK 研究グループ，2001，pp.34-35.

(2)　柏木昭「スーパービジョンの意義と機能」日本精神保健福祉士協会広報出版部出版企画委員会編『スーパービジョン—誌上事例検討を通して』へるす出版，2007，p.210.

(3)　福山和女『ソーシャルワークのスーパービジョン—人の理解の探求』ミネルヴァ書房，2005，p.204.

(4)　日本医療社会事業協会監修，福山和女・田中千枝子編『新医療ソーシャルワーク実習—社会福祉士などの養成教育のために』川島書店，2008，p.96.

(5)　尾崎新「実習教育のちから—ある実習生と職員の対話に注目して」福山清蔵・尾崎新編『生のリアリティと福祉教育』誠信書房，2009，pp.25-55.

理解を深めるための参考文献

●日本精神保健福祉士協会広報出版部出版企画委員会編『スーパービジョン―誌上事例検討を通して』へるす出版，2007.

現任 MHSW の事例をスーパーバイザーが「かかわり」を重視する立場から、事例経過に沿ってコメントしている事例集。日々の振り返りや実習ノートへのコメントなど、実習スーパービジョンにおいても参考となる。

●福山和女編『ソーシャルワークのスーパービジョン―人の理解の探究』ミネルヴァ書房，2005.

前半の実践編ではスーパーバイザーとスーパーバイジーとのやりとりが詳細に書かれているため、段階的なスーパービジョンの流れを把握する上で参考となる。後半の理論編では実習スーパービジョンにも活用できる枠組みやツールが、理論とともに紹介されている。

自己覚知について

帝京平成大学健康メディカル学部心理学科　准教授　中村玲子

実習の目標としてよく挙げられるもののひとつに、自己覚知がある。自己覚知とは、自分自身のパーソナリティの傾向、考え方や感じ方のくせ等を意識化することをいう。援助関係を形成する上で必要だと思う人も多いだろう。「実習を通して自分のことを知りたい」という動機から実習目標に自己覚知を挙げる人もいるかもしれない。

実際に実習に行くと、自己覚知は「実習指導者から自分のことにこだわりすぎだと言われた」「自分のダメなところを指摘された」というように体験されることもある。実習指導者は必要な直面化のつもりで自己覚知を促しても、学生はそれに大きなショックを受け、扱いきれないほど傷つくこともあるようだ。直面化とは、本人が気づいていないパーソナリティの傾向や不安、葛藤、防衛などについて伝え、意識化させてそれらに向き合わせる面接技法である。自己への気づきを促進させることができるが、本人の状態やタイミングをよく考慮した上で用いることが重要とされる。相手に受け入れる準備ができていない段階で行えば、ただ相手を傷つけるだけとなるリスクがあるためだ。

スーパーバイザーとスーパーバイジーの関係は、ソーシャルワーカーとクライエントの関係にたとえられることがある。そこには、相手に対する十分なアセスメント、そしてラポールの形成が不可欠である。ならばこれらを前提として、支持的な雰囲気のなかで実習における自己覚知や必要な直面化も促されることが重要であろう。

精神保健福祉士が行う支援は、適切なアセスメント、つまりクライエントに対する十分な理解を拠り所にしている。自分のものの見方や人と関わる際の傾向を知っておくことは、クライエントの理解につながる。たとえば会ったばかりの人に対して「苦手なタイプだな」と思ったことはないだろうか？仮にAさんとする。以前、Aさんに似た雰囲気のBさんに嫌なことをされて傷つけられた。Bさんのことが嫌いになり、今でも思い出すと憎らしい。Bさんに似たAさんには近づきたくないかもしれないが、Aさんがクライエントだったらどうだろうか？過去の経験からAさんを、他人を傷つけるようなことをする人だと思い込んだり、話す度に内心びくびくしたりして接してしまうかもしれない。これでは適切なアセスメントや支援は難しいことが想像できるのではないだろうか。精神保健福祉士の仕事には自己覚知が役に立つと言われる意味はこのような点にある。

しかし、せっかくの実習が、自分のことにこだわりすぎ、ふりまわされすぎという体験で過ぎてしまうのは、もったいないような気がしてくる。実習機関の機能、そこで実際に現場で行われている支援、目の前のクライエント、それらの理解のために必要な要素のひとつが自己覚知であると捉えて、実習に臨んでみてもよいだろう。

3. 実習指導担当教員によるスーパービジョン

　本節では、実習施設・機関等が決定し、ソーシャルワーク実習（以下、現場実習）を間近に控えた時期から実習期間にわたって実習指導担当教員（以下、実習担当教員）が行うスーパービジョンの目的と内容、その効果について理解する。

A. 現場実習前のスーパービジョン

　限られた期間となる現場実習を有意義なものとするために、直前まで準備は継続する。現場実習を間近に控えたこの時期には、事前訪問等の機会を通して、以前は「精神科病院」や「障害福祉サービス事業所」という大まかな捉え方で学んできた内容を、たとえば、「A病院」や「B就労支援事業所」という各々の実習施設・機関等の実状に応じて学習していくことが求められる。より明確な動機や関心、課題をもって臨むことができるように準備を進め、現場実習を迎えることが大事になる。

　ここでは、学生が、現場実習を間近に控えた時期において、実習担当教員よりどのようなスーパービジョンを受け、それをどのように現場実習へとつないでいけばよいかを中心に見ていきたい。

[1] 現場実習直前におけるスーパービジョンの展開

　実習施設・機関等の決定後、現場実習の実施に向けて、事前学習や事前訪問などの具体的準備が必要になる（事前学習、事前訪問の詳細については**第2章・第3章**を参照）。

　現場実習を前に、「不安である」「何を準備すればよいかがわからない」「事前学習をいくらしてもきりがない」「実習指導者さんからの質問に答えられなかったらどうしよう」「利用者さんの具合を悪くさせてしまったらどうしよう」といった学生の声をよく聞くが、事前学習に取り組むことで、このような迷いや不安、悩みなどを少なからず軽減することが可能となる。また、漠然としたそれらの想いは何によって生じてくるものなのかを見つめ直してみる姿勢や態度は、これから精神保健福祉士をめざす学生にとって、意味ある時間といえよう。一方で、実習担当教員は、事前・事後を含めた一連の流れを通して展開される実習教育上のスーパーバイザー

の役割を担うこととなり、学生とのよりよい関係のもとで進めていくことが望まれる。

　学生は、現場実習の開始日まで、実習担当教員とともに事前学習の状況を確かめたり、実習の目標や課題について最終確認をしたりすることが必要となる。この時期には、実習担当教員との個別面談等の機会を積極的に活用し、自分にはどのような関心や特性、強みがあるのかといった傾向や課題について整理しておく**自己覚知**も重要になる。実習担当教員との連絡・調整を密にして、自分の心身の健康状態を含めた準備について確認し合っておくことが求められる。

自己覚知
➡ p.66　第 4 章 1 節 [2]
側注参照。

[2]　事前訪問の機会を活用したスーパービジョン

　現場実習の実施前に、実習指導者および実習施設・機関等への挨拶や事前打ち合わせなどを目的とした**事前訪問**を行うことになる。この機会を活用するために、実習担当教員によるスーパービジョンという観点から見ていきたい。

　事前訪問の時期や時間、内容によるが、実習施設・機関等から、事前訪問時や事後指導時にも実習担当教員の同席を求められることがある。あるいは、そのような要望・要請がなくても、実習施設・機関等の了解が得られれば、オンラインなども利用して一堂に会する機会をもつことは有意義である。すなわちこれは、事前訪問の時点から、学生と実習指導者、実習担当教員が加わった三者、可能であれば実習施設・機関等の利用者も含めた四者で顔を合わせ、各々の立場から現場実習に臨む動機や実習の目標および課題などについて意見交換・共有することで、その意義を確認し合うことができる。これにより、現場実習期間中の巡回指導や帰校指導を円滑に進めることが期待できる。現場実習は、学生を中心に四者の連携・協働によって、各々にとって有意義なものとしていけるように目指したい。

[3]　事前訪問終了後のスーパービジョンにおける留意点

　事前訪問終了後は、現場実習の初日を迎えるまで、事前訪問によって得た気づきや学び、課題等を整理し、より具体的かつ現実的な準備に取り組む大事な時期といえる。学生は、自分の実習計画案と実習指導者が用意してくれる実習プログラムとのすり合わせや、追加の事前学習、巡回指導・帰校指導の予定、休日や実習時間数などについて、実習担当教員とともに最終的な確認や調整を行う。また、この時期に気をつけることとして、完璧な事前準備を目指すあまりがんじがらめになるのではなく、不足のところを補う学習や、不安や緊張と混在しているであろう楽しみといった気持

ちにも目を向けて、学生らしさを強みに臨んでほしい。健康面にも十分に留意し、心身両面の備えが必要になる。

　実習担当教員との個別面談のみならず、グループワークを通して学生同士でコミュニケーションを図り、現場実習に対する動機や意欲を高めることもできる。「現場実習は、誰のために、何のために行うのか」という問いに自ら答えられるように、主体的に学ぶという姿勢や態度について改めて確認し、目的意識を明確にして取り組むことが求められる。

B. 現場実習期間中のスーパービジョン

　巡回指導は、学生が現場実習を実施している期間中に、実習担当教員が実習施設・機関等を訪問し、スーパービジョンを行うものである。実習指導者との連携によってスーパービジョンのメリットを存分に活かせるように、巡回指導の機会を有意義なものとすることが重要になる。

　実際の場面では、実習指導者と実習担当教員との有機的な連携・協働のもと、週1回以上の巡回指導を中心に、適宜帰校指導を実態に即した形でうまく活用したり、組み合わせたりして機能させることが必要になる。実施方法について、現場実習そのものが、実践現場において展開され、実習教育の根幹をなす重要な科目であることに鑑みると、巡回指導や帰校指導も対面による実施が基本となろう。しかしながら、今後、さまざまな事情や、多様化する実習内容や形態等に柔軟に対応していくためには、今般の新型コロナウイルス感染症（COVID-19）下の経験をもとに、オンラインの活用や、記録類、課題等の各教材の電子化などをうまく活用することで、代替的な教育方法を検討しておくことは必要であろう。現場実習期間中は、学生は、実習指導者、実習担当教員の各々とスーパービジョン関係にあることを踏まえて、学生の学びの状況や実習指導者のスーパービジョンの内容や状況をよく聴取し、臨機応変に対応することが実習担当教員の役割となる。

　ここでは、現場実習期間中の実習担当教員によるスーパービジョンについて、事後指導へとつないでいくことを意識しながら、巡回指導時と帰校指導時に分けてみていきたい。

[1] 巡回指導におけるスーパービジョン

　実習担当教員は、学生ならびに実習指導者との面談を通して、現場実習の実施状況や評価などを把握し、それに伴う対応や調整を図り、実習教育に対する要望などの聴取も行う。面談は各実習施設・機関等および実習指

導者の状況や都合等によって差異があるが、①学生と実習担当教員の二者、②実習指導者と実習担当教員の二者、③その三者、④利用者を含めた四者などと、実習の進捗状況や各々の意向等に応じて柔軟に実施される。学生に対するスーパービジョンの内容として、①実習計画および実習プログラムに照らした進捗状況や学びの到達度の確認、②学生が有する迷いや不安、悩みなどへの対応、③**実習記録**、課題等への助言や指導、④実習終了までの見通し、などが挙げられる。健康状態、出席状況、通学や宿泊の様子など、実習全般の困り事、心配事についても確認する場となる。上記の面談を組み合わせて、学生がこれまで学んできた専門的知識と技術について、具体的かつ実践的に理解できるようになる段階へと進めることを展望し、実習指導者とともに現場実習ならではの学びを促進することが重要である。

　現場実習は、それのみで完結するものではなく、学生がその後、精神保健福祉士になっていくための**専門性**を育んでいく基盤となり、自分の適性や進路を見極めていく場となり得る。現場実習期間中の学生は、概して、不足なところやできないところに目を向けがちになるかもしれない。しかし、実習体験によってそのような気づきが得られたことや、まだ**自己覚知**できていない今後の可能性を実習指導者とともに発見し、ソーシャルワーク専門職としてのスタートラインに立つことにつながれば、現場実習の意義もより広く、深くなるといえよう。実習担当教員には、学生が実習中に抱えた迷いや不安、悩みなどを表出し、さまざまなジレンマやアクシデントなどにも主体的に向き合うことができるように、その内面にも目を向けて、人間的成長の過程を歩んでいけるような「今、ここで」のスーパービジョンを担う役割が求められる。

［2］ 帰校指導におけるスーパービジョン

　帰校指導は、現場実習期間中に学生が帰校し、実習担当教員によるスーパービジョンを受けることである。その内容は、基本的には巡回指導時と同様であるが、実習指導者が同席しているわけではないので、適宜、実施状況についての申し送りを行い、その後の実習に生かすことができるような機会とする。学生はこのことを意識して、**報告・連絡・相談（報・連・相）**に努める必要がある。

　帰校指導時のスーパービジョンの一例として、実習担当教員との個別面談では、学生の口頭による報告はもとより、**実習記録**や課題（かかわりの記録、アセスメントおよび支援計画案等）、振り返りワークシートなどを教材とし、利用者とのかかわりから人権を擁護するソーシャルワーク専門職としての視点や支援に関する学びの状況について確認する。また、個別

面談と並行して**グループ・スーパービジョン**を実施して、学生同士のピア
サポートを促し、活用することも、自分とは異なった視点から学びを振り
返ったり、心理的サポートが得られたりする効果が期待できる。

　実習教育の質を高めるためには、現場実習に係る実務が円滑に遂行され、
学生や実習施設・機関等が安心し、信頼できる実習指導体制の構築が重要
になる。そのうえで、実習指導者および実習担当教員によるスーパービジ
ョンが有機的に機能することになる。これは、学生、実習施設・機関等の
利用者、実習指導者、実習担当教員の四者でつくっていくものである。現
場実習における専門職養成の取組みが、後進の育成へとつながることを共
通の目標として、四者の連携・協働によって進めていく意識と行動が求め
られる。

▋理解を深めるための参考文献
● 空閑浩人編『ソーシャルワーカー論―「かかわり続ける専門職」のアイデンティテ
　ィ』ミネルヴァ書房，2012.
　「ソーシャルワーカー」を、ソーシャルワークの方法や技術を駆使しながら利用者を
　援助する主体である人（援助者）として捉え、実習教育を中心としたソーシャルワー
　ク教育や現任研修の取り組みから、そのアイデンティティについて論じている。
● 川村隆彦編『事例で深めるソーシャルワーク実習』中央法規出版，2014.
　実習教育には、未来のソーシャルワーカーの行方がかかっているとの考えに立ち、実
　習の主人公である学生にとって、それが有意義に実施されるための原則や指針につい
　てわかりやすく伝えている。

関係性が交差する実習巡回指導

東京通信大学人間福祉学部　教授　赤畑淳

現場の実習指導者にとって、巡回指導で教員に望むことは何だろうか。教員の立場になった今、記憶を辿り、現場で実習生を受け入れていた時のことを振り返り考えてみる。

現場に実習生が来ることは、ある種の緊張感が伴う。それは、第三者の目が現場に入ることで生じる緊張感である。また、実習生とのやりとりを通し、自らの実践を振り返ること、そして言語化することが求められるため、かなりのエネルギーを要する。加えて、実習指導者自身も普段と異なる人間関係を構築する必要性に迫られる。それは支援関係でもなく、他職種との業務を通じた連携関係でもなく、職場という組織内での人間関係でもなく、実習生と実習指導者というスーパービジョン関係である。

実習がどうもうまく展開しない時、実はこのスーパービジョン関係が影響していることが多い。実習生も苦しいが、実習指導者も苦しい。この実習のやり方で大丈夫だろうか。等身大の実習生に寄り添えているだろうか。高い要求をつきつけているのではないか。現場ならではの体験を学びとして促進できているだろうか。実習指導に対する不安はつきない。ここに実習生自身の不安が重なってくると、この二者関係は袋小路に入ってしまうことも少なくない。

そんな時、実習巡回で教員という異なる立場の第三者が訪れることで、新たな関係性の構図が生まれるのである。おおむね、実習生は教員の訪問にほっとした学生としての表情を見せる。学生と教員のやりとりから学ぶことは多い。教員の一言に実習指導者が今後の軸を見出し、到達点を確認でき、実習生との二者関係が緩和されることもあった。

実習巡回では、実習生・教員・実習指導者による三者面談は必須である。この三者の関係性が安定するほど、実習生は安心して実習に取り組むことができ、実習指導者にもある種のゆとりが生まれ、その後の実習自体が機能していくのである。

今、教員の立場から、実習巡回指導の意義を考えてみる。前述した内容に加え、教員自身が実際に現場に足を運ぶことで、現場のリアリティ感を持つことができ、事後学習において学生と振り返りがスムーズになることを実感する。また、実習指導者との顔の見える関係が構築されることにより、学生の実習を通して見えてきた現場の実情について相談を受け、共に考えることもあり、継続的な関係が構築されることもある。

改めて、実習教育において、教育機関と現場実習施設との連携は重要である。このような関係性の交差する実習巡回の一場面をいかに活用するかが、機関・施設間の連携につながっていくと感じている。実習指導者から教員へ立場や視点は変わっても、実習とは実習生・実習指導者・教員が協働体制の中で共に創り上げていくものであるという認識は、今後も持ち続けていきたい。

第9章 事後学習

実習を終えると、その体験と学びを振り返る事後学習が続く。この段階によって、学んだ内容の明確化や意味づけがなされ、今後に活用できる糧となっていく。自分の実習を口頭で、または文章でどう伝え、他者と共有すればよいかもあわせて学ぶ。

1

事後学習の意義と進め方を学ぶ。実習での体験を振り返り、学んだことを明らかにし、意味づけるプロセスを理解する。

2

実習で学んだことを整理し、発表する方法を学ぶ。実習報告会での発表の準備とともに、実習総括レポート作成における留意点を学ぶ。

1. 事後学習の意義と方法

　事後学習とは、実習の後に行われる体験の**振り返り**や学びの明確化、そしてそれに続く学習の深化のプロセスである。この段階では、当初立てた目標がどの程度達成されたか、残された（あるいは、新たに見出された）課題は何かなどが評価され、それに基づいて、今後の目標が明らかになるであろう。また、知識・技術・価値観でさらに修得すべきものがあれば、学習を深めて補い、今後の実践に備える。

A. 実習体験と事後学習の意義

［1］実習での体験

　現場での実習を体験すると、どの学生も一回り成長したと教員の目には映る。実習後の学生の報告会などで聞く言葉からは、多くの気づきがあったこと、自分自身と向き合うことができたことがうかがえる。実習は、人間としての成長をもたらす体験だといえよう。

　現場では利用者のみならずその家族や、支援の立場にある職員、そのほかにも精神障害者を取り巻く多くの人びとが、個々の課題と向き合いながら懸命な日々を送っている。実習生として現場という舞台に入ると、単なる観客ではなく、場の一員として真剣にやりとりに加わることが求められる。今までの学習で理解していたことを超える事象や、時には理不尽と思うような現実が、次々と目の前に立ち現れるのが現場である。事前に学んだことは、精神障害者を捉えるには、ほんの部分的な知識に過ぎなかったと気づくかもしれない。また、苦悩を抱える人を目の前にして、その苦悩を理解することや支援することの難しさを痛感したという学生も多い。

　実習は人とのかかわり合いとしてはごく短時間である。しかしながら、生の現実があふれる現場での体験は、短時間であっても人の人生にかかわっていくという重みを感じる貴重な時間であり、それが実習生を一回りも二回りも成長させるのであろう。

　現場実習では、実にさまざまな体験をする。たとえば、精神科病院の閉鎖病棟といった閉じられた空間に身を置き、病棟の鍵を手渡された時の緊張は生涯忘れられないだろう。患者さん達の日常に理不尽な思いや違和感を持つこともあれば、逆に思いの外普通の感覚だったとの報告もある。病

院のデイケアでは、メンバー同士のトラブルに遭遇することがあるかもしれないし、メンバーに秘密を話したいと告げられたり、手紙を渡されたりすることもあろう。また、就労支援の事業所で利用者との自然なコミュニケーションを楽しむこともあるだろう。いずれにしてもこうした体験を、単に通り過ぎてしまうのではなく、一つひとつ大切に扱い、その時の自分の対処や指導者からのコメントを思い出し、繰り返し見つめ直してほしい。

［2］ 事後学習の意義

　経験から学ぶプロセスについては、**図9-1-1**のようなモデルが知られている[1]。この**経験学習**のサイクルを実習にあてはめるならば、実習での具体的な経験について、実習中および実習後に振り返って考えをめぐらすことが、内省的観察または省察である。それによって学んだことの概念化が進み、その後、新たな状況下で活用することができ、さらに経験が得られるという循環が起こる。このような省察は、実習の中でも行われている。ただし実習中は、日々新たな体験の連続で、感情や考えが未整理のまま残されることも少なくない。そこで、実習を終えてから時間をかけ、学び取ったものを咀嚼し、自分自身の栄養としていくことが求められる。

　事後学習では、実習中のさまざまな体験を振り返り、自分の行動や感情、考えを吟味し、他者の意見も得て多角的な視点から捉え直す。この作業の繰り返しを通じて、これまでの学習で得た知識と現場での体験が統合されていく。また、実習体験がひとつの経験知として結実し、今後専門職として実践する際の糧となるのである。

省察
reflection

図 9-1-1　コルブの経験学習のサイクル

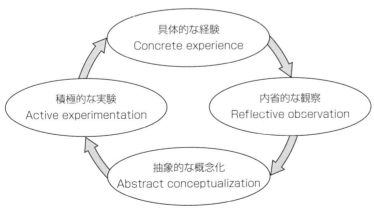

注）Kolb（1984）を基に作成.
出典）松尾睦『経験からの学習―プロフェッショナルへの成長プロセス』
同文舘出版，2006，p.63.

B. 事後学習の方法

　事後学習は、具体的には、体験の報告やレポート作成といった言語化を通して進められる。個人での振り返りや個別スーパービジョンに加え、グループでの話し合いも有意義である。

［1］ 個別の振り返り

（1）実習記録の見直し

　振り返りは、実習記録（日誌や資料など）を読み返すことからはじめたい。個人として残したメモ、感想、日記なども参考にして実習中に感じたことを思い出すとよい。

　面接（陪席を含む）の記録や、個別支援計画を作成した事例など、実習中取り組んだ学習の記録も見直しておく。こうした作業の中で、事後学習でとりあげたい事例や場面を選ぶこともできるだろう。

　日程に沿って思い返していくと、強く印象に残る場面や感情がよみがえってくるかもしれない。楽しさや達成感のようなプラスの感情ばかりでなく、悲しみや怒りなどマイナスの感情も体験されたにちがいない。実習生は、精神保健福祉の現場実習を通して多くの学びを得る一方、ストレス感情を体験し[2]、実習後には自尊感情の低下がみられることも報告されている[3]。

　実習生は、実習という大きな仕事を成し遂げたことをまず認め、自分をねぎらってもらいたい。反省点も多く思い起こされるかもしれないが、学ぶべき課題が多く見つかった実習は、それだけ大きな意義を持つともいえよう。

　実習の中で思い出すのがつらいような体験があれば、そのことを意識しつつ、より丁寧に時間をかけて整理する必要があるかもしれない。教員とのスーパービジョンの機会を活用したい。

スーパービジョン
supervision

（2）振り返りのための問い

　実習での体験や学んだことを振り返る際の手がかりとして、「実習を終えての12の質問」を挙げる（**表9-1-1**）。これらの問いに対して浮かぶことがらや、考え、感情を書きとめて、事後学習を始めよう。

　質問では、利用者とだけでなく、指導者をはじめとする職員とのかかわりもとりあげている（⑥）。特に指導者とのスーパービジョンについては、わからないことを質問できたか、困ったときに相談できたか、どのような言葉やコメントが印象に残っているかなどについて、振り返っておきたい。そうしたスーパービジョン関係は、実習に少なからず影響を与えているこ

表9-1-1　実習を終えての12の質問

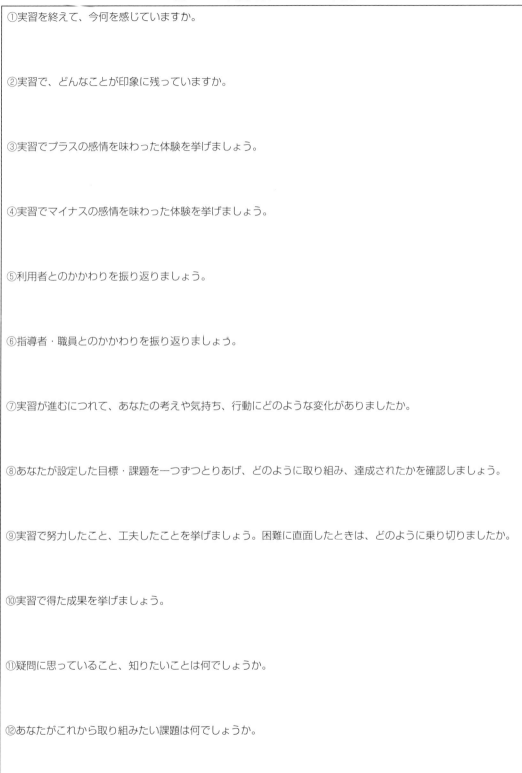

①実習を終えて、今何を感じていますか。

②実習で、どんなことが印象に残っていますか。

③実習でプラスの感情を味わった体験を挙げましょう。

④実習でマイナスの感情を味わった体験を挙げましょう。

⑤利用者とのかかわりを振り返りましょう。

⑥指導者・職員とのかかわりを振り返りましょう。

⑦実習が進むにつれて、あなたの考えや気持ち、行動にどのような変化がありましたか。

⑧あなたが設定した目標・課題を一つずつとりあげ、どのように取り組み、達成されたかを確認しましょう。

⑨実習で努力したこと、工夫したことを挙げましょう。困難に直面したときは、どのように乗り切りましたか。

⑩実習で得た成果を挙げましょう。

⑪疑問に思っていること、知りたいことは何でしょうか。

⑫あなたがこれから取り組みたい課題は何でしょうか。

とであろう。その影響についても考えておきたい。

事後学習では、事前に設定した実習の目標や課題について、自分がどのように取り組み、どの程度達成できたのかを確認することが不可欠である（⑧）。実習中に修正した目標や、発見した課題にも注目したい。

達成できたことだけでなく、疑問が残ったことを考えたり、今後の課題を明らかにしたりすることも、事後学習の重要な役割である（⑩⑪）。疑問については、自分で調べる、教員に尋ねる、授業で話し合うなどが、次のステップとして考えられる。また、次回の実習で取り組みたいテーマが見出されることも、実習の収穫といえる。

(3) 実習における自己評価

教育機関で設定している観点・項目に沿って、施設の評価とは別に、自分でも評価を行ってみよう。A・B・Cなどの評価点をつけるだけでなく、それぞれ理由・根拠を挙げてみる。実習終了直後にすでに記してあれば、事後学習が進んだ時点で、見直すと変化があるかもしれない。施設の実習指導者からの評価やコメントを受けたら、自己評価と照らし合わせて一致点や相違点を検討するとよいであろう。

なお、実習における一般的な評価の観点を、**表9-1-2**に示す。

表9-1-2 実習における評価の項目
（本書第10章の記述をもとに作成）

①実習機関・施設の機能や役割の理解（根拠法や制度を含む）
②クライエントおよびそのニーズなどに対する理解
③援助に必要な技術・技能（記録法を含む）の習得
④専門職としての価値・倫理の遵守（人権擁護・守秘義務の尊重）
⑤適切な実習態度（意欲・責任感・主体性・協調性など）
⑥自己理解の深化（自分自身の性格・行動傾向の自覚および洞察）

［2］ グループの活用

自分自身の振り返りや教員とのスーパービジョンに加えて、授業でも、グループやクラス単位で学習を進めていくことが多い。たとえば**グループ・スーパービジョン**では、学生同士で実習体験を共有し、話し合いを進める。実習について発表する機会としては、実習報告会というオフィシャルな場が設けられることが多い。しかしその前に、実習の体験を自由に語り合い、他の学生の話も聴くことは、さまざまな効用を持つ。

グループ・スーパービジョン
group supervision

まず、体験を話し、感情を表現すること自体に**カタルシス**の効果もあろうが、むろんそれだけではない。ひとりの体験や発言が、他の学生にとっても自分の実習を見直すきっかけになり、以下のような効果が生まれる。

カタルシス
catharsis
感情や葛藤を話したり、表現したりすることにより発散すること。浄化。

- 他の学生の実習を知り、知識や視野が拡がる（学習の進展）
- 互いの気持ちを共感的に理解し、支え合う（**ピアサポート**）
- 実習での体験や感情が自分だけのものではないとわかる（共通性・**普遍性**の理解）
- 同様の問題や状況に多様な捉え方があることを知る（**個別性**の理解、多様な視点の形成）
- 自分自身のものの見方、人とのかかわり方などの特徴を洞察する（**自己覚知**）

ピアサポート
peer support

こうした経験は、グループの機能や力を知る良い機会でもある。グループでの話し合いを通して、発見や支え合いが生まれ、問題を発見する力、考える力、支え合う力が伸びていくことを期待したい。メンバーそれぞれが力を高め、自信を取り戻していけるようなグループにしたいものである。

それには、個人的な体験を安心して語れるグループであることが不可欠である。客観的な資料に基づく発表と違い、自分の考えや気持ちを開示することには戸惑いを覚え慎重になることも多いであろう。特に初めは、皆の前で間違ったことを言ってしまうのではないか、自分の持つ感覚は誤っているのではないかといった不安を持つかもしれない。見学実習や現場体験学習などの段階から教員、学生間で話し合うことに慣れ、信頼関係を築いてきたことが、ここで生きてくる。

こうした場をつくるための配慮が、教員には求められる。開始にあたって、話し合いの意義や秘密保持などのルールを確認することも必要であろう。また、意見を出し合ってみんなで考えていくプロセスを大切にし、解決策や結論を急がず、「待つ力」(4) も必要であろう。特に、迷ったこと、困ったこと、つらかったことなどには、大切な学びの要素が含まれていたり、丁寧なスーパービジョンを必要としたりする場合が多い。時間をかけて話し合っていきたい。

授業などで体験を発表する際の工夫として、**キーワード**をもとにすることが挙げられる。自分で大事だと思うこと、印象に残ったこと、疑問に思ったことなどからいくつかのキーワードを挙げてみる。この作業は、体験したことを振り返り、客観化する時間となる。キーワードを付箋に書き出し、同じようなもの同士を集めていくと、ある程度の事柄にまとまる。これはデータをまとめる方法として川喜田二郎が考案した**KJ 法**(5) の援用である。興味があれば学習してみるとよいだろう。

キーワード
keyword

グループでの話し合いは、後述する実習報告会や実習報告書（実習総括レポート）作成の準備として役立てられる。また、個別支援事例の検討や、印象に残った場面（インシデント）の検討は有意義であり、**プロセスレコ**

インシデント
incident
できごと。

プロセスレコード
process record
言動のやりとりの記録。

195

ードなどの実習記録も活用したい（**第4章1節B.参照**）。その場合、①どのような事例（場面）か、②なぜその事例（場面）を選んだのか（提出理由）、③検討によって何が得られるとよいか（検討の目的）などを明らかにして発表を行い、話し合うことが重要である。みんなで考えることによって、かかわり方や支援方法などにさまざまな角度から光を当てることができるであろう。

[3] 発表と文章化

　実習で学んだことを発表し、報告する機会としては、**実習報告会**や**実習報告書（実習総括レポート）**の作成がある。これらは、教育機関ごと工夫され活用されているが、以下2つの形に大別することができよう。

　1つは、比較的早い時期に実習報告会での発表を行い、そこでの討議内容やコメントをふまえて最後に報告書を作成する方法である。もう1つは、事後学習の過程で報告書を作成し、それをもとに最後に実習報告会で発表するという形である。ここでは前者の手順を想定し、実習報告会、実習報告書の順に述べる。

2. 実習報告会と実習報告書

A. 実習報告会の意義と方法

[1] 実習報告会の設定と目的

　事後学習の一環として、教育機関では実習報告会が開かれることが多い。開催時期や構成メンバー、形式（発表形態、時間、個別発表かグループ発表かなど）は、その意図・目的によってさまざまである。実習からあまり間をおかず、通常授業内で学生と教員により行う場合もあれば、年度末などに施設の実習指導者を招いて大規模に開催することもある。

　通常の授業で行う際は、その場で実習指導者によるコメントや助言が得られないことが多いが、学生はよりリラックスして発表に臨むことができる。指導者との関係形成がうまくいかなかったような場合も、そのことを率直に語りやすくなる。

　一方、報告会に指導者の出席があれば、何よりも指導者に対して成果の報告と指導をどう受けとめたかのフィードバックができるという利点があ

る。指導者から補足説明や講評も得られる。昨今は、実習報告会に実習指導者がオンラインで出席する機会も増えていると思われる。学生にとって、ふだんの授業とは違う改まった場で緊張感を持って発表する経験は、貴重なものである。

報告会に向けて準備を進める過程で、実習で学んだことを整理し、概念化することに、まず意義がある。また、先に述べたグループの効用は、報告会の討議でも発揮される。これから実習に臨む学生も参加すると、事前学習としてきわめて有用であり、ぜひ推奨したい。

以上に加えて、報告会は、**プレゼンテーション**のしかたを学び、スキルを高める機会でもある。自分の体験を的確な言葉に表し、下級生も含めた多くの参加者にわかりやすく伝えることは、なかなかむずかしい。発表内容や資料づくり、話し方などを工夫し、制限時間を有効に使って発表すること自体が、ソーシャルワーカーに必要な伝える力を高める学習となる。

プレゼンテーション
presentation

［２］ 報告の内容と留意点

（1）報告内容

実習報告においては、おおむね**表9-2-1**のような内容が含まれる。ただし、その重点の置き方は、発表の形式や時間などにより異なる。

表 9-2-1　実習報告会および実習報告書の内容

①実習施設の概要 ②実習の目標と課題 ③実習内容 ④実習で学んだこと、感じたこと、および考察 ⑤今後の課題

④に十分な時間をあてられるよう、①〜③は簡潔にまとめておきたい。

（2）報告会の準備

実習では数々の貴重な体験があり、多くを伝えたいと思うかもしれない。しかし、報告会では、大切なポイントに絞って与えられた時間内に簡潔に述べる必要がある。以下のような手順で準備を進めよう。

①キーワードに基づいて考えを整理する

先に述べた「キーワード」を選び出し、これに言葉を加えて、単語から文にし、**トピック・センテンス**（主題文）を構成していくと、述べたいことの骨子が明確になる。

トピック・センテンス
topic sentence

②話の構成を考える

関連することをまとめて、話す順序を決めていく。その際、テーマやキ

ーワードを付箋などに書き出して並べ替える方法が役立つ。具体例や印象に残ったエピソードを挙げることも有効である。

③配付資料やスライドを準備する

　自分の述べたいことを効果的に伝えるためには、どのような情報を提示すればよいかを考えて配布資料やスライドを準備する。実習施設の概要や沿革、実習プログラムなどは、聞くだけよりも、文字で確認できる方が理解の助けになるであろう。一方、客観的な情報に比べ、自らが学んだことや感じたことの言明には、ためらいやむずかしさも伴うのか、キーワードのみを簡単に記載した資料も見受けられる。しかし、報告の要旨は資料を見ただけでも把握できるように作成することが望ましい。学んだことや感じたことを明確化して言葉で表現する「抽象的な概念化」自体が重要な学習段階なのである。ただし、報告内容の中に個別支援の事例などが含まれる際は、資料中の記載にも注意し、場合によっては発表後に資料の回収を考えておく必要もある。

④発表の練習をする

　声の大きさや話す速さなどに注意し、練習を行う。決められた時間内で内容を伝えるには、原稿をもとに発表し、時間を計っておくことが必要である。自分の話し方や言葉の使い方の癖には案外気づかないこともある。改まった場での緊張も手伝ってか、曖昧な表現（例：「～とか」「～だったり」「など」）を多用する傾向も見られるので、注意したい。リハーサルを行い、互いにフィードバックし合うとよいであろう。

（3）聴き手の留意点

　報告会は、発表者だけでなく、進行役・聴き手も含めた全員で作っていくものである。発表者も聴き手も参加してよかったと思えるような有意義な報告会にするには、聴き手の側も真剣に能動的に聴く姿勢をもち、質問や感想などを積極的に発言することが求められる。それにより、討議が活発化し、発表者と聴き手の双方で問題意識や考察が深まる。

B. 実習報告書（実習総括レポート）の作成

［1］実習報告書作成の目的と内容

　実習報告書の作成も、また事後学習で取り組むべき課題の1つである。その意義としては、以下が考えられる。

①実習生にとっての総括

　報告書の作成を通して実習生は、学んだ内容を整理し、明確に意味づけることができる。

②実習施設・実習指導者への報告・フィードバック

　報告書を実習施設に送付することにより、実習生が学んだことを施設・指導者に伝え、今後の実習指導に役立ててもらうことができる。

③他の学生の学習への活用

　実習内容や体験に基づく考察、学習の成果などがまとめられた報告集は、実習生相互の学習に役立つとともに、これから実習に臨む学生にとっても、貴重な参考資料となる。

　実習の全般的な報告であれば、内容は、報告会とほぼ同様である（前掲**表9-2-1**）。いつ、どこで、何を目標として、どのような実習を行ったか、そこから何を学び、考察したか、今後の課題は何かなどを整理して記載する。実習全般の紹介でなく、テーマを選んでレポートを作成する場合もある。

　実習報告会では、質問やコメント、助言も受けるであろう。それらを受けてさらに考察を深め、推敲を加えて報告書を完成させたい。

［２］　文章化の留意点

（1）　実習報告書の性質

　実習報告書の文章を書く上での留意点は、実習計画書や実習報告会の発表原稿を作成する場合と共通である（**第4章参照**）。

　ただし、報告書の場合、最終的に**実習報告集**としてまとめられ、実習施設はもちろん養成校の内外に配布されることもある。つまり、読み手が広範囲で、より公共性を持つ文書といえる。また、多くは文書のみでの一方向の伝達となる。こうした性質を考慮して、記載内容や表現において、一層正確さ、わかりやすさ、慎重さが求められる。ことに施設や利用者・職員にかかわる記述では、プライバシーの保護や、施設における秘密保持に注意しなければならない。当然のことながら、話し言葉でなく書き言葉で表すのであり、くだけた表現を混在させないように留意したい（**表9-2-2**）。

表9-2-2　話し言葉から書き言葉への修正（例）

原　文	→	修正後
「（文頭で）なので」	→	「そこで」「そのため」
「話しかけなくちゃと思った」	→	「話しかけなくてはと思った」
「ちゃんと学びたいなと思う」	→	「しっかり学びたいと思う」

（2）　記述における注意点

　報告会と同様、ここでも内容を整理して報告することと正確でわかりやすい表現を用いることが求められる。

まず、施設の概要は、後の報告を読むに当たって必要な情報を簡潔にまとめる。沿革や事業内容など、資料を確認して正確に記載する。実習目標は、計画書作成当初と変更されていれば、実際に即して挙げる。

　学んだことは、具体的に記述することを念頭においてほしい。「さまざまな場面で精神保健福祉士の業務を学んだ」「たくさんお話を伺って大変勉強になった」「自己覚知ができた」といった記述では、実習の成果が読み手に伝わらない。どのような場面で、どのようなことを考えたのか、何に気づいたのかを書くことが大切である。一度きりの独自の体験であるから、一般的な記述でまとめず、自分らしい表現で報告したいものである。

　そのほかの留意点としては、できごとや意見を述べる際、主語は誰かを意識して明示し、述語との対応を確認することが挙げられる。また、「～ということ」「～というもの」「～性」「～的」などを多用すると意味内容が曖昧になりがちであり、注意を要する。同じ言葉の繰り返し、言い回しの癖などには自分では気づかないこともあるので、他の人に読んでもらい、フィードバックを得て推敲することが役に立つ。

(3) 個別支援に関する記述

　個別支援については、実習施設や状況によって、実習で経験する場面もさまざまであろう。どの程度具体的な事例や利用者の個別の情報にふれるのか、判断に迷う場面も出てくると考えられる。実習指導教員にも相談し、公共性や秘密保持の原則を考慮して文章化するとよい。このような文章化にあたっての配慮も、ソーシャルワーカーとして仕事をしていくうえで必要な学びの1つである。

注)

(1) 松尾睦「経験からの学習—プロフェッショナルへの成長プロセス」同文舘出版，
2006．

(2) 大西良・辻丸秀策・大岡由佳・鋤田みすず・福山裕夫「精神保健福祉現場実習に
おける実習ストレスと対処行動について」久留米大学健康・スポーツ科学センタ
ー研究紀要，13，2005，pp.15-22．

(3) 大西良・辻丸秀策・占部尊士・藤島法仁・鋤田みすず・大岡由佳・末崎政晃・津
田史彦・福山裕夫「実習生の自尊感情とセルフ（自己）イメージとの関係につい
て—精神保健福祉現場実習前後からの検討」久留米大学文学部紀要社会福祉学科
編，7，2007，pp.101-109．

(4) 相川章子「第12章　事後学習」『相談援助実習・相談援助実習指導』社会福祉士
シリーズ22，弘文堂，2009，p.216．

(5) 川喜田二郎「発想法—創造性開発のために」中公新書，1967．

理解を深めるための参考文献

● 深谷美枝編『ソーシャルワーク実習—より深い学びをめざして』みらい，2009．
　社会福祉士養成カリキュラムに対応した実習について述べている。ソーシャルワーク
　実習での能動的な学び方が提示され、参考になる。事後学習についても実習生の記録
　例を挙げて解説されている。

● 尾崎新編『「現場」のちから—社会福祉実践における現場とは何か』誠信書房，2002．
　矛盾と葛藤に満ちた福祉の現場における実践を援助者が語り，現場の力を実感させる
　著作。社会福祉実習の事後教育を述べた章も含まれている。

● 武井麻子『グループという方法』医学書院，2002．
　福祉だけでなく、医療、看護、教育の分野でも用いられるグループワークの性質や働
　きが述べられている。精神障害のリハビリテーションにおけるグループの活用につい
　ても理解が深まる。

実習の一場面

桜美林大学健康福祉学群　教授　河合美子

実習では、あの時どうすればよかったのかと心に引っかかるような体験をすることがある。たとえば、利用者に問い詰められて何も言えなかったといったことである。そうした場面をサイコドラマの形で振り返る「再現法」[※1]という手法を、私は以前ワークショップで学び、授業で活用したことがある。

サイコドラマのためのウォーミングアップの後、参加者各自の困った場面（葛藤場面）を出し合って、事例（場面）提供者を決める。事例提供者は、グループ・メンバーの中から進行役と自分の役と登場人物の配役を決め、全員参加でドラマにする（人物だけでなく、物の役もあってよい）。最初、事例提供者は演技に加わらず、その役は代役が演じて場面を再現する。すると、その時その場で何が起きていたのかを本人も改めて客観的に見ることができる。その後、役を演じたメンバーそれぞれから事例提供者に感じたことを伝える。このときのポイントは、助言や指導ではなく、肯定的なコメントをすることである。

2度目のロールプレイでは事例提供者が自分の役で加わる。今度は本人が、その時の自分の気持ちを再確認することになる。次の段階としては、家族療法で用いられる家族造形法（家族彫刻）[※2]の技法を援用して、本人が登場人物を彫刻のように位置や距離、ポーズを決めて配置する。それによって本人から見たその場の人間関係の構図やお互いのかかわりがその場に立体的に浮かび上がる。ここまでを事例検討で活用することもできる。

最後は、事例提供者が、登場する役の中から元気の出る言葉をもらえそうな人（物でもよい）を選び、その役のセリフを決める。まず自分が言ってから役割を交代し、その役の人から言ってもらい、自分がその言葉を味わって受け取る。もともと自分の中から出てきた言葉（自分の力）によって、元気をとりもどす体験となる。

実習の事後学習の授業でこの方法を用いたのは、十数年前である。ある学生は、利用者とのやりとりで戸惑った場面をドラマにした。造形法では、実習指導者や他の利用者も含めた実習の場が現れ、主役の学生はグループの一人ひとりから共感のこもった温かい言葉をもらった。さらに、その学生は利用者と本当はどんなやりとりをしたかったのか、思い描いた場面も演じた。説明するのではなく、表現して、感情を味わう体験であった。グループの協力と支えを得て、その学生は自身の残念な気持ちに向き合い、ひと区切りつけることができたようであった。

この学生は、卒業後ずいぶんたって、印象に残る授業としてこの時の話をした。教員としても思い出深いひとコマである。

※1　光元和憲・中原美恵「再現法プログラム―関係回復ロールプレイ」ちば心理教育研究所主催『子どもの心を育むかかわり2002』資料による。
※2　家族造形法（家族彫刻）では、彫刻家役が家族メンバー役の位置や距離を決め、彫刻のようにポーズをとらせて家族の役割や関係を表現する。

第10章 実習の評価と課題

本章では、学生と実習指導者・教員のあいだで、実習における学びをどのように深めていくことができるのか考えていく。学生の視点から、ソーシャルワーク実習で学ぶべきことを捉えなおす過程は、教員や実習指導者にとっても後進育成に欠かせない要素を確かめる時間になるだろう。

1

実習評価の具体的な活用について学ぶ。ルーブリックを用いた評価基準表をはじめ、ソーシャルワーク実習の教育目標、精神保健福祉士業務指針（第3版）を参照して、実習にどう活かすかを提案する。

2

実習を終えた後の課題をどのように捉えるか、その視点について理解する。教育機関を卒業した後も、精神保健福祉士としての学習課題を意識しながら、ソーシャルワーカーの力量を高めていってもらいたい。

1. 実習評価

　ソーシャルワーク実習において、学生が実習評価を学習に活かすことのできる機会は多い。実習前には、実習で学ぶ内容を大まかに把握するために、実習が始まってからは、より実習を充実させるための具体的な指標として用いることができる。実習中に学生が自己評価を記入して、それをもとに実習指導者と振り返りを行い、課題について考察する場合もある。

　実習後には、実習評価表が実習先から教育機関に届き、それをもとに学生が実習担当教員と話し合う。事後学習で実習場面を捉えなおそうとするとき、学生は実習評価を道しるべに検討することができる。あなたは実習指導者による**スーパービジョン**を思い出したり、実習記録への指導者によるコメントの意図を理解できたりするだろう。

スーパービジョン
supervision
➡ p.169、pp.173-179
第8章1節D. および2
節参照。

　実習評価は、ソーシャルワーカーを目指す学生が活用すべき手段のひとつになる。学生は実習評価を区切りにして考察を止めることなく、実習後にも検討を続けると学習を発展させることができる。実習評価は学生のパフォーマンスの善し悪しを断定するようなものでは決してなく、ソーシャルワーク専門職という目標に向かう出発点にあるものと思ってほしい。

A. 実習評価の位置づけ

　実習評価にあたっては、厚生労働省の示すシラバス[1]を念頭に置いて、各教育機関で具体的な評価項目が作成される。それをもとに、教育機関から実習指導者に評価を依頼する。つまり、各教育機関の評価項目はその内容や基準が異なっており、実習指導者は各々の書式に沿って評価を記入することになる。

　実習では何をどのように評価されるのかを、学生は事前に理解しておく必要がある。たとえば、実習生である学生と利用者のかかわりでは、何が期待され、どんなことに留意すべきなのか。これを具体的に把握しておけば、実習中も行動しやすくなるだろう。また、実習計画書で挙げた目標と課題との関連を意識しておくといい。評価されること自体に漠然とした恐れがある場合には、自分の言動の何が評価されるのか、その根拠を理解しておけば萎縮しなくて済むかもしれない。

実習生である学生と利用
者のかかわり
➡ p.50　第3章1節A.
の図3-1-1参照。

　ここでは一例として、ルーブリック（評価基準表）の考え方を参考に、

実習評価の活用例を示したい。

[1] 評価観点の理解と活用

　実習評価表では、以下にある①～⑥のような項目ごとに「A：優れている」「B：良い」「C：再学習を要する」などの評価尺度が設けられ、いずれかの基準が選択されたうえで、総合的な講評が行われるのが一般的である。

①実習機関・施設の機能や役割の理解（根拠法や制度を含む）

②クライエントおよびそのニーズなどに対する理解

③援助に必要な技術・技能（記録法を含む）の習得

④専門職としての価値・倫理の遵守（人権擁護・守秘義務の尊重）

⑤適切な実習態度（意欲・責任感・主体性・協調性など）

⑥自己理解の深化（自分自身の性格・行動傾向の自覚及び洞察）

　ルーブリックでは、こうした評価項目を「課題」と呼び、学生に期待する行動が記述される。「①実習機関・施設の機能や役割の理解」であれば、「障害者総合支援法における規定と実習施設の機能と役割を理解し、利用者に説明できる」といった具体的な行動目標が記される。

　課題ごとに**表10-1-1**のような形式で作成して、ルーブリック評価は進められる。課題をいくつかの評価観点に分けて、漏れのないように配置する。それぞれの要素に重み（例、評価観点1知識／理解30％）を付ける場合もあり、相対的な重要度が示される[2]。

表 10-1-1　基本的なルーブリックの表

	評価尺度 A	評価尺度 B	評価尺度 C
評価観点 1	評価基準 1-A	評価基準 1-B	評価基準 1-C
評価観点 2	評価基準 2 A	評価基準 2-B	評価基準 2-C
評価観点 3	評価基準 3-A	評価基準 3-B	評価基準 3-C
評価観点 4	評価基準 4-A	評価基準 4-B	評価基準 4-C

　実習評価表では、こうした評価観点は共有されている前提で省略され、評価尺度Aでは課題の達成度が80％以上、Bでは60％以上のように、達成度の割合をもとに評価される場合が多い。

　ソーシャルワーク実習では「④専門職の価値・倫理を遵守する」という課題で、どのような言動がどの程度示されたことをもって「A：優れている」に該当するか、学生が理解するのは容易ではない。たとえば利用者とのかかわりについて指導者から指導を受けるとき、学生は「**精神保健福祉**

士の倫理綱領」を理解していて説明することができる。しかし、利用者の自己決定を尊重する行動が伴わないといったケースが考えられる。あるいは逆に実習生が利用者の意思を自然と尊重できていたとしても、倫理綱領の理解は不十分な場合もあるだろう。

表10-1-2　専門職としての価値・倫理の遵守（例）

基準		A：優れている	B：良い	C：再学習を要する	コメント
自己決定の尊重① 25%／倫理基準 1.（2）a.	クライエントの知る権利を尊重し、クライエントが必要とする支援、信頼のおける情報を適切な方法で説明し、クライエントが決定できるよう援助する。	学生は専門職として求められる「基準」の内容を十分理解して、実習中に言動で示している。	学生は「基準」の内容を理解していて、それを行動に結びつけようと努力している。あるいは、内容の理解は不十分だが、「基準」に則った言動をとっている。	学生は「基準」の内容を理解しておらず、言葉や行動で表現することもできていない。	
自己決定の尊重② 25%／倫理基準 1.（2）c.	クライエントが決定することが困難な場合、クライエントの利益を守るため最大限の努力をする。				
プライバシーと秘密保持 20%／倫理基準 1.（3）	クライエントのプライバシーの権利を擁護し、業務上（実習中）知り得た個人情報について秘密を保持する。なお、業務を辞めたあとでも（実習後も）、秘密を保持する義務は継続する。				
クライエントの批判に対する責務 20%／倫理基準 1.（4）	自己の業務（実習中の言動）におけるクライエントからの批判・評価を受けとめ、改善に努める。				
一般的責務 10%／倫理基準 1.（5）b.	公的基準（実習施設・教育機関）で定められた以外の金品の授受をしてはならない。				

出典）公益社団法人日本精神保健福祉士協会ウェブサイト「精神保健福祉士の倫理綱領」の「クライエントに対する責務」から評価観点を抜粋し、筆者作成.

　表10-1-2のように、専門職としての価値や責務を複数の評価観点に分けて表現することで、学生はどうすればいいかを把握できる。まずは実習指導者から指導を受け、学生が実習場面に即して課題を捉えられるようになることが望ましい。とはいえ、専門職として遵守すべき内容を学生だけで倫理綱領から選別したり複数の要素に切り分けたりするには、あまりにも手がかりが少ない。

　そのときは学生と実習指導者の間で、あるいは学生と教員の間で積極的に対話することが役に立つだろう。実習施設（または実習領域）における評価観点を文章にして共有するのは、学生、実習指導者、教員が協働で取り組むべき課題である。学生は専門職養成の一環として学んでいる立場を忘れず、指導者や担当教員に大いに頼ってサポートを受けてほしい。

［2］ 評価基準を用いた考察

　教育機関の外に出て、実習先で自身が評価されることに、不安、抵抗、恐れなどを感じる学生は少なくない。自分の能力を測られることに嫌な感情をもつのには、致し方ない理由がある。そのひとつに、ソーシャルワーク実習指導・実習においてアンバランスな関係に学生が置かれやすいことが挙げられる。学生にとって実習先の実習指導者または教員は揺るぎない基準をもっているように見えて、自分のほうが間違っていたり劣っていたりすると感じやすい。

　実習をスポーツに例えると、学生はアウェーの試合に臨む心境に近いだろう。それでも実習指導者と教員は、学生にはホームゲームのように伸び伸びと取り組んでほしいと思っているはずだ。それには学生が、実習という試合のルールを可能な範囲で把握していることが不可欠である。学生は実習先の基本的なルールを習得しないと、安心してプレーできないのは当然である。

　このルールが複数の評価項目にあたる。それぞれの行動目標（課題）の達成度を判断する基準になるのは、評価観点ごとに記された評価基準である。学生が教育機関で学んだ知識をもとに、実習施設で考え、実施するための「ものさし」になると言えよう。ルーブリックでは、少なくとも最高レベル（評価尺度A）の評価基準は記載しておく必要があるとされる。学生が自分と理想的なレベルとの違いを理解すれば、できなかったという事実のみではなく、できるようになる可能性を強調することになるという[2]。

　たとえば実習生のあなたが実習中に利用者とうまく話せないと思ったり、話題に困ることが多いと感じたりしたとき、何を振り返ればいいだろうか。「②クライエントとニーズの理解」という課題に取り組むなら、評価観点のひとつに「クライエントの生活歴や生活環境の理解」が含まれるだろう。いくつかの評価観点と求められる評価基準を参考に、あなたの悩みを考えたとき「利用者のことを何も知らないまま話せないのは無理もないし、私ができるのは相手に関心をもって質問することだ」と気づくかもしれない。

　第2章ではソーシャルワークのプロセスと重ねて、実習までの事前準備を解説した。事後学習で学生はソーシャルワーク専門職を目指す道のりを歩き始めていて、**第9章**の「実習を終えての12の質問」等を用いて学んだことを振り返っている。**第3章**の「実習における構成要素と着眼点」でいえば、実習生⑤の立場で学生個人の課題を考えることに始まり、利用者②の生活・特性・ニーズから考え直したり、精神保健福祉士③の業務・支援として検討したりすることになる。学生は評価観点と評価基準を意識し、専門職としての課題に焦点を当てて考察を深めてほしい。

ソーシャルワーク専門職を目指す道のり
➡ p.18　第2章1節A.の図2–1–1参照。

実習を終えての12の質問
➡ p.193　第9章1節B.[1]の表9–1–1参照。

実習における構成要素と着眼点
➡ p.50　第3章1節A.の図3–1–1参照。

B. 実習場面を理解する視点

[1] ソーシャルワーク実習教育内容・実習評価ガイドラインの教育目標

　ソーシャルワーク教育学校連盟のウェブサイトに「ソーシャルワーク実習指導・実習のための教育ガイドライン」が掲載されている。このガイドラインには、「ソーシャルワーク実習指導」および「ソーシャルワーク実習」の科目を担当する教員、実習指導者が行うべき教育内容が示されている。基本的には社会福祉士養成のカリキュラムに対応しているが、精神保健福祉士養成でも共通している部分が多く参考にしてほしいと記述されている[3]。

　ソーシャルワーク実習指導・実習で学ぶ内容（教育に含むべき事項）に対応する形で「教育目標」が設定されており、これが実習評価の項目でありルーブリックの課題にあたるものである。モデル評価表では、教育目標を達成した割合を評価尺度にする考え方が示されている。これまで述べたとおり、学生はその内容を概観しておくことで、実習で何を学ぶべきかを判断する手助けになるだろう。

　同ガイドラインのPDFファイルをダウンロードして、別表の「ソーシャルワーク実習教育内容・実習評価ガイドライン」を確認してほしい。**表10-1-3**に19の達成目標を掲載した。

　これを読むと、ミクロ・メゾ・マクロと多岐にわたる内容に学生は圧倒されるかもしれないが、ガイドラインの教育目標も学生が主体的に学ぶための「ものさし」として活用するものと考えてほしい。

精神科病院における実習
➡ p.79　第5章2節参照。

　たとえば医療観察法の病棟で学生が利用者とのかかわりに抵抗を感じ、処罰感情をもつ自分に気づいたとしよう。学生は、精神保健福祉士の基本的な姿勢や法制度の根拠を十分理解している。ただこれとは別に、加害行為を行った人という見方が頭から離れず、支援を考えるまでに至らない。チームの一員であるソーシャルワーク専門職が、実際にどう思っているか聞いてみたい。しかし、率直に質問したり実習記録に書いたりすると専門職の役割を理解していないと指導者に思われないか心配である。

　可能であれば指導者や教員と話し合えるといい状況だが、こういったときに実習計画書を読み返し、**表10-1-3**の達成目標を眺めても学生は到底取り組める気がしないだろう。ここで達成目標ごとに設けられた行動目標を見てみよう。「2. クライエント等との援助関係の形成」には「実習指導者や職員がクライエントとの問題解決に向けた信頼関係を構築する場面を観察し、重要な点を説明することができる」[3]と書かれている。

表10-1-3　ソーシャルワーク実習の教育目標の「達成目標」

1. クライエント等と人間関係を形成するための基本的なコミュニケーションをとることができる
2. クライエント等との援助関係を形成することができる
3. クライエント、グループ、地域住民等のアセスメントを実施し、ニーズを明確にすることができる
4. 地域アセスメントを実施し、地域の課題や問題解決に向けた目標を設定することができる
5. 各種計画の様式を使用して計画を作成・策定及び実施することができる
6. 各種計画の実施をモニタリング及び評価することができる
7. クライエントおよび多様な人々の権利擁護ならびにエンパワメントを含む実践を行い、評価することができる
8. 実習施設・機関等の各職種の機能と役割を説明することができる
9. 実習施設・機関等と関係する社会資源の機能と役割を説明することができる
10. 地域住民、関係者、関係機関等と連携・協働することができる
11. 各種会議を企画・運営することができる
12. 地域社会における実習施設・機関等の役割を説明することができる
13. 地域住民や団体、施設、機関等に働きかける
14. 地域における分野横断的・業種横断的な社会資源について説明し、問題解決への活用や新たな開発を検討することができる
15. 実習施設・機関等の経営理念や戦略を分析に基づいて説明することができる
16. 実習施設・機関等の法的根拠、財政、運営方法等を説明することができる
17. 実習施設・機関等における社会福祉士の倫理に基づいた実践及びジレンマの解決を適切に行うことができる
18. 実習施設・機関等の規則等について説明することができる
19. 以下の技術について目的、方法、留意点について説明することができる
 ・アウトリーチ
 ・ネットワーキング
 ・コーディネーション
 ・ネゴシエーション
 ・ファシリテーション
 ・プレゼンテーション
 ・ソーシャルアクション

　学生の抱いた感情はそのまま大事にしながら、指導者や職員が何をしているかを見て考えることはできるはずである。実習経験をもとに事後学習では「7. クライエントの権利擁護」について、理解し、尊重するとはどういうことか考え直すことができるかもしれない。

　なお「達成目標の習得の深度や段階は、実習施設の種別や法人の理念等に基づき、実習前に実習担当教員と実習指導者との間で調整して設定する」[4]とある。学生は実習指導者と話し合い、達成目標と行動目標を往復しながら実習課題を明確にしていけるとよい。

［2］精神保健福祉士業務指針（第3版）の活用

　第2章で触れた通り、実習場面を理解するのに『精神保健福祉士業務指針（第3版）』を参照して学習することができる。精神保健福祉士の価値と理念（倫理綱領）と視点を内包した具体的行為の過程、つまりソーシャルワーク実践を構成する要素として「業務指針」を捉えて[5]、配属された実習機関・施設での実習経験を振り返っていこう。

　医療機関での実習を終えた学生が、**表10-1-4**にある26の業務の中から、③退院／退所支援[5]について考察するとしよう。ミクロレベルに「本人・家族の退院／退所に関する不安や葛藤を受け止め理解する」とあり、あなたが実習中に話を聴かせてもらった利用者を思い浮かべるかもしれない。

第5章の復習
➡ p.92　第5章2節 D.コラム参照。

人権や社会的復権という視点から実習場面を振り返り、**第5章**を復習すると、こうした経験が専門職の価値・理念・視点に基づいた行為であると理解しやすくなるだろう。

表10-1-4　精神保健福祉士の主な業務

Ⅰ．ミクロレベルの業務	Ⅱ．メゾレベルの業務
①サービス利用に関する支援	⑰セルフヘルプグループ、当事者活動への側面的支援
②受診／受療に関する支援	⑱スーパービジョン
③退院／退所支援	⑲コンサルテーション
④経済的問題解決の支援	⑳多職種／多機関連携
⑤居住支援	㉑記録
⑥就労に関する支援	㉒組織運営／経営
⑦雇用に関する支援	㉓組織介入／組織改革
⑧就学に関する支援	
⑨対人関係／社会関係の問題調整	**Ⅲ．マクロレベルの業務**
⑩生活基盤の形成・維持に関する支援	㉔地域活動／地域づくり
⑪心理情緒的支援	㉕調査研究
⑫疾病／障害の理解に関する支援	㉖政策提言／政策展開
⑬権利行使の支援	
⑭家族支援	
⑮グループ（集団）による支援・グループワーク	
⑯活動・交流場面の提供	

出典）公益社団法人日本精神保健福祉士協会「精神保健福祉士業務指針」委員会編『精神保健福祉士業務指針（第3版）』日本精神保健福祉士協会，pp.47-48.

　また、マクロレベルのアプローチは、学生にとって理解しづらいと感じるかもしれない。だが「ソーシャルワーク専門職のグローバル定義」にあるとおり、ソーシャルワーカーにとって重要な視点である。⑦雇用に関する支援[5]では、「雇用を求める人のニーズに応える資源創出のはたらきかけ」「精神障害のある人の雇用問題に対応する制度／施策を評価」とある。就労支援を行う事業所で実習を行う学生は、雇用にかかわる制度・施策も

アプローチの対象として視野に入れておく必要がある。森が提案するように、個人の希望と企業や社会との関係に焦点を当てれば、制度・政策上の課題を把握するようなマクロレベルの実践の必要性を理解できるだろう。

なお業務指針には、医療分野、地域分野、行政分野等々の事例集があり、事後学習で取り組むテーマに関連する業務やアプローチを参照することができる。

「就労することによって、その方の暮らしは希望するものに近づいているか？」という視点
➡ p.132　第6章2節コラム参照。

注）

ネット検索によるデータ取得日は，2023年1月30日.

(1) 「ソーシャルワーク実習指導」および「ソーシャルワーク実習」における「教育に含むべき事項」厚生労働省ウェブサイト「精神保健福祉士養成課程のカリキュラム（令和2年3月6日）」pp.61-63.

(2) スティーブンス，D. & レビ，A. 著／佐藤浩章監訳／井上敏憲・俣野秀典訳『大学教員のためのルーブリック評価入門』玉川大学出版部，2014，pp.4-12，p.8.

(3) 日本ソーシャルワーク教育学校連盟ウェブサイト「ソーシャルワーク実習指導・実習のための教育ガイドライン（2021年8月改訂版）」p.1，p.42.

(4) 前掲(3)，p.42. なお別表「ソーシャルワーク実習指導ガイドライン」には「実習の展開過程における指導内容の例」として、実習前に「評価表と評価基準の確認」が、実習中と実習後に「達成目標と行動目標」が挙げられている。

(5) 公益社団法人日本精神保健福祉士協会「精神保健福祉士業務指針」委員会編『精神保健福祉士業務指針（第3版）』日本精神保健福祉士協会，pp.16-20，p.51，p.55.

▐ 理解を深めるための参考文献

- ●篠原拓也・松本喜一編『スモールステップで学ぶソーシャルワーク実習　テキスト＆ワークブック』星和書店，2022.
  実習生の基本的な態度を重視して、学生が読みやすいように工夫されている。差別意識や専門職の権力を意識する等、実践で留意すべきことも盛り込まれている。
- ●細谷功『具体と抽象──世界が変わって見える知性のしくみ』dZERO，2014.
  価値・理念が実習での行動にどう結びつくか（抽象から具体へ）、実習場面やかかわりを通して、どんな課題が浮かんでくるか（具体から抽象へ）など、概念の往復を体験して、考え方を練習したい人にお勧めする。

実習生にとってフェアな実習指導のあり方—職能団体の取組み

ソーシャルワーカー事務所 長楽庵 所長 淺沼尚子

実習指導はソーシャルワークの展開過程と似ている。同じ実習施設、指導者のもとにいても、実習生の体験は唯一無二である。指導者や教員は「実習先で体験したこと」を題材に、実習生が学ぶプロセスに寄り添う。

他と比べようもない体験から、専門職として何を学び得たか。実習の終わりには、実習評価が行われる。じつは指導者にとって実習の評価をどう扱うかは悩ましく、あまり現場で語られてこなかった。

（一社）神奈川県精神保健福祉士協会では2014（平成26）年より実習ネットワーク委員会の活動を始めた。各都道府県の精神保健福祉士協会にも実習教育にかかわる活動があるが、神奈川では「実習生・指導者・教員の互恵的な関係を築くこと」を目指し「実習生にとってフェアな実習指導のあり方」を考えることにした。当事者の権利擁護を土台に、実習生・指導者・教員の関係に注目する点に特徴がある。

まず委員会では、実習指導で思うことを話し合った。「実習生から質問が出ない」「指導内容を理解してもらえない」等の悩みが語られた。そのうちに「そもそも実習生は指導者が何を重視して評価しているのか知らないのではないか」という疑問が浮かんだ。

実習におけるルールを指導者と教員が共有していても、肝心の実習生が理解していなければフェアなかかわりとは言えない。そこで三者がお互いに確認できる指針が必要と考えて、評価基準をつくることにした。各養成校の評価表を参考に、ルーブリック（評価の項目ごとに、典型的な学習成果を記述した評価基準表）の作成を試みた。

作業は予想よりも難航した。「専門職としての倫理」「良い対人関係をつくる」など基本の項目で、指導者・教員ともに各々の視点が異なっていた。また同じ場面であっても評価者によって評価する尺度（例：優・良・可）に差が生じた。

指導者も教員も、精神保健福祉士としてどんな現場に就いても大事にしてほしいことを持っている。それを意識的にオリエンテーションや実習中のスーパービジョンで十分に伝えているだろうか。実習中や事後の振り返りで実習生と何を共有しているだろうか。評価基準の検討を通じて「明日から、もっとできることがある」と意欲がわいた。

実習生にとって、実習で得たものは、現場の一精神保健福祉士になっても支えになり続ける。指導者や教員のかかわりに「支えられている温もり」を感じることが、当事者に寄り添うときの姿勢に活かされるだろう。厳しい現実に葛藤しつつも職務を全うする姿に、諦めない人の強さを受け継いでほしい。

三者が実習評価の意味をゆっくり噛み締められるような、味わい深い実習になることを祈っている。

2. 学習の発展

A. 今後の学習課題の明確化

ソーシャルワーク実習で学ぶべき技術や知識は多岐にわたっている。210時間という限られた中ですべてを完全に習得することは、非常に困難と言わざるを得ない。

では、実習に行った学生はみんな実習に失敗したということであろうか。もちろん、そうではない。

なぜなら、学生自身の今後の学習課題が明確になることも実習の成果を評価するポイントになるからだ。つまり、できたことだけを並べ上げて評価するだけではなく、また、できなかったことを減点するだけでもない。何ができて何ができなかったのかが、明確になることが重要である。つまり、できなかったことを見て反省するだけではなく、今後の学習課題が発見できたことを喜ぶべきだということだ。

ただし、実習中に、できるように努力しなくてもよいということではない。できるように一生懸命取り組んだのにできなかったからこそ、その課題が価値のあるものとなるのだ。

そして、精神保健福祉士となった後、自己研鑽は現場で活動する限り終わることなく続く。精神保健福祉士法にも「資質向上の責務」が明記されている。学生時代に自己の学習課題が明確化されていればされているほど、仕事についてからの自己研鑽は効果的となるであろう。

次に、どのように実習体験から自己の学習課題を明確化すればよいのかを提示したい。

明確化には、実習中に取り組む実習記録、実習指導者や実習担当教員によるスーパービジョン、実習報告会などのプレゼンテーションの機会が挙げられる。それらを通して、自己を多角的に振り返ることとなる。そして、目に見える形で残すことが重要である。そのためには、研鑽計画の立案が求められる。多くは、実習報告書に明示される。

さて、自己の学習課題の明確化について、具体的に一例を挙げてみたい。次に示すのは、実習終了後の学生と筆者の実習終了後の振り返り場面での会話である。学生は、言い出しづらそうにしながらも話してくれた。

213

Ａさん　実習では表面的なことしか当事者の方から聞くことができなかったように思うんです。

筆者　だいぶ悩んだんですね。

Ａさん　そうですね。これでいいのかなぁって何度も。……結構こういうこと、小さいときからいままでもあったんです。深くかかわることに臆病になるっていうか。

筆者　なるほど。そうでしたか。けど、その課題を発見したというのは実習で得た成果ですね。

Ａさん　そうですね。そう思います。

　このように、Ａさんは取り組みながらも、実習中にはできなかったことを終了後に振り返り、今後の学習課題としてしっかりと認識することができた。この発見は評価に値する。

B. 専門職としてのあり方の理解

　実習の評価について最後に強調して述べておきたいことがある。それは、専門職としてのあり方の理解についてである。

　このことについて、やはり実習終了後の学生と筆者の振り返りの会話内容を挙げて説明したい。

Ｂさん　実習指導者からは指導というか話をしてもらいました。

筆者　どんな話ですか。

Ｂさん　利用者の方で、結構、話が止まらない人がいたんです。それで、その人に対して他のメンバーさんが「なんかもう、聞いていると疲れるからやめなよ」とか言ってしまうんですよね。そういうときになんか、あーどうしたらいいのかなあ、って思ってしまって。そういう話を実習指導者にしたら、「難しいよねえ」って一緒に（笑）。私も「ですよねー」って感じで、そういう話をしていました。

筆者　こうしたほうがいいっていうようなことは言わずに。

Ｂさん　そうですね。何か「こうしたらいいよ」とかよりも、まあ、なんて言ったらいいんだろう。まあ「それは、そういうときもあるよねえ」みたいな（笑）。

筆者　受け止めてもらえたような感じですかね。

Ｂさん　あっそうです。そうです。

筆者　その実習指導者に出会って、何か考えが変わったりとかしましたか。

Ｂさん　はい！　しました！！　精神保健福祉士って、何かもっと、いろいろ相談を聞いてアドバイスをしたり、っていうのが仕事なのかなって思っていたんですけど、本当になんか、頼れる存在っていうか、そこにいるだけでもやっぱり利用者の方が落ち着いて作業ができたり、そういうワーカーさんもいいなあ、と思いましたね。

筆者　そういうワーカーさんになりたいと思いますか。

Ｂさん　思いました。うん。うん。

　Ｂさんが体験したことは、実習指導者の精神保健福祉士としてのあり方に触れたということではないかと思う。当事者の方たちに指導するのではなく、寄り添うという支援のあり方に、学生の立場で身をもって触れて共感したのではないだろうか。

　精神保健福祉士らしさは、決して言葉で説明されて容易に理解できるものではない。学生が身をもって感じることで初めて理解できるのだろう。

　この「身をもって」という点については、もう１つ学生との振り返りを紹介したい。

筆者　その印象に残っていることとはどのようなことですか。

Ｃさん　実は、あるメンバーさんに、40歳くらいの男性の方だったんですけど。まあ別に相談というあれでもなく、ちょっとした話のなかで、「一度は結婚したいよね」っていう話をその方がしてきたんですよ。「でも障害をもっているし生保（生活保護受給者）だし。ちょっと厳しいかな」なんていう話をしていて。私から「でも障害を持っている方でも結婚されている人いますよね」っていう感じで話をしたんです。けどまあ、それをきっかけに、相手が障害者だとわかっていて、自分がプライベートでその人を恋愛対象に見られるかって思ったときに、いやーちょっとそれは厳しいかなって思ったんです。それで、これは偏見なのかどうかっていうのがすごくひっかかって。実習指導者にその話をしたときに、自分でもわかんなかったんですけど、すごい泣いちゃって。

　実習指導者の方も結構時間を割いてくれて、まあ、落ち着くまで待っていてくれて。とても安心したんです。

　なんか、実習はけっこう淡々とこなしてはいたんですけど。まあ、いろんな感情とかが出てきたんでしょうね。それで、ただそれを実習指導者の方がじっと聞いて、受け止めてくれていたんです。その経験で、なんか当事者の方たちもこんな感じで面接を受けるのかなぁって。当事者側で面接を経験した感じがしました。

それで、その実習指導者に出会って、目指すべき理想像がはっきりしたって感じなんです。

　支援の特質を知って自らも志すということは、決して指導によってなされるものではない。学生自身が体感し、実感することが重要だと考える。

　特に、上記のBさん・Cさんを見ると、クライエントの立場を疑似的に体験したことが、そのきっかけとなった。クライエントに対する精神保健福祉士の対応を、後ろや横、斜めから眺めるのではなく、正面に立ってしっかりと体感したということだ。

　知識や技術を習得することはもちろん大切である。しかし、精神保健福祉士のアイデンティティに直に触れることで受けるその感動は、学生にとってかけがえがない。その指導者のようになりたいと目を輝かせた2人の晴れやかな顔が何よりの証拠である。精神保健福祉士を自ら志す思いを、迫力をもって植えつけていただいた。学生にとっては、何物にも代えがたい実習成果である。この学習成果が、学生の卒業後の学習の発展のための貴重な下支えとなるだろう。教員は、そこを漏らさず評価したい。

▌理解を深めるための参考文献

- ●後藤広史ほか『ソーシャルワーカーのソダチ─ソーシャルワーク教育・実践の未来のために』生活書院，2017.
  専門職としてのあり方を考え続けるうえで、助けになる6つの論考が収められている。専門家の養成教育において「あるべき姿」を教えることの弊害や、「教えない教育」が主体的・対話的な学習につながることを論じ、示唆に富んでいる。
- ●日本精神保健福祉士協会ウェブサイト「精神保健福祉士のキャリアラダーとワークシート（さくらセット）」.
  日本精神保健福祉士協会は精神保健福祉士の資質を向上させる仕組みづくりを行っている。キャリアアップの「はしご（ラダー）」を登ると、求められる力量の行動目標がどう変化するか示されており、ワークシートも用意されている。
- ●小田兼三・杉本敏夫・久田則夫編『エンパワメント実践の理論と技法』中央法規出版，1999.
  エンパワメントについて詳細に解説されているため、その理論について理解するのに役立つ。

第11章 専門職としての精神保健福祉士への道

体験学習としてのソーシャルワーク実習をさまざまな角度から検討し、ソーシャルワーク実習の意味を問い直す。ソーシャルワーク実習における体験が、将来の専門職アイデンティティを構築する上でどのように貢献しうるのか展望する。さらには、精神保健福祉士の倫理的課題を明確にし、その理解を深める。

1

体験学習としてのソーシャルワーク実習の意味を明確にする。

2

ソーシャルワーク実習におけるネガティブな体験との向き合い方を学ぶ。

3

専門職アイデンティティと職場アイデンティティの違いを明確にし、援助者と組織との関係のあり方を適切に位置づける。

4

精神保健福祉士の資格をスタートラインとして捉える。

1. ソーシャルワーク実習という体験

　精神保健福祉士になるまでの道のりは決して短く楽なものではない。ましてや、安閑としているだけで目標地点に到達できるものでは決してない。むしろ険しく厳しい道のりである。教育機関における種々の理論と技術の修得、現場における**体験学習**としての配属実習、国家試験など、資格取得に至るまで多くのエネルギーを必要とする。さらに、精神保健福祉士という資格を得て、実際に援助活動に従事し、現実に援助者として認められるまでには、より一層の努力、経験などを要する。

　まず、精神保健福祉士の資格を得るまでのハードルのうち、**ソーシャルワーク実習**（以下、実習という）の意味に触れておこう。教育機関においては、精神保健福祉士養成カリキュラムにおける知識や技術を、科目ごとの単位取得という形で修得していく。それから、国家試験の合格。これらは精神保健福祉士の資格取得のために避けては通れない関門である。

　もちろん、この実習も単位の取得という意味では、カリキュラムのうちの一科目である。しかし、実習が、他の諸科目における学習や国家試験合格のための諸努力と決定的に違う点は、一人の力・努力だけではどうにもならないということである。しかも、体験学習という形態で、学生自らが実習の現場に身を寄せ、そこにかかわる**精神障害当事者**を含むさまざまな人との関係を共に生きることでしか修得できない事象が、実習の中には集約されている。そして特に、通常であれば避けるべき事態と考えられていること、不安、緊張、自信のなさ、ためらい、ゆらぎ、苦労なども、体験学習としての実習では、むしろ逃げずに見据えること、そこに身をおくこと、そして見きわめることによって、その意味を見出すことが求められる。

　これら言わばネガティブな事象も、人間の事象として避けて通ることのできないことと位置づけ、真正面から体験することで、自分なりの答え・応えを見出していく、しかも自分なりの表現でその体験の経過を語れるようにする。この一連の実習生自身の行為が、将来の援助者にとって、さらにその人間的成長にとって欠かせないと考えられるからである。

　実習を上述のこととして位置づけ実現させるためには、実習生を支えるスタッフの存在を忘れることはできない。教育機関の担当教員は、実習生が不安、緊張、戸惑い、ためらい、ゆらぎ、苦労などのネガティブな事象を、予防的に体験しないよう算段をするのではなく、これらの事象にいか

にしたら真正面から取り組めるかを学生とともに考えていく必要がある。それは、担当教員自身にとってもしんどい体験であるし、教員自身がゆらぎ、ためらい、苦労する事象でもある。

また、現場実習の傍らで、あるいは実習生の背後で見守る現場の実習指導者の存在も忘れることはできない。彼らは、実習生が直に体験する上記のネガティブな諸事象に対し、その気になれば"傍観者"として眺めることも可能である。しかし、時にはハラハラしながら、また時には目を背けようとする実習生と格闘・対決しながらも、これらの事象そのものやそれを体験することの意味を実習生と共に分かち合おうと努める。なぜならば、指導者自身が精神障害当事者とのかかわり合いを通して味わってきたゆらぎ、ためらい、苦労の中から、楽をするだけでは得られない、援助者にとっての大切なことを学んできたからである。そして、実習生と体験を分かち合うことが、自分自身にとっても、改めて援助の意味や生きることの意味を問い直すきっかけになることを熟知しているからでもある。

実習とは、このように、実習生と精神障害当事者、さらに担当教員、現場実習指導者などが中心になって繰り広げる、**相互主体的・間身体的な学び合い**である。また、援助体験を超えて、人間にとって本質的なことを直接体験できる稀有な機会である。

相互主体的・間身体的な学び合い
間身体性とは、たとえば何かに共感し、そこに共有し合えるのは、共通の基盤が生じているからである。その基盤を構成するものが間身体性である。

2. 専門職アイデンティティ

こうして、必ずしも順調にではなく、しかも楽をしてではなく、現場における実習を経た者は、精神保健福祉士の資格取得後も、自らの援助者としての生き方に一本の筋が通ってくる場合が多い。前章で触れている、専門職としてのアイデンティティに関連して、実習生が将来所属するかもしれない組織と自分との関係についても整理しておこう。

苦労して実習の体験を経た後、精神保健福祉士の資格を取得した者の多くは、その資格を活かして活躍したいと願い、さまざまな現場に所属する。念願の専門職として活躍できる舞台である医療機関や行政機関などで、その人は精神保健福祉士という資格を保持した専門職とどのように向き合い、自分にとってどのように位置づけていこうとするのだろうか。

図11-2-1を見てほしい。専門職としての精神保健福祉士資格を保持したソーシャルワーカーと自分自身との関係を、類型化して表したものが、

専門職としての精神保健福祉士資格を保持したソーシャルワーカー
本章では「専門職としての精神保健福祉士」と略して記す。

①②③である。

　①は、専門職としての精神保健福祉士は、これまでの、あるいはこれからの自分自身の生を考えるときは、全てではなく、あくまでもかけがえのない一部分として位置づけられるものである。

　②は、自分自身と精神保健福祉士という専門職は、ほとんど一心同体、相即不離（そうそくふり）の関係にあるものである。

　③は、精神保健福祉士という専門職は自分にとってあこがれであったし、その大きな存在に少しでも貢献するべく一翼を担っていきたい、と位置づけているものである。

　この図は類型化を示したものであるから、いつどのようなときでもこの図にぴったりとあてはまる状態を誰もが保つというわけではない。自分にとって専門職とはどのように位置づけられるのかということの目安にすぎない。

図11-2-1　専門職アイデンティティ

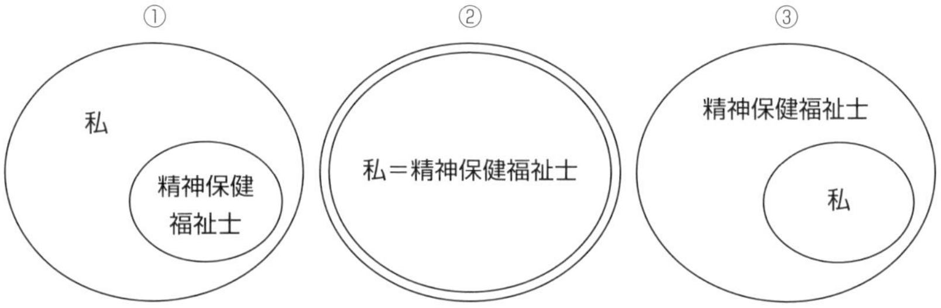

　そう考えると、精神保健福祉士という専門職として、ある組織に所属する場合、最初に求められるあり方は②や③ということが多くなる。組織では、そこに所属する個人は、一定の地位と役割が与えられ、その地位や役割に期待される機能を果たすことが求められるからである。

　個人の側では、職場の中で専門職として期待される役割に応えようと、意図的か否かは別に、②や③の位置づけを取る。そうして同僚や上司との関係に参入し、摩擦のないよう溶け込み適応しようとする。一般に、職場・組織の中に上手に適応し機能していく中で手ごたえを感じていくといった、**職場アイデンティティ**の獲得が可能になるあり方であるといえよう。

　これに対して、①のあり方は、精神保健福祉士イコール私自身という捉え方ではないだけに、周囲の組織を構成するメンバーから期待される役割に応えられない場合も生じる。精神障害当事者にとって必要なことと、組織が求めるものとが食い違う場合もあるからである。この場合、組織の要請とは意図的にでもある一定の距離を置き、当事者にとって必要なものは

何かと問い直し、場合によっては組織とぶつかり合わなければならないことも生じる。そうしなければ、当事者のニーズに応じて援助者自身の持ち味を発揮させた実践とは遠くなってしまう場合もあるからである。

また、当事者そのものが求める援助者像も、組織に適応しきった職場アイデンティティを保持した援助者よりも、援助者の持ち味を発揮したその人らしい援助のあり方であり、そこに信頼を寄せているからこそ、援助関係を効果的に活用することも可能になる。

もちろん逆の場合もある。当事者にとって真に必要なことと、組織からの要請や組織が認めていることとが一致しているにもかかわらず、当事者はそれを欲しない場合もある。その場合は、当事者とは違った視点から、反論しなければならないこともあるし、当事者に嫌われるくらい、援助者にとってつらく嫌なことも伝えなければいけない場合もある。この場合でも、自分自身のかけがえのない一部として精神保健福祉士を位置づけられているからこそ、敢えて抵抗の強いこともその当事者に伝えられるのである。

自分自身の持ち味を発揮することはこのように、必ずしも順調に推移することや、摩擦のないことばかりで満たされているとは限らない。真に適切な専門職アイデンティティとは、先に指摘した組織に適応した職場アイデンティティとは異なり、専門職としての部分を、自分自身のかけがえのない一部分として適切に位置づけられることである。

こうして、既述した実習における、ゆらぎ、ためらい、苦労、せめぎ合いなどの、一般には否定的な、できたら避けて通りたい事象でも、敢えてそれらに向かい合い、逃げない姿勢を打ち出すことの意味が一層鮮明になってくる。実習生が時に体験するこれらの出来事は、必ず、それらを体験した身体に刻み付けられ、その人の援助者としての財産になる。この財産を、所属する組織でいかに発揮し、精神障害当事者のニーズに応じた援助活動が実現でき展開できるかということは、精神保健福祉士資格を保持した専門職として活躍する者にとっての大きな課題である。また、これで終わりということもないだろう。この意味で、精神保健福祉士の資格とは、ゴールにしてこれでおしまいというようなものではなく、スタートラインとして位置づけられるものであるといえよう。

実習先の施設・機関つまりは援助活動を旨とする組織に、当の実習生は、100パーセント所属するわけでもなく、かといってこの組織の論理を全く無視するわけにもいかず、配属された組織の一定のルールを守りながら、一時的にでもこの組織の一員としての行動が求められる。配属された施設・機関という組織における、実習生の曖昧な位置、いわば"**境界人**"としての位置取りは、それ自体が、ゆらぎ、ためらい、苦労などのネガティ

境界人
marginal man
所属がはっきりせず、不安定な状況に置かれている人のことを指す。

ブな体験の1つの源泉になっている。また、それは、組織に100パーセント適応してしまう職場アイデンティティの危うさを、いわば予備的に実習生として体験できる機会にもなる。これらの体験を直に真正面から体験することで、適切な専門職アイデンティティの意味に触れることが可能となる。さらに、持ち味を生かした味わいのある専門職としての精神保健福祉士への道が開かれていくきっかけになり得るのではないだろうか。

3. これからの専門職としての精神保健福祉士に期待されるもの

　先に、精神保健福祉士の資格そのものは、資格を取得したらそれでおしまいというゴールではなく、精神保健福祉士という資格を得た専門職としてのソーシャルワーカーは絶えずその技量、知識、基本姿勢、倫理といったものを磨き続ける存在、つまり精神保健福祉士の資格は専門職としてのスタートラインに位置づけられる類いのものであることを指摘した。

　2004（平成16）年に採択された「**精神保健福祉士の倫理綱領**」（本書の資料編を参照）においては、「精神保健福祉士は専門職としての価値・理論に基づく実践の向上に努め、継続的に研修や教育に参加しなければならない」[1] とある。これは、精神保健福祉士が継続して自らの知識、技術、基本姿勢などを磨き続けることは、専門職としての倫理的責務であると指摘したものである。

　さらに注目しておきたいのは、「精神保健福祉士は、専門職として利用できる最新の情報と知識に基づき学生等の教育や実習指導を積極的に行う」[2] と続いている点である。ここには、最新の情報と知識とともに、自らの精神保健福祉士としての援助実践・体験、自らが経てきた実習生としての体験も踏まえながら、実習生の指導・教育に、"積極的に"かかわることが明記されている。

　以上2点は、専門職として、精神保健福祉士資格を有したソーシャルワーカーの活動を続けていきたい者にとって、期待以上の義務に近い社会的要請事項でもある。

　専門職としての精神保健福祉士への道とは、自分自身の資格取得をスタートラインとして位置づけ、自らを磨き続ける道であるとともに、専門職としての精神保健福祉士当人だけではなく、後進の者へと自ら築き上げてきた礎石を確実に継承しながら、必要あればそれをもさらに乗り越えても

らうことで展開させていくものであるといえよう。あなたはその第一歩を
歩み出したのである。

注)
ネット検索によるデータ取得日は，2022 年 5 月 6 日.
(1) 公益社団法人 日本精神保健福祉士協会ウェブサイト「精神保健福祉士の倫理要
綱」の 2004（平成 16）年 11 月 28 日採択のうちの「2 専門職としての責務（1）
専門性の向上 a」.
(2) 前掲注 (1), 「2 専門職としての責務（1）専門性の向上 b スーパービジョンと教
育指導に関する責務 2)」.

■ 理解を深めるための参考文献

● 尾崎新編 『「ゆらぐ」ことのできる力―ゆらぎと社会福祉実践』 誠信書房，1999.
さまざまな現場における「ゆらぐ」ことの意味を明確にした、リアリティ溢れる著書
である。「ゆらぎ」に向き合うことで得られる、援助者としての“財産”に改めて目
を向けてみることができる。
● 中村かれん著 / 石原孝二・河野哲也監訳 『クレイジー・イン・ジャパン―べてるの家
のエスノグラフィ』 医学書院，2014.
現在ではすっかり有名になった「浦河べてるの家」の実践的試みの中から生まれてき
た一種の思想を、文化人類学者の著者が、フィールドワークの中からその挫折体験を
も含め、果敢に言語化しようと試みている。ソーシャルワーカー必見の好著である。
● 西村ユミ 『看護実践の語り―言葉にならない営みを言葉にする』 新曜社，2016.
看護の世界で生起する見落とされがちな事象にも、援助の糸口として大切なことがあ
ることを指摘してくれる。現象学的看護論としての正確な記述と言語表現は、ソーシ
ャルワーカー自身の体験をいかにしたら“自分なりの言葉”として他者に伝えていけ
るか、ということにも大きな貢献となる。

1．グローバルソーシャルワーク倫理声明文
（Global Social Work Statement of Ethical Principles）

2018 年 7 月 2 日

倫理原則に関するグローバルソーシャルワークの声明文

本倫理声明文（以下、声明文という）は、可能な限り最高基準の専門性で働くことを目標として努力するソーシャルワーカーへの包括的な枠組みとなります。

ソーシャルワーク実践者、教育者、学生、そして研究者として本声明文を承諾することは、本原則書で述べられているソーシャルワーク専門職の核心的価値や原則を守るという私たちの義務を意味します。

多くの価値と倫理原則が、私たちにソーシャルワーカーとしての機能する上での示唆を与えます。この事実は、2014 年に国際ソーシャルワーカー連盟により採択されたソーシャルワークのグローバル定義に示された多層的な性質を持ち、地域および国での展開を促すものとなりました。

ソーシャルワークの定義を含むすべての国際ソーシャルワーカー連盟の方針は、これらの倫理原則に由来しています。

> ソーシャルワークは、社会変革と社会開発、社会的結束、および人々のエンパワメントと解放を促進する、実践に基づいた専門職であり学問である。社会正義、人権、集団的責任、および多様性尊重の諸原理は、ソーシャルワークの中核をなす。ソーシャルワークの理論、社会科学、人文学、および地域・民族固有の知を基盤として、ソーシャルワークは、生活課題に取り組みウェルビーイングを高めるよう、人々やさまざまな構造に働きかける。
> （http://ifsw.org/get-involved/global-definition-of-social-work/）

原則：

1．人間固有の尊厳の認識

ソーシャルワーカーは態度、言葉、行動において、すべての人間の固有の尊厳と価値を認識し、尊重します。私たちはすべての人々を尊重しますが、彼ら自身または他の人々をおとしめたり汚名を着せたりする人たちの信条や行動に対して挑みます。

2．人権を促進する

ソーシャルワーカーは、すべての人間の基本的で不可譲の権利を受容し、推進します。ソーシャルワークはすべての人々の本質的な価値と尊厳、そしてこれに伴う個人や社会・公民権の尊重を基本とします。ソーシャルワーカーはしばしば、競合する人権の適切な合意点を見つけるために人々と働きます。

3．社会的正義を促進する

ソーシャルワーカーは社会全般、そして一緒に働いている人々に関連して、社会的正義を達成するために人々に関与する責任があります。これは、以下を意味します。

3.1．差別や制度的な迫害への挑戦

ソーシャルワーカーは社会全般、そして一緒に働く人々に関連して社会的正義を促進します。

ソーシャルワーカーは差別に対して挑戦します。これには年齢、能力、民法上の身分、階級、文化、民族、性別、性同一性、言語、国籍（またはそれがないこと）、意見、その他の身体的特徴、身体または精神的能力、政治的信念、貧困、人種、関係上の立場性、宗教、性、性的指向性、社会経済的地位、精神的信念、あるいは家族構成などが含まれますが、これらに限定されるものではありません。

3.2. 多様性の尊重

ソーシャルワーカーは、個人、家族、グループ、地域社会の違いを考慮に入れ、社会の民族的、文化的な多様性を尊重して、どのような人でも受け入れるような地域社会を強化しようとします。

3.3. 資源への公平なアクセス

ソーシャルワーカーは、資源と富へのアクセスと公平な分配を提唱し、それを目指します。

3.4. 不当な方針や実践への挑戦

ソーシャルワーカーは、方針や資源が不十分またはその方針や実践が圧政的、不公平あるいは有害な状況である場合には、自分の雇用者、政策立案者、政治家、そして公衆への啓発に努めます。それによって、ソーシャルワーカーが罰せられることがあってはなりません。

ソーシャルワーカーは、自身の安全や安心を脅かすかもしれない状況を認識しなければなりません。そして、このような状況においては賢明な選択をしなければなりません。ソーシャルワーカーは、自身が危険にさらされるような時には、行動することを強制されません。

3.5. 連帯の構築

ソーシャルワーカーは、コミュニティで同志とともに、職業範囲の内外において積極的に働きかけ、包摂的で責任性のある社会を構築し、変革に向うために、結束のネットワークを築く。

4. 自己決定の権利を促進する

ソーシャルワーカーは、人々が自身で選択し決定をするという権利を尊重し促進します。ただし、これが他者の権利や正当な利益を脅かしてはなりません。

5. 参加する権利を促進する

ソーシャルワーカーは、決定や行動が人々の生活に影響を及ぼすようなすべての局面において、その人々の自尊心と能力を築くこと、そして全面的な関与と参加を促進するように努めます。

6. 秘密保持とプライバシーの尊重

6.1. ソーシャルワーカーは、自身、他者やその他の法的制限に悪影響を与えるリスクがない限り、人々の秘密保持とプライバシーの権利を尊重してそれに従います。

6.2. ソーシャルワーカーは、このような秘密保持や

プライバシーの限界について、自分がかかわる人々に伝えます。

7. 人々を全人的にとらえる

ソーシャルワーカーは、人々の生活の生物的、心理的、社会的、精神的な局面を認識し、すべての人々を全人的にとらえ理解し対応します。このような認識は、ソーシャルワーカーがかかわる人々、組織、コミュニティの完全参加の下で、全人的アセスメントと介入方法を策定するために取り入れられます。

8. 技術やソーシャルメディアの倫理的使用

8.1. 本声明文の倫理的原則は、直接的対面的接触またはデジタル技術やソーシャルメディアの使用を通じて関わっていくかどうかに関わらず、ソーシャルワークの実践、教育、研究のすべての内容に適用されます。

8.2. ソーシャルワーカーは、デジタル技術やソーシャルメディアの使用が多くの倫理基準の実践を脅かすかもしれないことを認識しなければならず、これにはプライバシーや秘密保持、利害の対立、適格性、そして文書が含まれますが、これらに限定されるものではありません。技術を使用するときは非倫理的な実践を防ぐために必要な知識とスキルを得ることが必要です。

9. 専門的な誠実さ

9.1. 各国の協会と組織は、地域の状況を考慮しながら本声明文と一貫性がもたせて独自の倫理規定または倫理指針を定期的に作成、更新する責任があります。また、各国の組織は、ソーシャルワーカーやソーシャルワークの学校に本倫理原則書や独自の倫理指針について伝える責任も持っています。ソーシャルワーカーは、自国の最新の倫理規定、または指針に沿って行動すべきです。

9.2. ソーシャルワーカーは、自らの業務を遂行するのに必要な資格を有し、スキルとコンピテンシーを高めて維持しなければなりません。

9.3. ソーシャルワーカーは平和と非暴力を支持します。ソーシャルワーカーは、人道的目的で軍関係者と協力して働き、平和構築と再構築を図ることができます。軍内または平和維持の状況において作業するソーシャルワーカーは、常に人々の尊厳と行為主体性を主要な焦点として支援しなければなりません。ソーシャルワーカーは、自分の知識やスキルを拷問、軍事偵察、テ

ロ、または転向療法のような非人道的な目的に使用したり、自身の専門的または個人的な能力を武器として人々に対して使用したりしてはなりません。

9.4. ソーシャルワーカーは、誠実性をもって行動しなければなりません。これには、自分の権力と、自分が関わる人々との信頼関係を悪用しないこと、個人と職務生活の境界を認識して、自分が物質的恩恵または利益を得るために自分の立場を悪用しないことなどが含まれます。

9.5. ソーシャルワーカーは、文化や国によっては小さな贈り物をやり取りすることがソーシャルワークの一部であり、文化的経験であることを認識します。このような状況は、その国家における倫理綱領で言及すべきです。

9.6. ソーシャルワーカーは、職業上、私生活、そして社会生活において、職業上そして個人的に自身を必要に応じて、自己管理する義務があります。

9.7. ソーシャルワーカーは、一緒に働く人々、同僚、雇用主、職能団体、そして地域、国家、国際法や協定に対して自分の行動について説明責任があること、そしてこれらの説明責任は対立するかもしれず、すべての人々への損害を最小限にするためには折り合いを付けなければならないことを認識します。決定は常に経験的実証的根拠、実践の知恵と、倫理的、法的そして文化的な考慮による情報に基づかなければなりません。ソーシャルワーカーは、自分の決定の理由について透明性を確保するように準備しなければなりません。

9.8. ソーシャルワーカーや彼らを雇用する団体は、職場環境やその国において本声明文とその国の倫理綱領が討議され、評価され、支持されるような状況を作るように努めます。ソーシャルワーカーや従事する団体は、倫理的な情報に基づいた決定を促進するために、討議を助長し、討議に関わります。

「倫理声明文」は、2018年の7月にアイルランドのダブリンの国際ソーシャルワーカー連盟（IASW）総会及び国際ソーシャルワーク学校連盟（IASSW）総会で承認されました。

出典）日本ソーシャルワーカー連盟（JFSW）国際委員会ウェブサイト.

2. 精神保健福祉士の倫理綱領

日本精神医学ソーシャル・ワーカー協会（1988年6月16日制定／1991年7月5日改訂／1995年7月8日改訂）
日本精神保健福祉士協会（2003年5月30日改訂）
社団法人日本精神保健福祉士協会（2004年11月28日採択）
公益社団法人日本精神保健福祉士協会（2013年4月21日採択／2018年6月17日改訂）

前文
　われわれ精神保健福祉士は、個人としての尊厳を尊び、人と環境の関係を捉える視点を持ち、共生社会の実現をめざし、社会福祉学を基盤とする精神保健福祉士の価値・理論・実践をもって精神保健福祉の向上に努めるとともに、クライエントの社会的復権・権利擁護と福祉のための専門的・社会的活動を行う専門職としての資質の向上に努め、誠実に倫理綱領に基づく責務を担う。

目的
　この倫理綱領は、精神保健福祉士の倫理の原則および基準を示すことにより、以下の点を実現することを目的とする。

1. 精神保健福祉士の専門職としての価値を示す
2. 専門職としての価値に基づき実践する
3. クライエントおよび社会から信頼を得る
4. 精神保健福祉士としての価値、倫理原則、倫理基準を遵守する
5. 他の専門職や全てのソーシャルワーカーと連携する
6. すべての人が個人として尊重され、共に生きる社会の実現をめざす

倫理原則

1. クライエントに対する責務

(1) クライエントへの関わり

精神保健福祉士は、クライエントの基本的人権を尊重し、個人としての尊厳、法の下の平等、健康で文化的な生活を営む権利を擁護する。

(2) 自己決定の尊重

精神保健福祉士は、クライエントの自己決定を尊重し、その自己実現に向けて援助する。

(3) プライバシーと秘密保持

精神保健福祉士は、クライエントのプライバシーを尊重し、その秘密を保持する。

(4) クライエントの批判に対する責務

精神保健福祉士は、クライエントの批判・評価を謙虚に受けとめ、改善する。

(5) 一般的責務

精神保健福祉士は、不当な金品の授受に関与してはならない。また、クライエントの人格を傷つける行為をしてはならない。

2. 専門職としての責務

(1) 専門性の向上

精神保健福祉士は、専門職としての価値に基づき、理論と実践の向上に努める。

(2) 専門職自律の責務

精神保健福祉士は同僚の業務を尊重するとともに、相互批判を通じて専門職としての自律性を高める。

(3) 地位利用の禁止

精神保健福祉士は、職務の遂行にあたり、クライエントの利益を最優先し、自己の利益のためにその地位を利用してはならない。

(4) 批判に関する責務

精神保健福祉士は、自己の業務に対する批判・評価を謙虚に受けとめ、専門性の向上に努める。

(5) 連携の責務

精神保健福祉士は、他職種・他機関の専門性と価値を尊重し、連携・協働する。

3. 機関に対する責務

精神保健福祉士は、所属機関がクライエントの社会的復権を目指した理念・目的に添って業務が遂行できるように努める。

4. 社会に対する責務

精神保健福祉士は、人々の多様な価値を尊重し、福祉と平和のために、社会的・政治的・文化的活動を通し社会に貢献する。

倫理基準

1. クライエントに対する責務

(1) クライエントへの関わり

精神保健福祉士は、クライエントをかけがえのない一人の人として尊重し、専門的援助関係を結び、クライエントとともに問題の解決を図る。

(2) 自己決定の尊重

a　クライエントの知る権利を尊重し、クライエントが必要とする支援、信頼のおける情報を適切な方法で説明し、クライエントが決定できるよう援助する。

b　業務遂行に関して、サービスを利用する権利および利益、不利益について説明し、疑問に十分応えた後、援助を行う。援助の開始にあたっては、所属する機関や精神保健福祉士の業務について契約関係を明確にする。

c　クライエントが決定することが困難な場合、クライエントの利益を守るため最大限の努力をする。

(3) プライバシーと秘密保持

精神保健福祉士は、クライエントのプライバシーの権利を擁護し、業務上知り得た個人情報について秘密を保持する。なお、業務を辞めたあとでも、秘密を保持する義務は継続する。

a　第三者から情報の開示の要求がある場合、クライエントの同意を得た上で開示する。クライエントに不利益を及ぼす可能性がある時には、クライエントの秘密保持を優先する。

b　秘密を保持することにより、クライエントまたは第三者の生命、財産に緊急の被害が予測される場合は、クライエントとの協議を含め慎重に対処する。

c　複数の機関による支援やケースカンファレンス等を行う場合には、本人の了承を得て行い、個人情報の提供は必要最小限にとどめる。また、その秘密保持に関しては、細心の注意を払う。
クライエントに関係する人々の個人情報に関しても同様の配慮を行う。

d　クライエントを他機関に紹介する時には、個人情報や記録の提供についてクライエントとの協議を経て決める。

e　研究等の目的で事例検討を行うときには、本人の了承を得るとともに、個人を特定できないように留意する。

f　クライエントから要求がある時は、クライエントの個人情報を開示する。ただし、記録の中にある第三者の秘密を保護しなければならない。

g　電子機器等によりクライエントの情報を伝達する

場合、その情報の秘密性を保証できるよう最善の方策を用い、慎重に行う。

（4）クライエントの批判に対する責務

精神保健福祉士は、自己の業務におけるクライエントからの批判・評価を受けとめ、改善に努める。

（5）一般的責務

a　精神保健福祉士は、職業的立場を認識し、いかなる事情の下でも精神的・身体的・性的いやがらせ等人格を傷つける行為をしてはならない。

b　精神保健福祉士は、機関が定めた契約による報酬や公的基準で定められた以外の金品の要求・授受をしてはならない。

2. 専門職としての責務

（1）専門性の向上

a　精神保健福祉士は専門職としての価値・理論に基づく実践の向上に努め、継続的に研修や教育に参加しなければならない。

b　スーパービジョンと教育指導に関する責務

1）精神保健福祉士はスーパービジョンを行う場合、自己の限界を認識し、専門職として利用できる最新の情報と知識に基づいた指導を行う。

2）精神保健福祉士は、専門職として利用できる最新の情報と知識に基づき学生等の教育や実習指導を積極的に行う。

3）精神保健福祉士は、スーパービジョンや学生等の教育・実習指導を行う場合、公正で適切な指導を行い、スーパーバイジーや学生等に対して差別・酷使・精神的・身体的・性的いやがらせ等人格を傷つける行為をしてはならない。

（2）専門職自律の責務

a　精神保健福祉士は、適切な調査研究、論議、責任ある相互批判、専門職組織活動への参加を通じて、専門職としての自律性を高める。

b　精神保健福祉士は、個人的問題のためにクライエントの援助や業務の遂行に支障をきたす場合には、同僚等に速やかに相談する。また、業務の遂行に支障をきたさないよう、自らの心身の健康に留意する。

（3）地位利用の禁止

精神保健福祉士は業務の遂行にあたりクライエントの利益を最優先し、自己の個人的・宗教的・政治的利益のために自己の地位を利用してはならない。また、専門職の立場を利用し、不正、搾取、ごまかしに参画してはならない。

（4）批判に関する責務

a　精神保健福祉士は、同僚の業務を尊重する。

b　精神保健福祉士は、自己の業務に関する批判・評価を謙虚に受けとめ、改善に努める。

c　精神保健福祉士は、他の精神保健福祉士の非倫理的行動を防止し、改善するよう適切な方法をとる。

（5）連携の責務

a　精神保健福祉士は、クライエントや地域社会の持つ力を尊重し、協働する。

b　精神保健福祉士は、クライエントや地域社会の福祉向上のため、他の専門職や他機関等と協働する。

c　精神保健福祉士は、所属する機関のソーシャルワーカーの業務について、点検・評価し同僚と協働し改善に努める。

d　精神保健福祉士は、職業的関係や立場を認識し、いかなる事情の下でも同僚または関係者への精神的・身体的・性的いやがらせ等人格を傷つける行為をしてはならない。

3. 機関に対する責務

精神保健福祉士は、所属機関等が、クライエントの人権を尊重し、業務の改善や向上が必要な際には、機関に対して適切・妥当な方法・手段によって、提言できるように努め、改善を図る。

4. 社会に対する責務

精神保健福祉士は、専門職としての価値・理論・実践をもって、地域および社会の活動に参画し、社会の変革と精神保健福祉の向上に貢献する。

出典）公益社団法人日本精神保健福祉士協会ウェブサイト.

3. 精神保健福祉士法

〈平成 9 年法律第 131 号〉

第1章　総則

（目的）

第1条　この法律は、精神保健福祉士の資格を定めて、その業務の適正を図り、もって精神保健の向上及び精神障害者の福祉の増進に寄与することを目的とする。

（定義）

第2条　この法律において「精神保健福祉士」とは、第 28 条の登録を受け、精神保健福祉士の名称を用いて、精神障害者の保健及び福祉に関する専門的知識及び技術をもって、精神科病院その他の医療施設において精神障害の医療を受け、若しくは精神障害者の社会復帰の促進を図ることを目的とする施設を利用している者の地域相談支援（障害者の日常生活及び社会生活を総合的に支援するための法律（平成 17 年法律第123 号）第 5 条第 19 項に規定する地域相談支援をいう。第 41 条第 1 項において同じ。）の利用に関する相談その他の社会復帰に関する相談又は精神障害者及び精神保健に関する課題を抱える者の精神保健に関する相談に応じ、助言、指導、日常生活への適応のために必要な訓練その他の援助を行うこと（以下「相談援助」という。）を業とする者をいう。

（欠格事由）

第3条　次の各号のいずれかに該当する者は、精神保健福祉士となることができない。

一　心身の故障により精神保健福祉士の業務を適正に行うことができない者として厚生労働省令で定めるもの

二　禁錮以上の刑に処せられ、その執行を終わり、又は執行を受けることがなくなった日から起算して 2 年を経過しない者

三　この法律の規定その他精神障害者の保健又は福祉に関する法律の規定であって政令で定めるものにより、罰金の刑に処せられ、その執行を終わり、又は執行を受けることがなくなった日から起算して 2 年を経過しない者

四　第 32 条第 1 項第 2 号又は第 2 項の規定により登録を取り消され、その取消しの日から起算して 2 年を経過しない者

第2章　試験

（資格）

第4条　精神保健福祉士試験（以下「試験」という。）に合格した者は、精神保健福祉士となる資格を有する。

（試験）

第5条　試験は、精神保健福祉士として必要な知識及び技能について行う。

（試験の実施）

第6条　試験は、毎年 1 回以上、厚生労働大臣が行う。

（受験資格）

第7条　試験は、次の各号のいずれかに該当する者でなければ、受けることができない。

一　学校教育法（昭和 22 年法律第 26 号）に基づく大学（短期大学を除く。以下この条において同じ。）において文部科学省令・厚生労働省令で定める精神障害者の保健及び福祉に関する科目（以下この条において「指定科目」という。）を修めて卒業した者その他その者に準ずるものとして厚生労働省令で定める者

二　学校教育法に基づく大学において文部科学省令・厚生労働省令で定める精神障害者の保健及び福祉に関する基礎科目（以下この条において「基礎科目」という。）を修めて卒業した者その他その者に準ずるものとして厚生労働省令で定める者であって、文部科学大臣及び厚生労働大臣の指定した学校又は都道府県知事の指定した養成施設（以下「精神保健福祉士短期養成施設等」という。）において 6 月以上精神保健福祉士として必要な知識及び技能を修得したもの

三　学校教育法に基づく大学を卒業した者その他その者に準ずるものとして厚生労働省令で定める者であって、文部科学大臣及び厚生労働大臣の指定した学校又は都道府県知事の指定した養成施設（以下「精神保健福祉士一般養成施設等」という。）において 1 年以上精神保健福祉士として必要な知識及び技能を修得したもの

四　学校教育法に基づく短期大学（修業年限が 3 年であるものに限り、同法に基づく専門職大学の 3 年の前期課程を含む。次号及び第 6 号において同じ。）

において指定科目を修めて卒業した者（同法に基づく専門職大学の前期課程にあっては、修了した者。以下この条において同じ。）（夜間において授業を行う学科又は通信による教育を行う学科を卒業した者を除く。）その他その者に準ずるものとして厚生労働省令で定める者であって、厚生労働省令で定める施設（以下この条において「指定施設」という。）において1年以上相談援助の業務に従事したもの

五　学校教育法に基づく短期大学において基礎科目を修めて卒業した者（夜間において授業を行う学科又は通信による教育を行う学科を卒業した者を除く。）その他その者に準ずるものとして厚生労働省令で定める者であって、指定施設において1年以上相談援助の業務に従事した後、精神保健福祉士短期養成施設等において6月以上精神保健福祉士として必要な知識及び技能を修得したもの

六　学校教育法に基づく短期大学を卒業した者（夜間において授業を行う学科又は通信による教育を行う学科を卒業した者を除く。）その他その者に準ずるものとして厚生労働省令で定める者であって、指定施設において1年以上相談援助の業務に従事した後、精神保健福祉士一般養成施設等において1年以上精神保健福祉士として必要な知識及び技能を修得したもの

七　学校教育法に基づく短期大学（同法に基づく専門職大学の前期課程を含む。次号及び第9号において同じ。）において指定科目を修めて卒業した者その他その者に準ずるものとして厚生労働省令で定める者であって、指定施設において2年以上相談援助の業務に従事したもの

八　学校教育法に基づく短期大学において基礎科目を修めて卒業した者その他その者に準ずるものとして厚生労働省令で定める者であって、指定施設において2年以上相談援助の業務に従事した後、精神保健福祉士短期養成施設等において6月以上精神保健福祉士として必要な知識及び技能を修得したもの

九　学校教育法に基づく短期大学又は高等専門学校を卒業した者その他その者に準ずるものとして厚生労働省令で定める者であって、指定施設において2年以上相談援助の業務に従事した後、精神保健福祉士一般養成施設等において1年以上精神保健福祉士として必要な知識及び技能を修得したもの

十　指定施設において4年以上相談援助の業務に従事した後、精神保健福祉士一般養成施設等において1年以上精神保健福祉士として必要な知識及び技能を修得した者

十一　社会福祉士であって、精神保健福祉士短期養成

施設等において6月以上精神保健福祉士として必要な知識及び技能を修得したもの

（試験の無効等）
第8条　厚生労働大臣は、試験に関して不正の行為があった場合には、その不正行為に関係のある者に対しては、その受験を停止させ、又はその試験を無効とすることができる。

2　厚生労働大臣は、前項の規定による処分を受けた者に対し、期間を定めて試験を受けることができないものとすることができる。

（受験手数料）
第9条　試験を受けようとする者は、実費を勘案して政令で定める額の受験手数料を国に納付しなければならない。

2　前項の受験手数料は、これを納付した者が試験を受けない場合においても、返還しない。

（指定試験機関の指定）
第10条　厚生労働大臣は、厚生労働省令で定めるところにより、その指定する者（以下「指定試験機関」という。）に、試験の実施に関する事務（以下「試験事務」という。）を行わせることができる。

2　指定試験機関の指定は、厚生労働省令で定めるところにより、試験事務を行おうとする者の申請により行う。

3　厚生労働大臣は、他に指定を受けた者がなく、かつ、前項の申請が次の要件を満たしていると認めるときでなければ、指定試験機関の指定をしてはならない。

一　職員、設備、試験事務の実施の方法その他の事項についての試験事務の実施に関する計画が、試験事務の適正かつ確実な実施のために適切なものであること。

二　前号の試験事務の実施に関する計画の適正かつ確実な実施に必要な経理的及び技術的な基礎を有するものであること。

4　厚生労働大臣は、第2項の申請が次のいずれかに該当するときは、指定試験機関の指定をしてはならない。

一　申請者が、一般社団法人又は一般財団法人以外の者であること。

二　申請者がその行う試験事務以外の業務により試験事務を公正に実施することができないおそれがあること。

三　申請者が、第22条の規定により指定を取り消され、その取消しの日から起算して2年を経過しない者であること。

四　申請者の役員のうちに、次のいずれかに該当する

者があること。

　イ　この法律に違反して、刑に処せられ、その執行を終わり、又は執行を受けることがなくなった日から起算して2年を経過しない者

　ロ　次条第2項の規定による命令により解任され、その解任の日から起算して2年を経過しない者

（指定試験機関の役員の選任及び解任）

第11条　指定試験機関の役員の選任及び解任は、厚生労働大臣の認可を受けなければ、その効力を生じない。

2　厚生労働大臣は、指定試験機関の役員が、この法律（この法律に基づく命令又は処分を含む。）若しくは第13条第1項に規定する試験事務規程に違反する行為をしたとき、又は試験事務に関し著しく不適当な行為をしたときは、指定試験機関に対し、当該役員の解任を命ずることができる。

（事業計画の認可等）

第12条　指定試験機関は、毎事業年度、事業計画及び収支予算を作成し、当該事業年度の開始前に（指定を受けた日の属する事業年度にあっては、その指定を受けた後遅滞なく）、厚生労働大臣の認可を受けなければならない。これを変更しようとするときも、同様とする。

2　指定試験機関は、毎事業年度の経過後3月以内に、その事業年度の事業報告書及び収支決算書を作成し、厚生労働大臣に提出しなければならない。

（試験事務規程）

第13条　指定試験機関は、試験事務の開始前に、試験事務の実施に関する規程（以下この章において「試験事務規程」という。）を定め、厚生労働大臣の認可を受けなければならない。これを変更しようとするときも、同様とする。

2　試験事務規程で定めるべき事項は、厚生労働省令で定める。

3　厚生労働大臣は、第1項の認可をした試験事務規程が試験事務の適正かつ確実な実施上不適当となったと認めるときは、指定試験機関に対し、これを変更すべきことを命ずることができる。

（精神保健福祉士試験委員）

第14条　指定試験機関は、試験事務を行う場合において、精神保健福祉士として必要な知識及び技能を有するかどうかの判定に関する事務については、精神保健福祉士試験委員（以下この章において「試験委員」という。）に行わせなければならない。

2　指定試験機関は、試験委員を選任しようとするときは、厚生労働省令で定める要件を備える者のうちから選任しなければならない。

3　指定試験機関は、試験委員を選任したときは、厚生労働省令で定めるところにより、厚生労働大臣にその旨を届け出なければならない。試験委員に変更があったときも、同様とする。

4　第11条第2項の規定は、試験委員の解任について準用する。

（規定の適用等）

第15条　指定試験機関が試験事務を行う場合における第8条第1項及び第9条第1項の規定の適用については、第8条第1項中「厚生労働大臣」とあり、及び第9条第1項中「国」とあるのは、「指定試験機関」とする。

2　前項の規定により読み替えて適用する第9条第1項の規定により指定試験機関に納められた受験手数料は、指定試験機関の収入とする。

（秘密保持義務等）

第16条　指定試験機関の役員若しくは職員（試験委員を含む。次項において同じ。）又はこれらの職にあった者は、試験事務に関して知り得た秘密を漏らしてはならない。

2　試験事務に従事する指定試験機関の役員又は職員は、刑法（明治40年法律第45号）その他の罰則の適用については、法令により公務に従事する職員とみなす。

（帳簿の備付け等）

第17条　指定試験機関は、厚生労働省令で定めるところにより、試験事務に関する事項で厚生労働省令で定めるものを記載した帳簿を備え、これを保存しなければならない。

（監督命令）

第18条　厚生労働大臣は、この法律を施行するため必要があると認めるときは、指定試験機関に対し、試験事務に関し監督上必要な命令をすることができる。

（報告）

第19条　厚生労働大臣は、この法律を施行するため必要があると認めるときは、その必要な限度で、厚生労働省令で定めるところにより、指定試験機関に対し、報告をさせることができる。

（立入検査）

第20条　厚生労働大臣は、この法律を施行するため必要があると認めるときは、その必要な限度で、その職員に、指定試験機関の事務所に立ち入り、指定試験機関の帳簿、書類その他必要な物件を検査させ、又は関係者に質問させることができる。

2　前項の規定により立入検査を行う職員は、その身分を示す証明書を携帯し、かつ、関係者の請求があるときは、これを提示しなければならない。

3 第1項に規定する権限は、犯罪捜査のために認められたものと解釈してはならない。

（試験事務の休廃止）

第21条 指定試験機関は、厚生労働大臣の許可を受けなければ、試験事務の全部又は一部を休止し、又は廃止してはならない。

（指定の取消し等）

第22条 厚生労働大臣は、指定試験機関が第10条第4項各号（第3号を除く。）のいずれかに該当するに至ったときは、その指定を取り消さなければならない。

2 厚生労働大臣は、指定試験機関が次の各号のいずれかに該当するに至ったときは、その指定を取り消し、又は期間を定めて試験事務の全部若しくは一部の停止を命ずることができる。

一 第10条第3項各号の要件を満たさなくなったと認められるとき。

二 第11条第2項（第14条第4項において準用する場合を含む。）、第13条第3項又は第18条の規定による命令に違反したとき。

三 第12条、第14条第1項から第3項まで又は前条の規定に違反したとき。

四 第13条第1項の認可を受けた試験事務規程によらないで試験事務を行ったとき。

五 次条第1項の条件に違反したとき。

（指定等の条件）

第23条 第10条第1項、第11条第1項、第12条第1項、第13条第1項又は第21条の規定による指定、認可又は許可には、条件を付し、及びこれを変更することができる。

2 前項の条件は、当該指定、認可又は許可に係る事項の確実な実施を図るため必要な最小限度のものに限り、かつ、当該指定、認可又は許可を受ける者に不当な義務を課することとなるものであってはならない。

（指定試験機関がした処分等に係る審査請求）

第24条 指定試験機関が行う試験事務に係る処分又はその不作為について不服がある者は、厚生労働大臣に対し、審査請求をすることができる。この場合において、厚生労働大臣は、行政不服審査法（平成26年法律第68号）第25条第2項及び第3項、第46条第1項及び第2項、第47条並びに第49条第3項の規定の適用については、指定試験機関の上級行政庁とみなす。

（厚生労働大臣による試験事務の実施等）

第25条 厚生労働大臣は、指定試験機関の指定をしたときは、試験事務を行わないものとする。

2 厚生労働大臣は、指定試験機関が第21条の規定による許可を受けて試験事務の全部若しくは一部を休止したとき、第22条第2項の規定により指定試験機関に対し試験事務の全部若しくは一部の停止を命じたとき、又は指定試験機関が天災その他の事由により試験事務の全部若しくは一部を実施することが困難となった場合において必要があると認めるときは、試験事務の全部又は一部を自ら行うものとする。

（公示）

第26条 厚生労働大臣は、次の場合には、その旨を官報に公示しなければならない。

一 第10条第1項の規定による指定をしたとき。

二 第21条の規定による許可をしたとき。

三 第22条の規定により指定を取り消し、又は試験事務の全部若しくは一部の停止を命じたとき。

四 前条第2項の規定により試験事務の全部若しくは一部を自ら行うこととするとき、又は自ら行っていた試験事務の全部若しくは一部を行わないこととするとき。

（試験の細目等）

第27条 この章に規定するもののほか、試験、精神保健福祉士短期養成施設等、精神保健福祉士一般養成施設等、指定試験機関その他この章の規定の施行に関し必要な事項は、厚生労働省令で定める。

第3章 登録

（登録）

第28条 精神保健福祉士となる資格を有する者が精神保健福祉士となるには、精神保健福祉士登録簿に、氏名、生年月日その他厚生労働省令で定める事項の登録を受けなければならない。

（精神保健福祉士登録簿）

第29条 精神保健福祉士登録簿は、厚生労働省に備える。

（精神保健福祉士登録証）

第30条 厚生労働大臣は、精神保健福祉士の登録をしたときは、申請者に第28条に規定する事項を記載した精神保健福祉士登録証（以下この章において「登録証」という。）を交付する。

（登録事項の変更の届出等）

第31条 精神保健福祉士は、登録を受けた事項に変更があったときは、遅滞なく、その旨を厚生労働大臣に届け出なければならない。

2 精神保健福祉士は、前項の規定による届出をするときは、当該届出に登録証を添えて提出し、その訂正を受けなければならない。

（登録の取消し等）

第32条 厚生労働大臣は、精神保健福祉士が次の各

号のいずれかに該当する場合には、その登録を取り消さなければならない。

一　第3条各号（第4号を除く。）のいずれかに該当するに至った場合

二　虚偽又は不正の事実に基づいて登録を受けた場合

2　厚生労働大臣は、精神保健福祉士が第39条、第40条又は第41条第2項の規定に違反したときは、その登録を取り消し、又は期間を定めて精神保健福祉士の名称の使用の停止を命ずることができる。

（登録の消除）

第33条　厚生労働大臣は、精神保健福祉士の登録がその効力を失ったときは、その登録を消除しなければならない。

（変更登録等の手数料）

第34条　登録証の記載事項の変更を受けようとする者及び登録証の再交付を受けようとする者は、実費を勘案して政令で定める額の手数料を国に納付しなければならない。

（指定登録機関の指定等）

第35条　厚生労働大臣は、厚生労働省令で定めるところにより、その指定する者（以下「指定登録機関」という。）に、精神保健福祉士の登録の実施に関する事務（以下「登録事務」という。）を行わせることができる。

2　指定登録機関の指定は、厚生労働省令で定めるところにより、登録事務を行おうとする者の申請により行う。

第36条　指定登録機関が登録事務を行う場合における第29条、第30条、第31条第1項、第33条及び第34条の規定の適用については、これらの規定中「厚生労働省」とあり、「厚生労働大臣」とあり、及び「国」とあるのは、「指定登録機関」とする。

2　指定登録機関が登録を行う場合において、精神保健福祉士の登録を受けようとする者は、実費を勘案して政令で定める額の手数料を指定登録機関に納付しなければならない。

3　第1項の規定により読み替えて適用する第34条及び前項の規定により指定登録機関に納められた手数料は、指定登録機関の収入とする。

（準用）

第37条　第10条第3項及び第4項、第11条から第13条まで並びに第16条から第26条までの規定は、指定登録機関について準用する。この場合において、これらの規定中「試験事務」とあるのは「登録事務」と、「試験事務規程」とあるのは「登録事務規程」と、第10条第3項中「前項の申請」とあり、及び同条第4項中「第2項の申請」とあるのは「第35条第

2項の申請」と、第16条第1項中「職員（試験委員を含む。次項において同じ。）」とあるのは「職員」と、第22条第2項第2号中「第11条第2項（第14条第4項において準用する場合を含む。）」とあるのは「第11条第2項」と、同項第3号中「、第14条第1項から第3項まで又は前条」とあるのは「又は前条」と、第23条第1項及び第26条第1号中「第10条第1項」とあるのは「第35条第1項」と読み替えるものとする。

（厚生労働省令への委任）

第38条　この章に規定するもののほか、精神保健福祉士の登録、指定登録機関その他この章の規定の施行に関し必要な事項は、厚生労働省令で定める。

第4章　義務等

（誠実義務）

第38条の2　精神保健福祉士は、その担当する者が個人の尊厳を保持し、自立した生活を営むことができるよう、常にその者の立場に立って、誠実にその業務を行わなければならない。

（信用失墜行為の禁止）

第39条　精神保健福祉士は、精神保健福祉士の信用を傷つけるような行為をしてはならない。

（秘密保持義務）

第40条　精神保健福祉士は、正当な理由がなく、その業務に関して知り得た人の秘密を漏らしてはならない。精神保健福祉士でなくなった後においても、同様とする。

（連携等）

第41条　精神保健福祉士は、その業務を行うに当たっては、その担当する者に対し、保健医療サービス、障害者の日常生活及び社会生活を総合的に支援するための法律第5条第1項に規定する障害福祉サービス、地域相談支援に関するサービスその他のサービスが密接な連携の下で総合的かつ適切に提供されるよう、これらのサービスを提供する者その他の関係者等との連携を保たなければならない。

2　精神保健福祉士は、その業務を行うに当たって精神障害者に主治の医師があるときは、その指導を受けなければならない。

（資質向上の責務）

第41条の2　精神保健福祉士は、精神保健及び精神障害者の福祉を取り巻く環境の変化による業務の内容の変化に適応するため、相談援助に関する知識及び技能の向上に努めなければならない。

（名称の使用制限）

第42条　精神保健福祉士でない者は、精神保健福祉

士という名称を使用してはならない。

（権限の委任）

第42条の2　この法律に規定する厚生労働大臣の権限は、厚生労働省令で定めるところにより、地方厚生局長に委任することができる。

2　前項の規定により地方厚生局長に委任された権限は、厚生労働省令で定めるところにより、地方厚生支局長に委任することができる。

（経過措置）

第43条　この法律の規定に基づき命令を制定し、又は改廃する場合においては、その命令で、その制定又は改廃に伴い合理的に必要と判断される範囲内において、所要の経過措置（罰則に関する経過措置を含む。）を定めることができる。

第5章　罰則

第44条　第40条の規定に違反した者は、1年以下の懲役又は30万円以下の罰金に処する。

2　前項の罪は、告訴がなければ公訴を提起することができない。

第45条　第16条第1項（第37条において準用する場合を含む。）の規定に違反した者は、1年以下の懲役又は30万円以下の罰金に処する。

第46条　第22条第2項（第37条において準用する場合を含む。）の規定による試験事務又は登録事務の停止の命令に違反したときは、その違反行為をした指定試験機関又は指定登録機関の役員又は職員は、1年以下の懲役又は30万円以下の罰金に処する。

第47条　次の各号のいずれかに該当する者は、30万

円以下の罰金に処する。

一　第32条第2項の規定により精神保健福祉士の名称の使用の停止を命ぜられた者で、当該停止を命ぜられた期間中に、精神保健福祉士の名称を使用したもの

二　第42条の規定に違反した者

第48条　次の各号のいずれかに該当するときは、その違反行為をした指定試験機関又は指定登録機関の役員又は職員は、20万円以下の罰金に処する。

一　第17条（第37条において準用する場合を含む。）の規定に違反して帳簿を備えず、帳簿に記載せず、若しくは帳簿に虚偽の記載をし、又は帳簿を保存しなかったとき。

二　第19条（第37条において準用する場合を含む。）の規定による報告をせず、又は虚偽の報告をしたとき。

三　第20条第1項（第37条において準用する場合を含む。）の規定による立入り若しくは検査を拒み、妨げ、若しくは忌避し、又は質問に対して陳述をせず、若しくは虚偽の陳述をしたとき。

四　第21条（第37条において準用する場合を含む。）の許可を受けないで試験事務又は登録事務の全部を廃止したとき。

附則

―以下略―

出典）e-Gov 法令データ提供システム　ウェブサイト
　　　　http://elaws.e-gov.go.jp/

古屋龍太　（ふるや　りゅうた）　日本社会事業大学大学院福祉マネジメント研究科　教授⋯⋯⋯⋯⋯第1章

圓林今日子　（まるばやし　きょうこ）　八王子市社会福祉協議会 支えあい推進課 八王子まるごとサポートセンター 長房　コミュニティソーシャルワーカー⋯⋯⋯⋯⋯⋯⋯⋯⋯⋯第6章3節

三木良子　（みき　りょうこ）　帝京科学大学医療科学部　准教授⋯⋯⋯⋯⋯⋯⋯⋯⋯⋯第6章2節

宮崎まさ江　（みやざき　まさえ）　山口県立大学社会福祉学部　教授⋯⋯⋯⋯⋯第8章1節コラム・3節

向井智之　（むかい　ともゆき）　聖徳大学心理・福祉学部　准教授⋯⋯⋯⋯⋯⋯⋯第10章2節

柳澤孝主　（やなぎさわ　たかしゅ）　東京保健医療専門職大学リハビリテーション学部　教授
⋯⋯⋯⋯⋯⋯⋯⋯⋯⋯⋯⋯⋯第1章コラム、第11章

山田　龍　（やまだ　りょう）　特定非営利活動法人 けやきの会 地域活動支援センター第3けやき　施設長
⋯⋯⋯⋯⋯⋯⋯⋯⋯⋯⋯⋯⋯第6章4節

四方田清　（よもだ　きよし）　順天堂大学スポーツ健康科学部　客員教授⋯⋯⋯⋯⋯第7章

コラム執筆者 （五十音順）　　　　　　　　執筆分担

淺沼尚子　（あさぬま　ひさこ）　ソーシャルワーカー事務所 長楽庵　所長⋯⋯⋯⋯⋯第10章1節コラム

金崎良子　（かなさき　よしこ）　社会福祉法人 まちのひ ATOM　所長⋯⋯⋯⋯⋯第6章3節コラム

坂野憲司　（さかの　けんじ）　日本福祉教育専門学校精神保健福祉研究科　スーパーバイザー
⋯⋯⋯⋯⋯⋯⋯⋯⋯⋯⋯⋯⋯第2章4節コラム

三瓶芙美　（さんぺい　ふみ）　ソーシャルワーカーオフィス 葵　精神保健福祉士
⋯⋯⋯⋯⋯⋯⋯⋯⋯第4章コラム、第5章2節Dコラム

中越章乃　（なかごし　あやの）　東海大学健康学部　特任講師⋯⋯⋯⋯⋯⋯⋯⋯⋯第3章コラム

中村玲子　（なかむら　れいこ）　帝京平成大学健康メディカル学部心理学科　准教授⋯⋯⋯第8章2節コラム

三橋良子　（みつはし　よしこ）　社会福祉法人 SKY かわさき　理事長⋯⋯⋯⋯⋯第2章3節コラム

森新太郎　（もり　しんたろう）　特定非営利活動法人 KITARU　代表理事⋯⋯⋯⋯⋯第6章2節コラム

山際千秋　（やまぎわ　ちあき）　医療法人社団 自立会 さいとうクリニック　精神保健福祉士
⋯⋯⋯⋯⋯⋯⋯⋯⋯⋯⋯⋯⋯第5章3節コラム

ソーシャルワーク実習・実習指導（精神専門）
【新・精神保健福祉士シリーズ8】

2023（令和5）年3月30日　初　版1刷発行

編　者　河合美子・淺沼太郎
発行者　鯉渕友南
発行所　株式
　　　　会社　弘文堂　　101-0062　東京都千代田区神田駿河台1の7
　　　　　　　　　　　　TEL 03（3294）4801　　振替 00120-6-53909
　　　　　　　　　　　　https://www.koubundou.co.jp
装　丁　水木喜美男
印　刷　三美印刷
製　本　井上製本所

ISBN978-4-335-61132-2

新・精神保健福祉士シリーズ 全21巻

福祉臨床シリーズ編集委員会/編

2021年度からスタートした新たな教育カリキュラムに対応！

新・精神保健福祉士シリーズ 1
精神医学と精神医療

シリーズの特徴

精神保健福祉士の新カリキュラムに対応した全面改訂版を編むにあたり、①血の通ったテキスト、②実践の哲学を伝えるテキスト、③現状変革・未来志向のテキスト、④現場のリアルを伝えるテキスト、⑤平易で読みやすいテキスト、の5点を基本的な編集方針としました。
精神保健福祉士をめぐる時代状況の変化とともに、本シリーズもまた新陳代謝を図り、新しい価値と哲学を発信していければと願っています。

新・社会福祉士シリーズ 全22巻

福祉臨床シリーズ編集委員会/編

2021年度からスタートした新たな教育カリキュラムに対応!

新・社会福祉士シリーズ 1
医学概論

シリーズの特徴

社会福祉士の新カリキュラムに合致した科目編成により、社会福祉問題の拡大に対応できるマンパワーの養成に貢献することを目標とするテキストです。

たえず変動し拡大する社会福祉の臨床現場の視点から、対人援助のあり方、地域福祉や社会福祉制度・政策までをトータルに把握し、それらの相互関連を描き出すことによって、社会福祉を学ぶ者が、社会福祉問題の全体関連性を理解できるようになることを意図しています。

◎＝精神保健福祉士と共通科目